あたい、美人病になりました！

いさやまもとこ

バセドウ病４年生のぼやきまくり日記

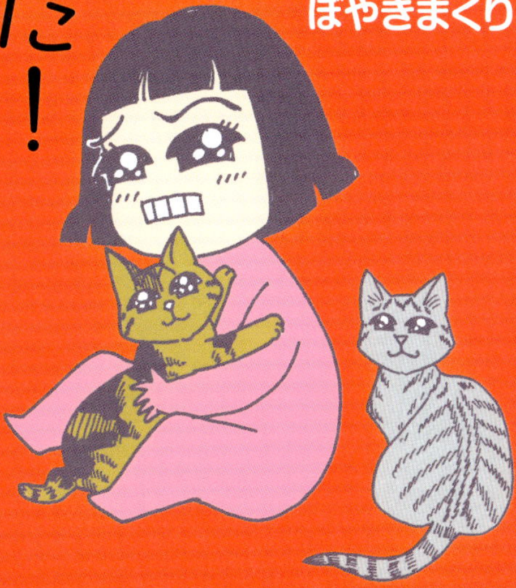

プロローグ 9キロ以上痩せた秘密教えます

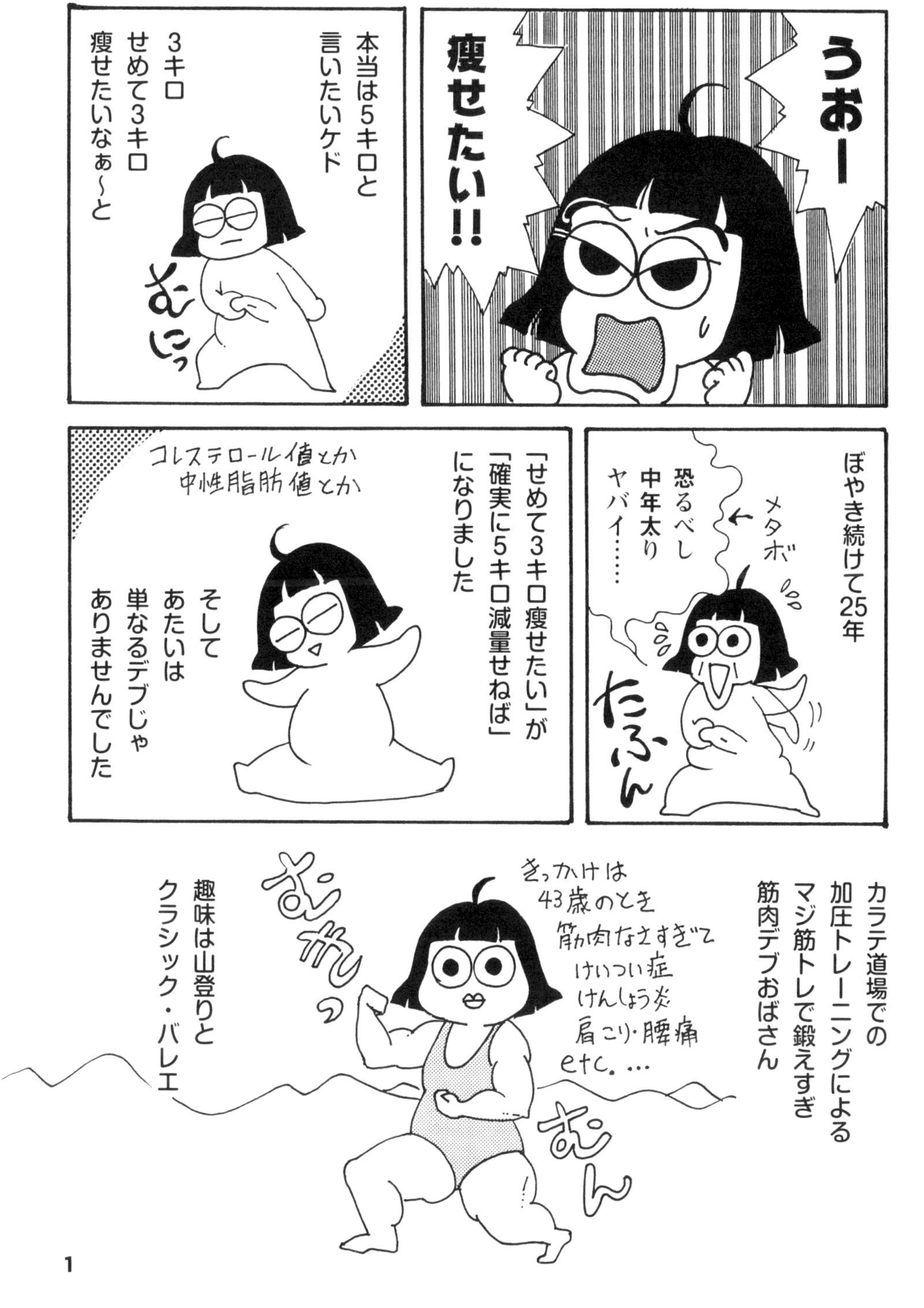
うおー
痩せたい!!
本当は5キロと言いたいケド
3キロ せめて3キロ 痩せたいなぁ～と
むにっ
ぼやき続けて25年
メタボ
恐るべし 中年太り ヤバイ……
たふん
「せめて3キロ痩せたい」が「確実に5キロ減量せねば」になりました
コレステロール値とか 中性脂肪値とか
そして あたいは 単なるデブじゃ ありませんでした
カラテ道場での 加圧トレーニングによる マジ筋トレで鍛えすぎ 筋肉デブおばさん
きっかけは 43歳のとき 筋肉なさすぎて けいつい症 けんしょう炎 肩こり・腰痛 etc. …
むきっ
むん
趣味は山登りと クラシック・バレエ

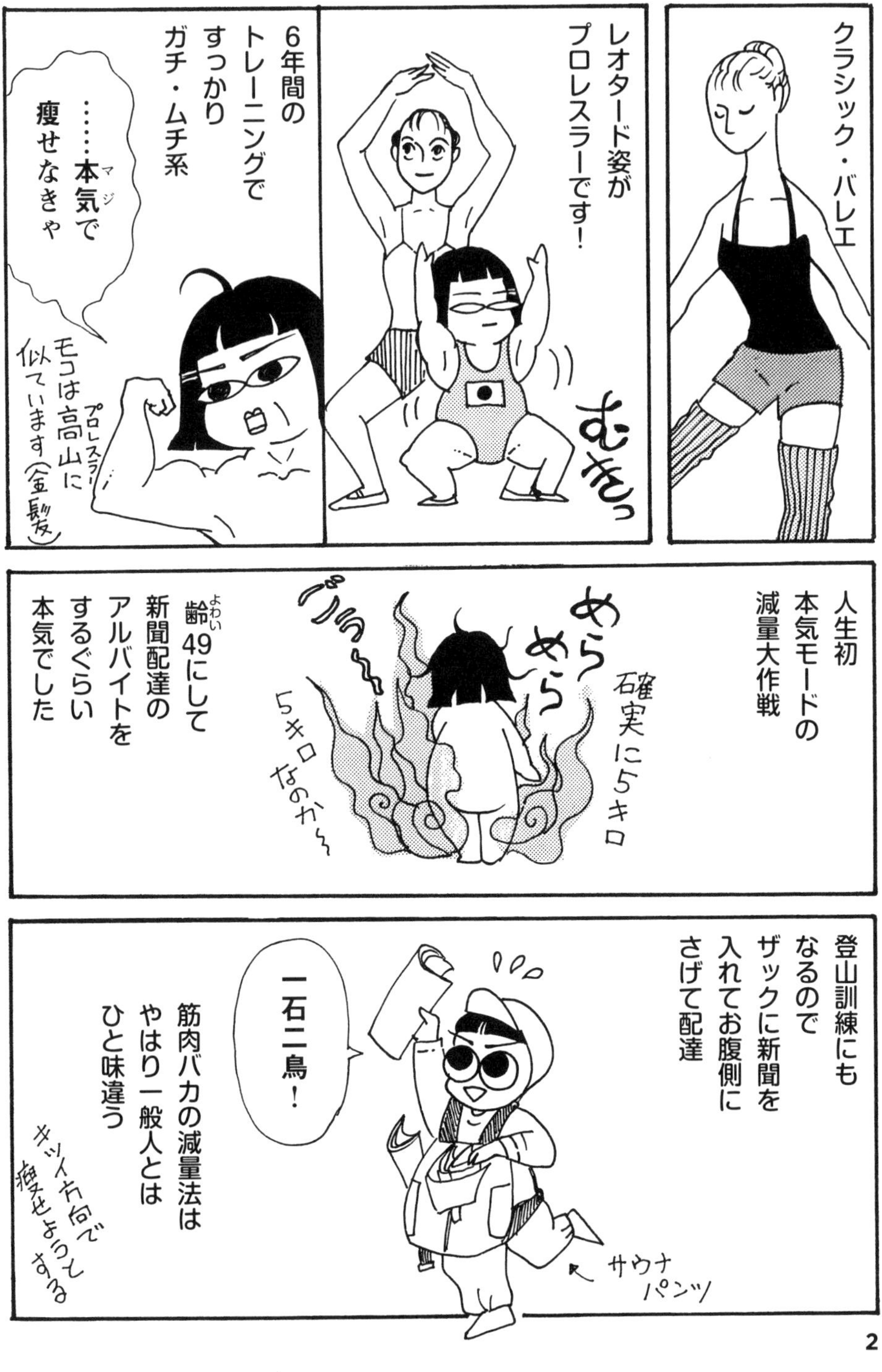

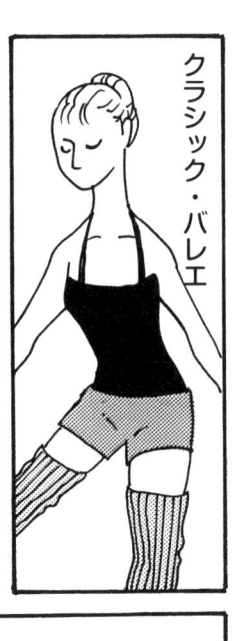

クラシック・バレエ
レオタード姿がプロレスラーです！
むきっ
6年間のトレーニングですっかりガチ・ムチ系
……本気《マジ》で痩せなきゃ
モコはプロレスラー高山に似ています(金髪)
人生初本気モードの減量大作戦
めらめら
確実に5キロ
5キロなのか〜
齢《よわい》49にして新聞配達のアルバイトをするぐらい本気でした
登山訓練にもなるのでザックに新聞を入れてお腹側にさげて配達
一石二鳥！
サウナパンツ
筋肉バカの減量法はやはり一般人とはひと味違う
キツイ方向で痩せようとする

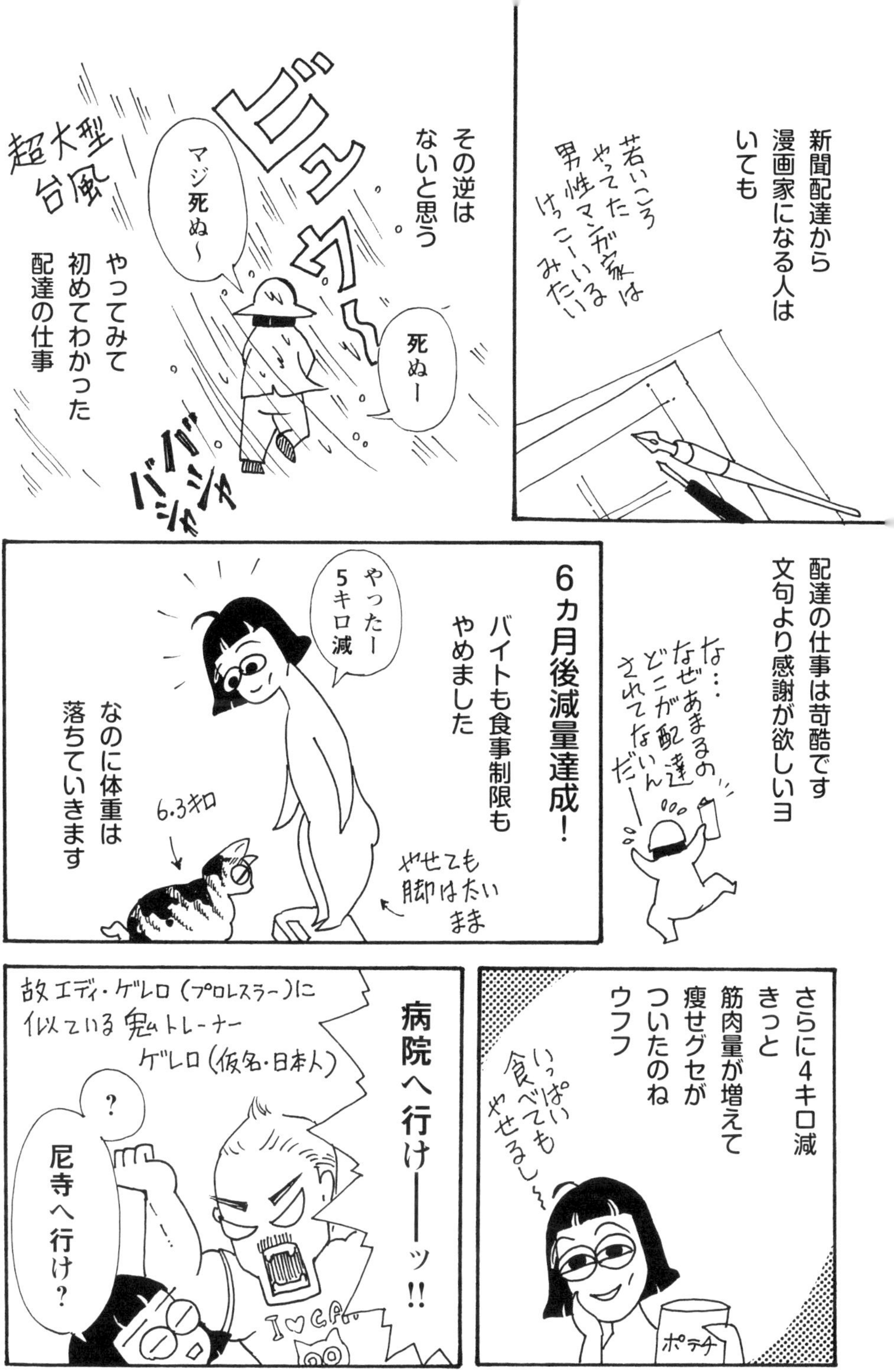

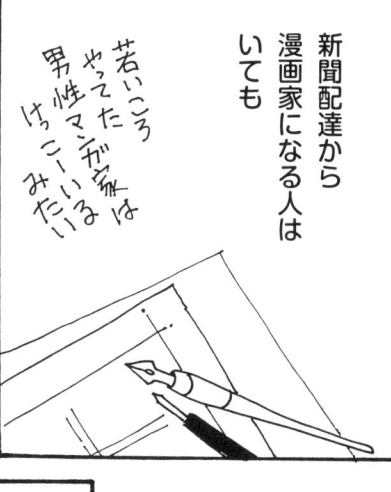

新聞配達から漫画家になる人はいても
若いころやってた男性マンガ家はけっこーいるみたい
その逆はないと思う
ビュウ～
マジ死ぬ～
死ぬー
超大型台風
バシャバシャ
やってみて初めてわかった配達の仕事
配達の仕事は苛酷です
文句より感謝が欲しいヨ
な…なぜあまみのどこが配達されてないんだい—
6カ月後減量達成!
バイトも食事制限もやめました
やったー5キロ減
なのに体重は落ちていきます
6.3キロ
やせても脚はたいまま
さらに4キロ減
きっと筋肉量が増えて痩せグセがついたのね
ウフフ
いっぱい食べてもやせるし～
ポテチ
病院へ行けーーーッ!!
故エディ・ゲレロ(プロレスラー)に似ている鬼トレーナー
ゲレロ(仮名・日本人)
?
尼寺へ行け?

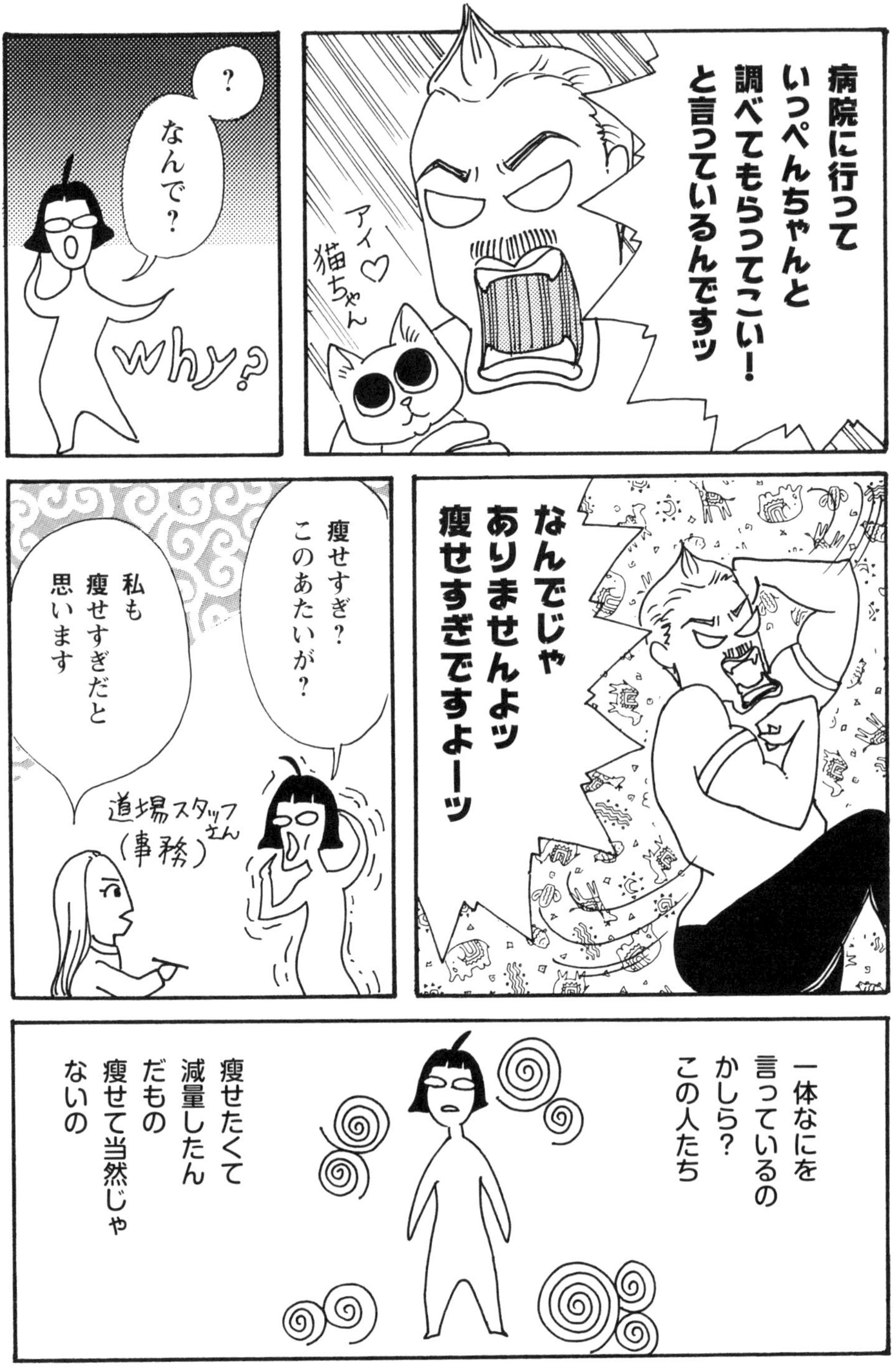
病院に行って
いっぺんちゃんと
調べてもらってこい!
と言っているんですッ
アイ♡猫ちゃん
?
なんで?
why?
なんでじゃ
ありませんよッ
痩せすぎですよーッ
痩せすぎ?
このあたいが?
私も
痩せすぎだと
思います
道場スタッフさん
(事務)
一体なにを
言っているの
かしら?
この人たち
痩せたくて
減量したん
だもの
痩せて当然じゃ
ないの

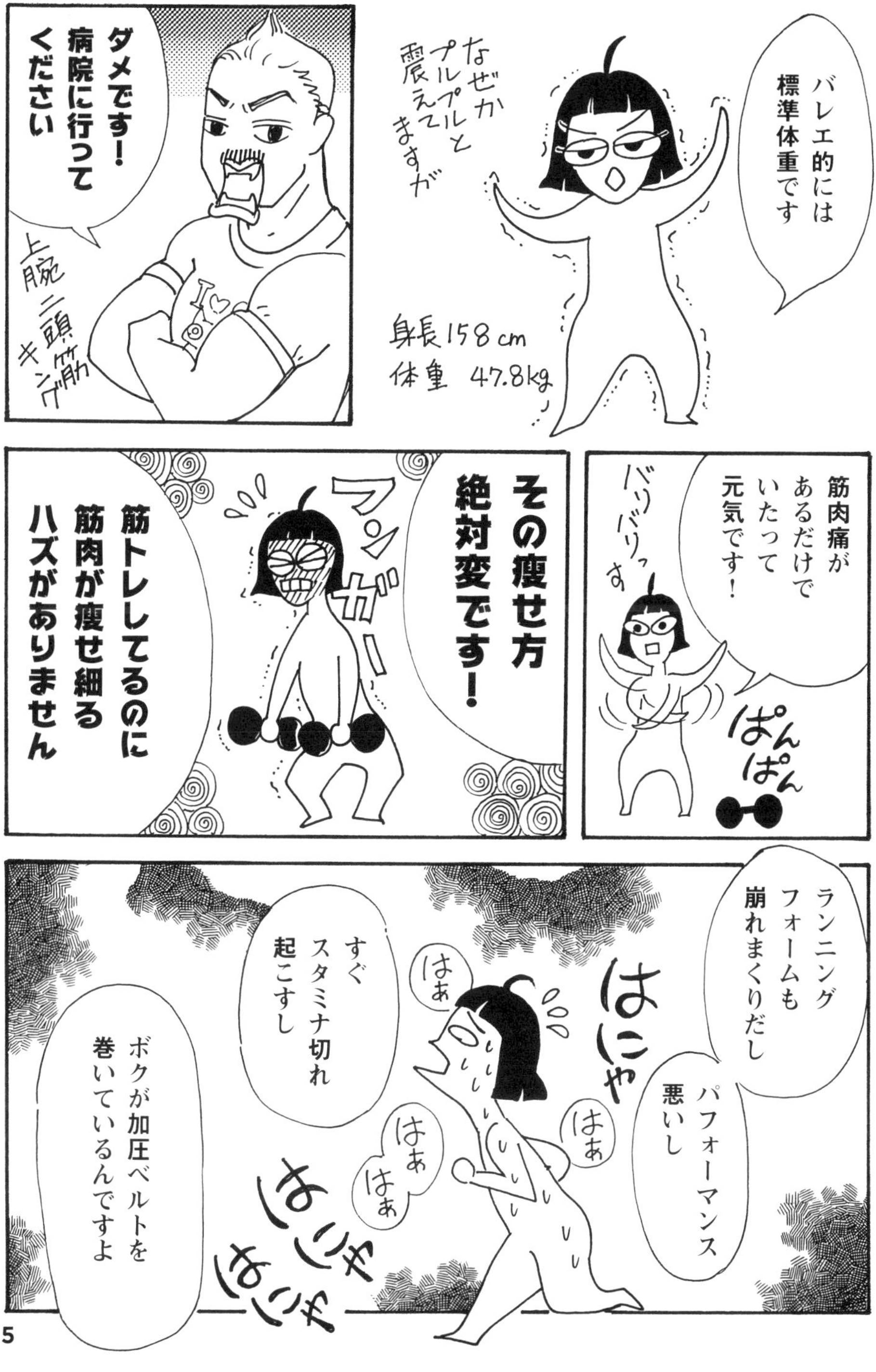
バレエ的には標準体重です
なぜかプルプルと震えてますが
身長158cm
体重 47.8kg
ダメです！病院に行ってください
上腕二頭筋キング
筋肉痛があるだけでいたって元気です！
バリバリっす
ぱんぱん
その痩せ方絶対変です！
筋トレしてるのに筋肉が痩せ細るハズがありません
ランニングフォームも崩れまくりだし
パフォーマンス悪いし
すぐスタミナ切れ起こすし
はにゃ
はぁ
はぁ
はぁ
はぁ
はにゃ
はにゃ
ボクが加圧ベルトを巻いているんですよ

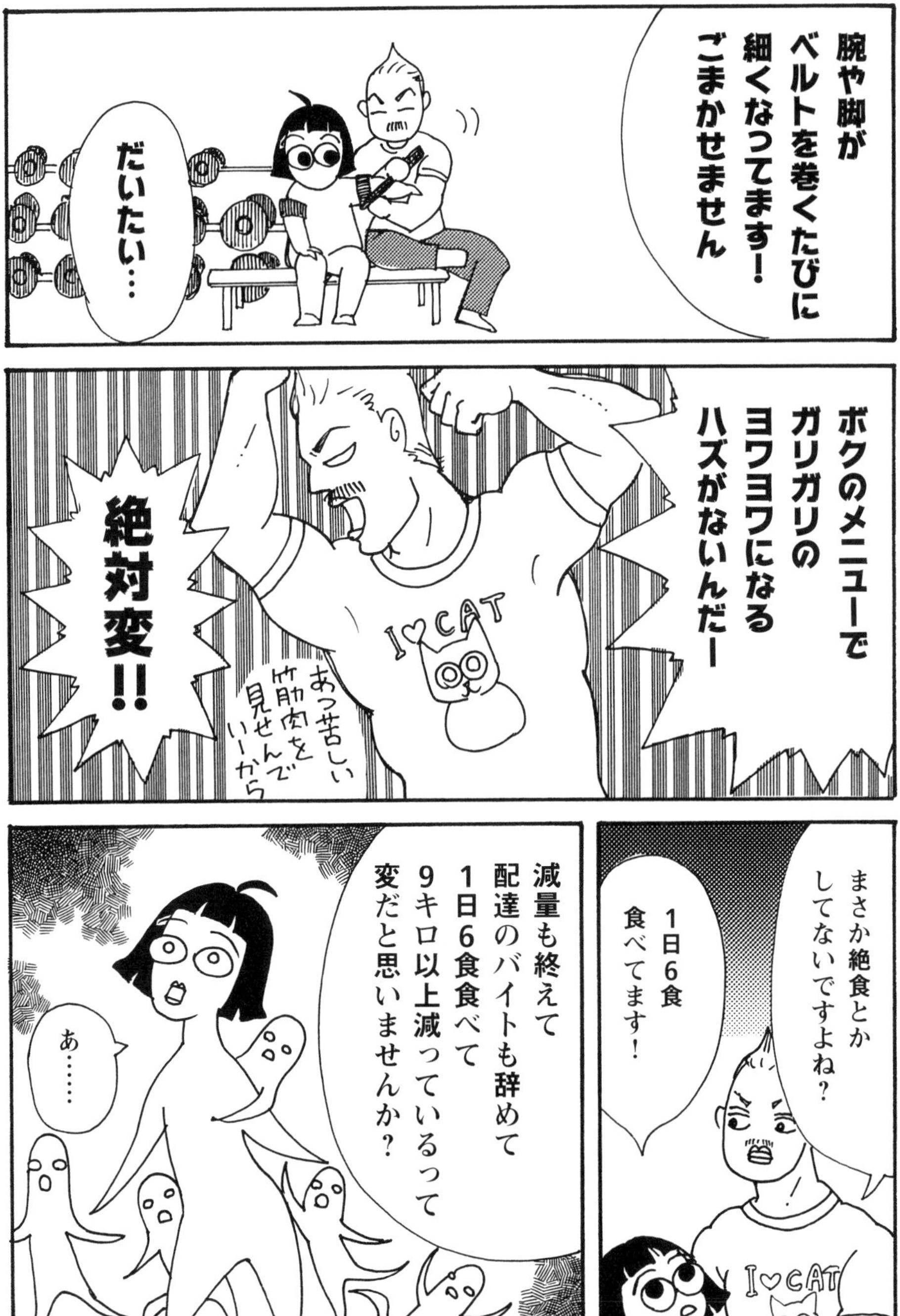
腕や脚が
ベルトを巻くたびに
細くなってます!
ごまかせません
だいたい…
ボクのメニューで
ガリガリの
ヨワヨワになる
ハズがないんだー
絶対変!!
あっ苦しい
筋肉を
見せんで
い-から
まさか絶食とか
してないですよね?
1日6食
食べてます!
減量も終えて
配達のバイトも辞めて
1日6食食べて
9キロ以上減っているって
変だと思いませんか?
あ……

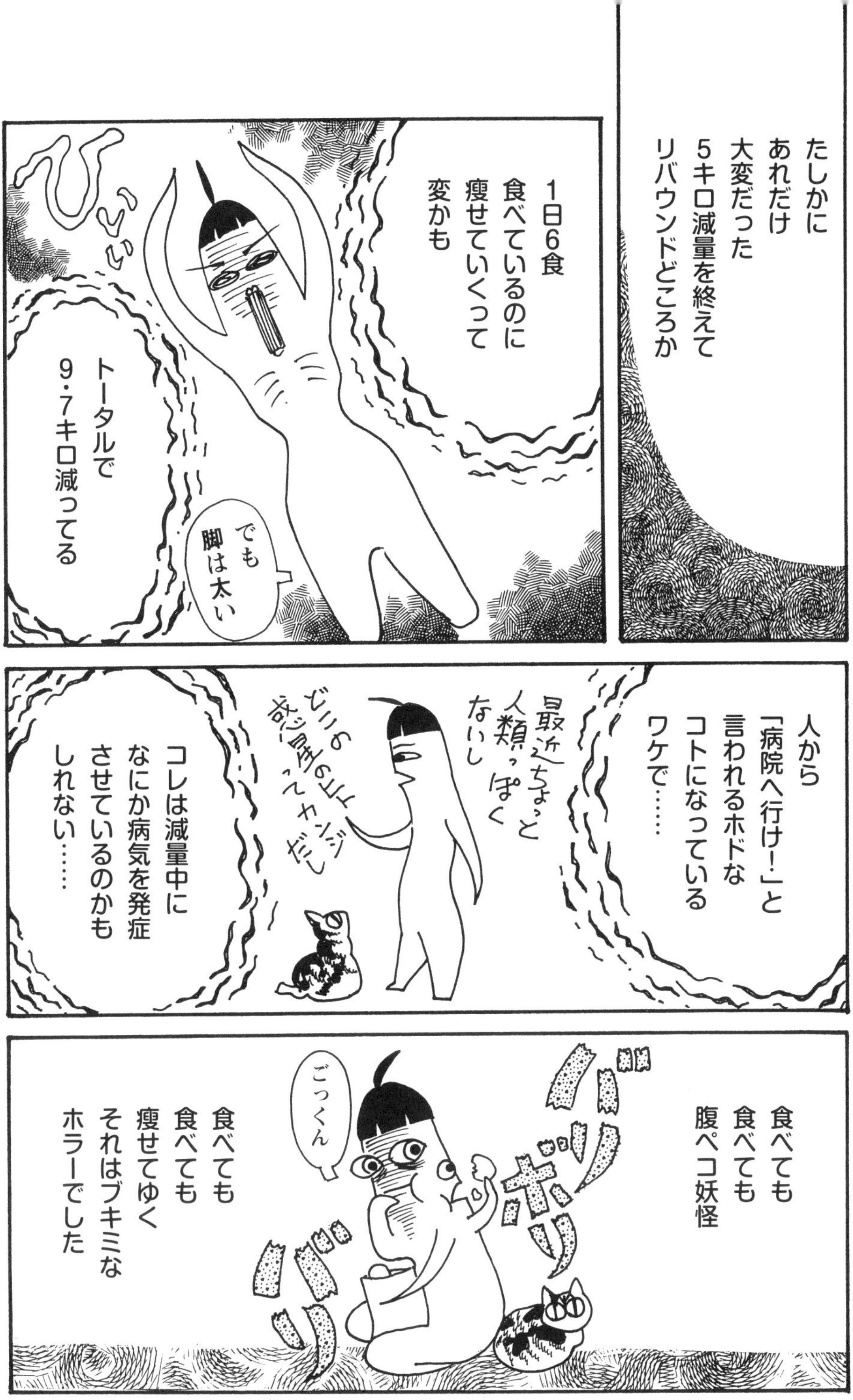
たしかに
あれだけ
大変だった
5キロ減量を終えて
リバウンドどころか
1日6食
食べているのに
痩せていくって
変かも
ひぃぃ
トータルで
9・7キロ減ってる
でも
脚は太い
人から
「病院へ行け！」と
言われるホドな
コトになっている
ワケで……
最近ちょっと
人類っぽく
ないし
どこの
惑星の生まれってカンジ
だし
コレは減量中に
なにか病気を発症
させているのかも
しれない……
食べても
食べても
腹ペコ妖怪
ごっくん
バリ
ボリ
バリ
食べても
食べても
痩せてゆく
それはブキミな
ホラーでした

あたい、美人病になりました！ もくじ

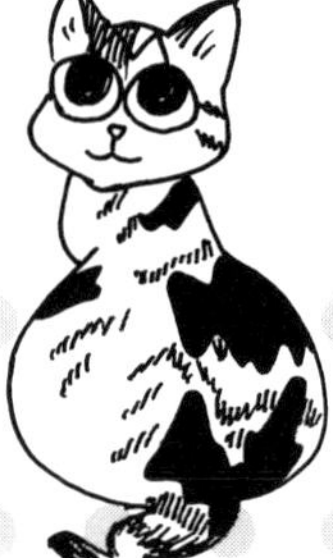

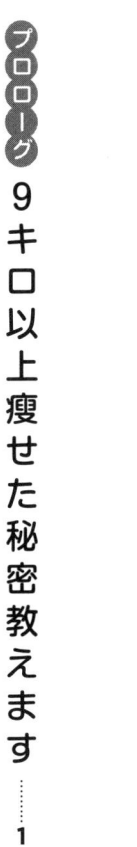

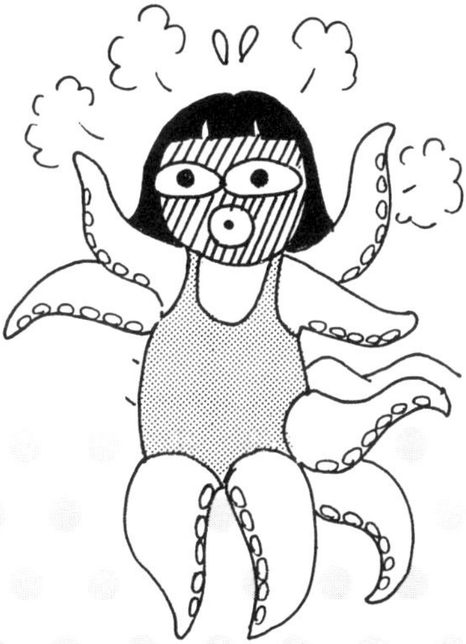

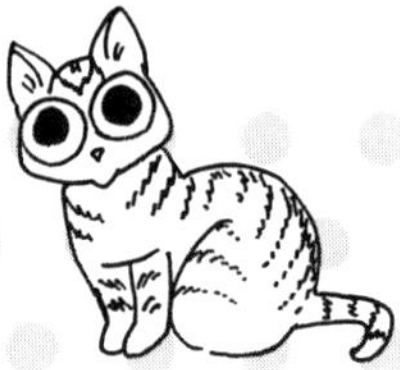

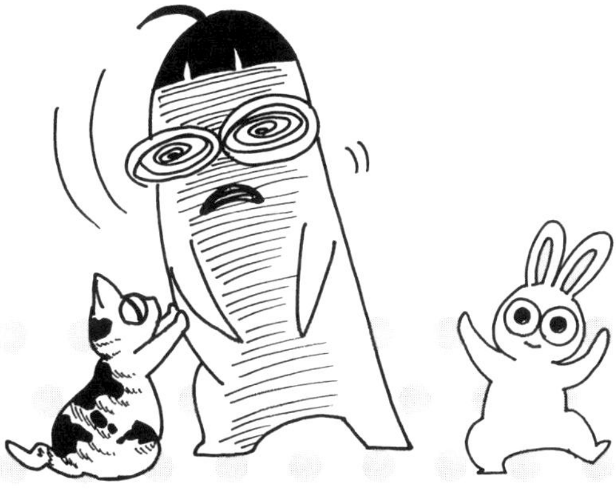

「はじめに」

みなさん　コンニチハ！
モコ・いさやまです

美人病になりました！
（なんじゃそりゃぁ～～～）

美人がかかる病気
……ではありません！
人によっては美人に
なってしまうという
甲状腺の病気

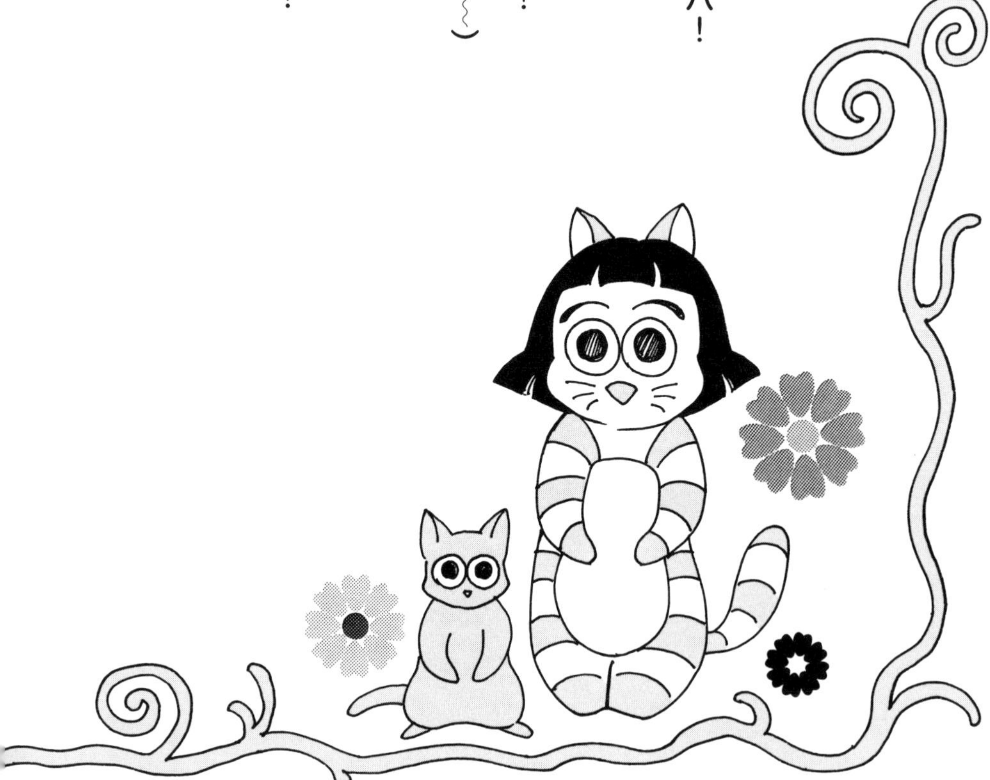

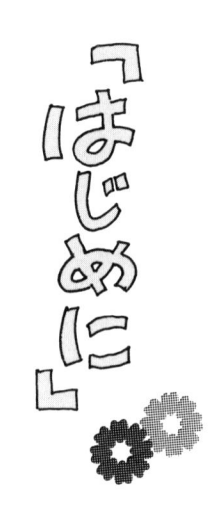

バセドウ病です！
甲状腺機能亢進《こうしん》で
甲状腺ホルモンがダダ漏れ状態

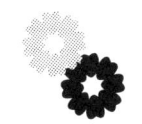

心臓バクバク
大汗ビショビショ
手足ブルブル
目つきギラギラ

首とまぶたが腫れて
目も出ます

目が出る眼球突出!!
（なにそれ〜〜〜〜〜〜）

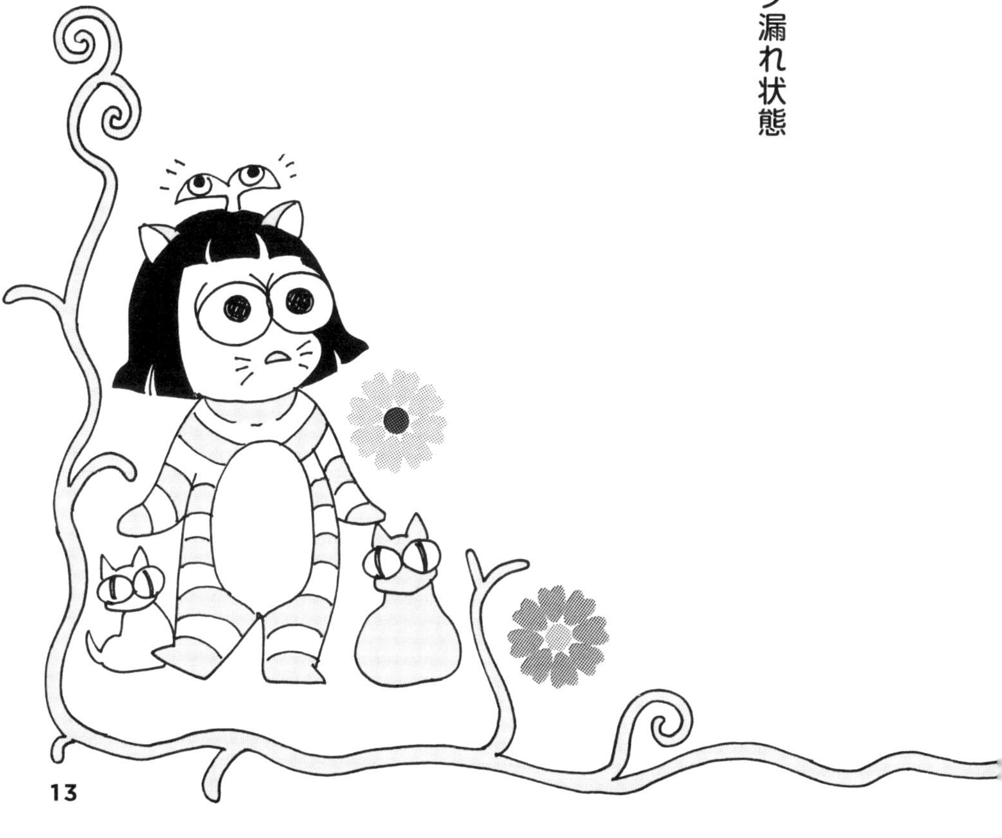

目が出るだけでは済みません
結膜の充血やむくみ
激しいドライアイ
複視（ものがふたつに見える）

複視になると黒目の位置が
左右で違うので変な顔になります
（もうヤダーなに？　この顔〜〜〜〜〜）

バセドウ病の治療をしていたら
今度は真逆の症状が出る
甲状腺機能低下症に！
汗かかない
お肌カサカサ激太り

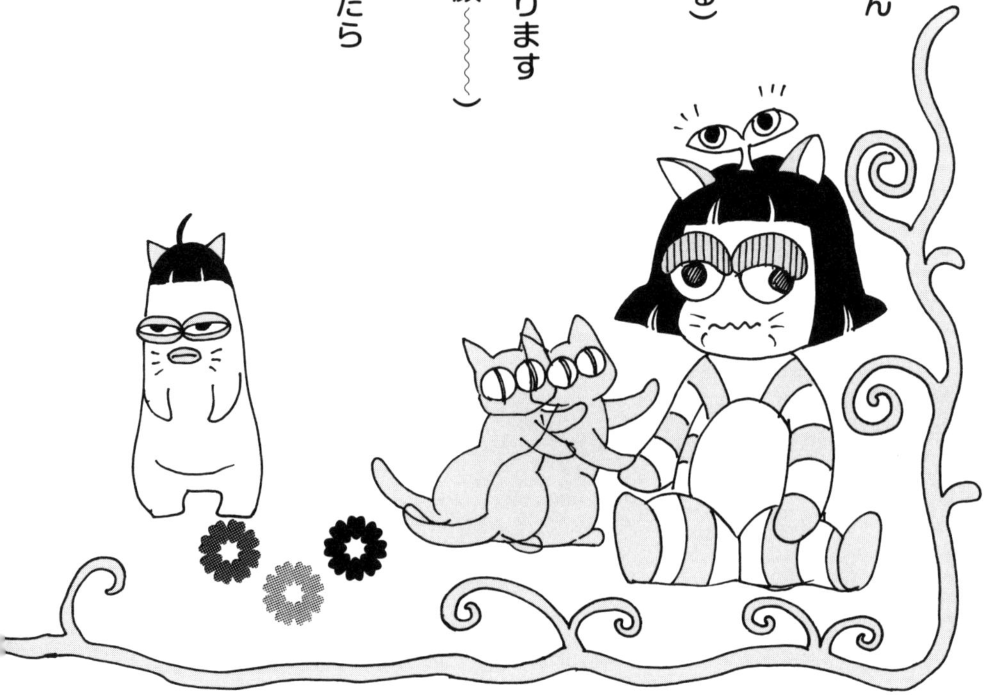

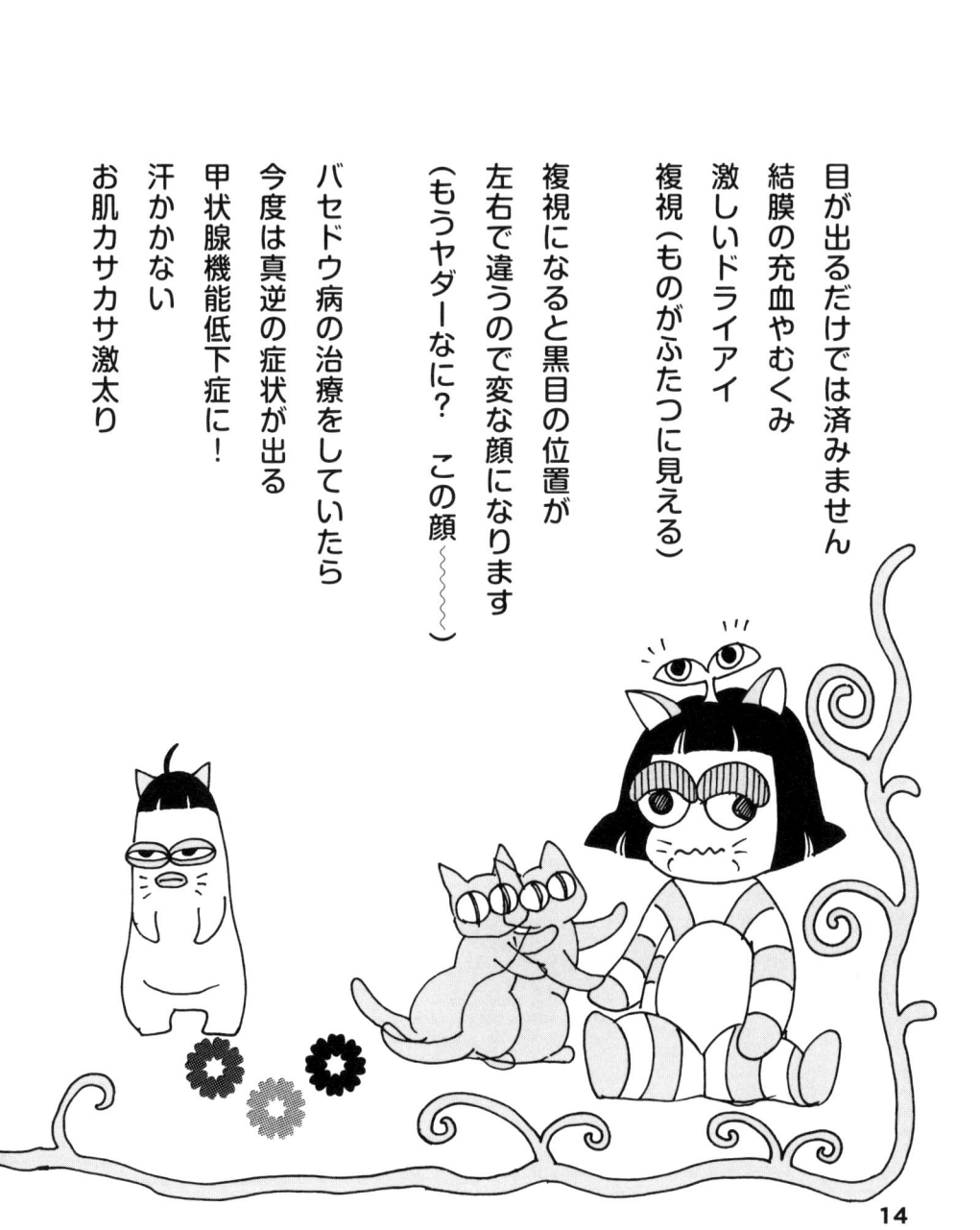

叫びまくり
怒鳴りまくり
ぼやきまくりながら

甲状腺ホルモンに
翻弄されまくる日々

まさかの事態が勃発しました

これはあたいの
せきらら病人物語
なんてこったいなおはなしです

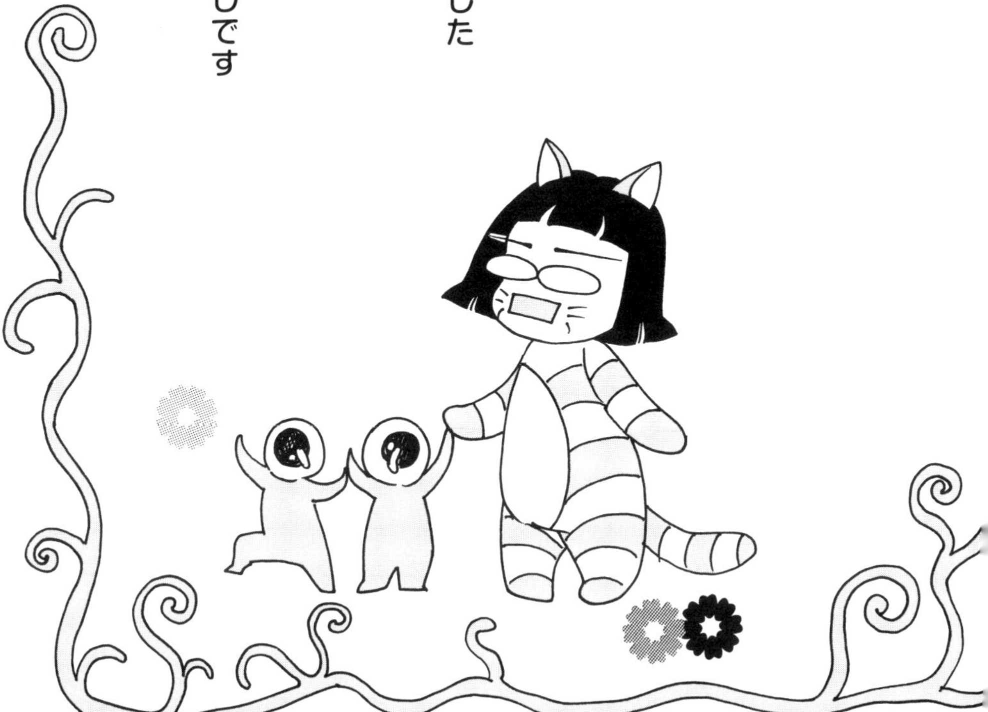

#1 からだに起きた まるで超常現象！

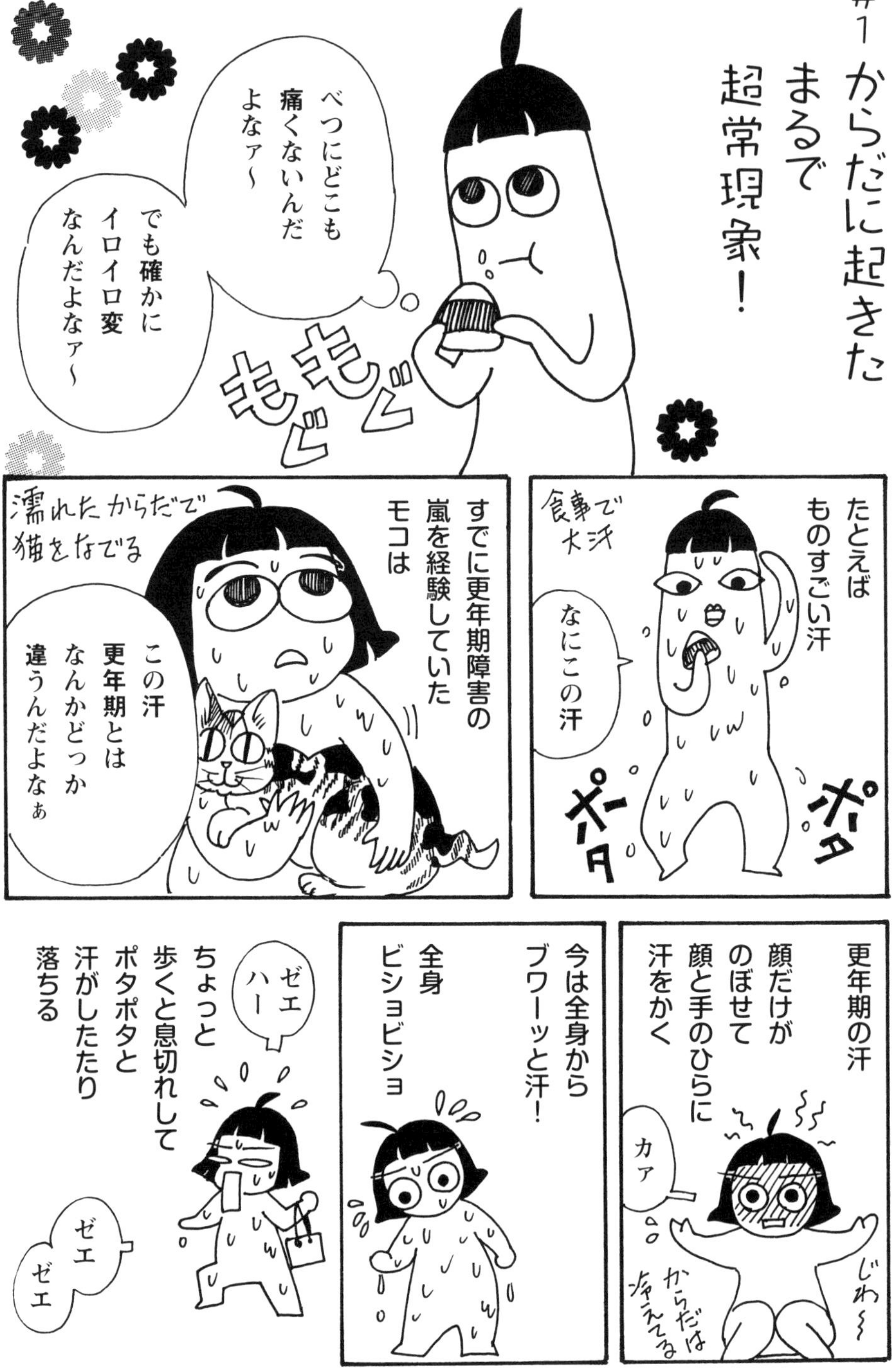
べつにどこも痛くないんだよなァ〜
でも確かにイロイロ変なんだよなァ〜
もぐもぐ
たとえばものすごい汗
食事で大汗
なにこの汗
ポタ
ポタ
すでに更年期障害の嵐を経験していたモコは
濡れたからだで猫をなでる
この汗更年期とはなんかどっか違うんだよなぁ
更年期の汗
顔だけがのぼせて顔と手のひらに汗をかく
カァ
じわ〜
からだは冷えてる
今は全身からブワーッと汗！
全身ビショビショ
ちょっと歩くと息切れしてポタポタと汗がしたたり落ちる
ゼエハー
ゼエゼエ

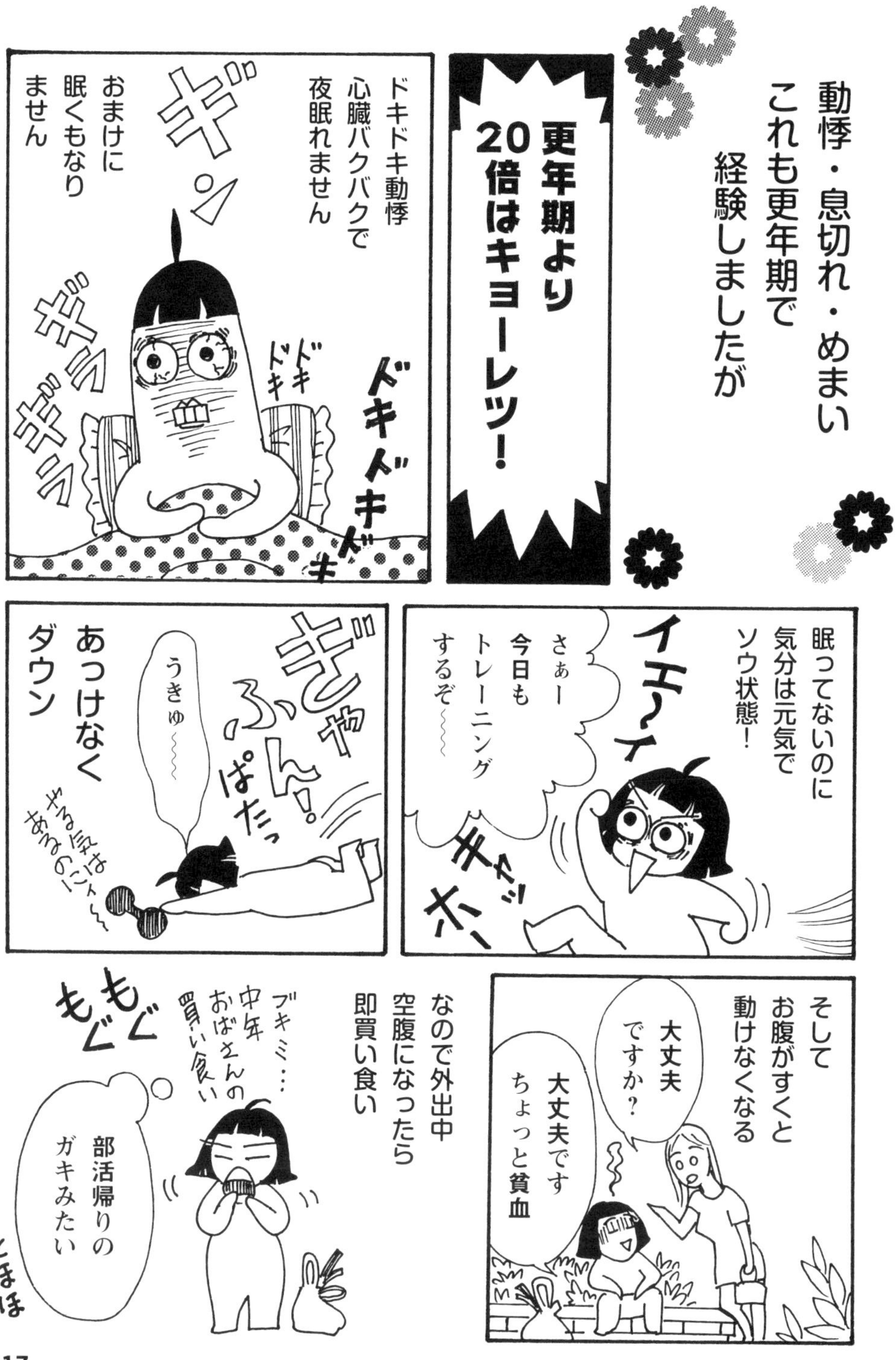
動悸・息切れ・めまい
これも更年期で経験しましたが
更年期より20倍はキョーレツ!
ドキドキ動悸
心臓バクバクで夜眠れません
おまけに眠くもなりません
ギンッ
ギンギン
ドキドキ
ドキドキドキドキ
眠ってないのに気分は元気でソウ状態!
イエ～イ
さぁー今日もトレーニングするぞ～～
キャッホー
ぎゃふん!
ぱたっ
うきゅ～～
あっけなくダウン
やる気はあるのにィ～～
そしてお腹がすくと動けなくなる
大丈夫ですか?
大丈夫です ちょっと貧血
なので外出中空腹になったら即買い食い
ブキミ…中年おばさんの買い食い
もぐもぐ
部活帰りのガキみたい
とほほ

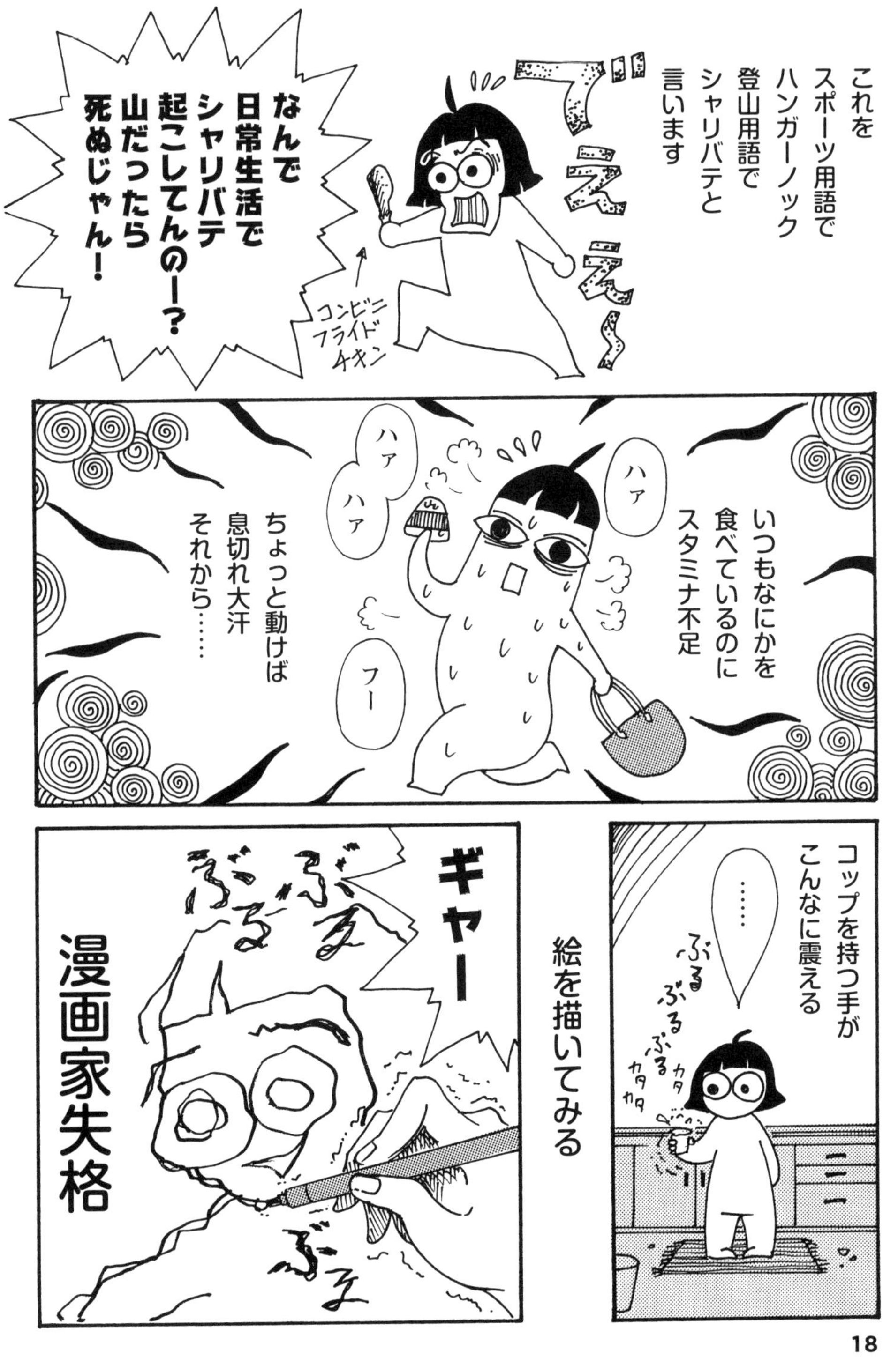

これを
スポーツ用語で
ハンガーノック
登山用語で
シャリバテと
言います
でぇえ～
コンビニ
フライド
チキン
なんで
日常生活で
シャリバテ
起こしてんのー？
山だったら
死ぬじゃん！
いつもなにかを
食べているのに
スタミナ不足
ハァ
ハァ
ハァ
フー
ちょっと動けば
息切れ大汗
それから……
コップを持つ手が
こんなに震える
……
ぶる
ぶる
ぶる
カタ
カタ
カタ
絵を描いてみる
ギャー
ぶる
ぶる
ぶる
漫画家失格

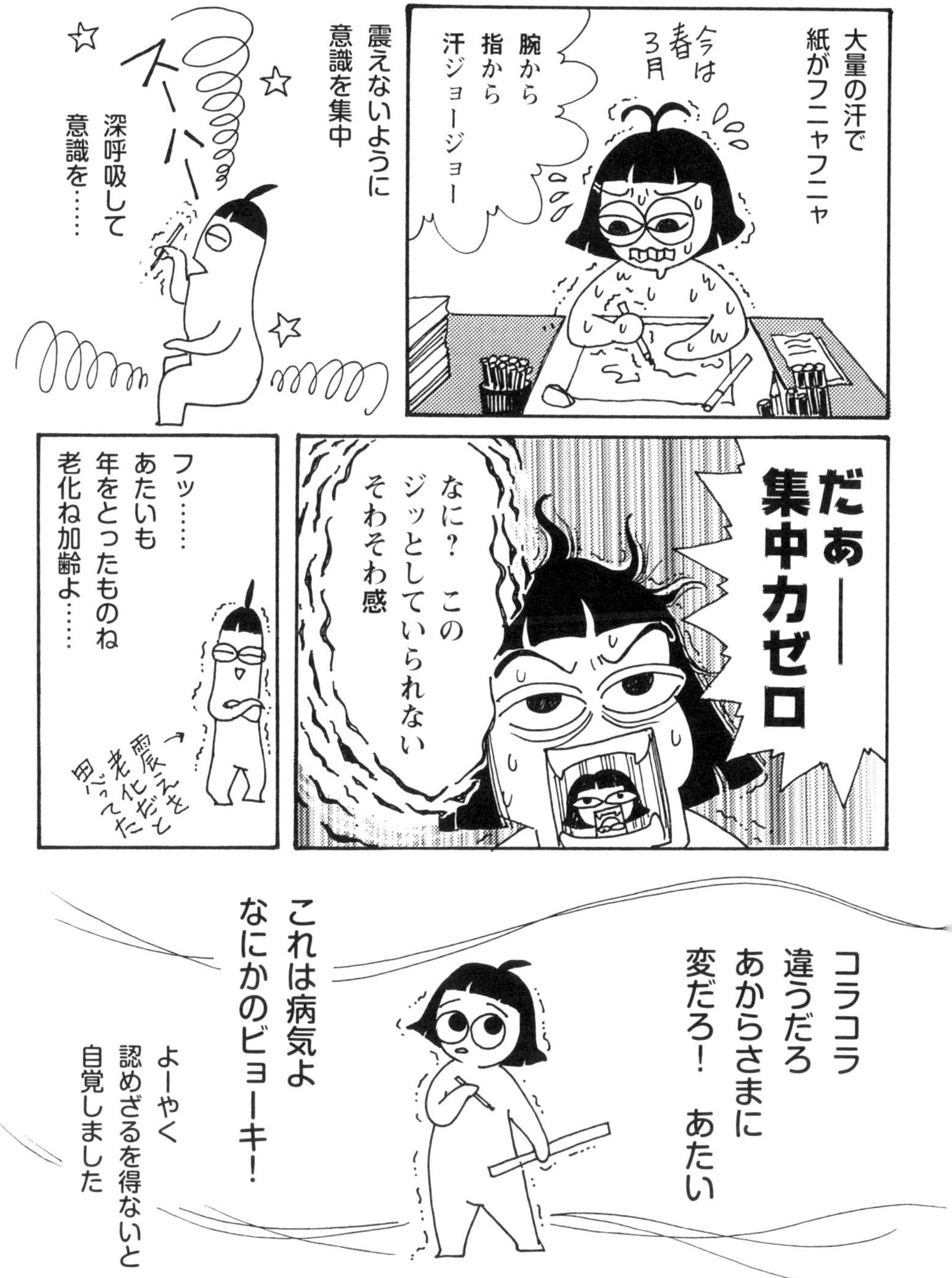
大量の汗で
紙がフニャフニャ
今は春
3月
腕から
指から
汗ジョージョー
震えないように
意識を集中
スーハー
深呼吸して
意識を……
だぁ――
集中力ゼロ
なに？ この
ジッとしていられない
そわそわ感
フッ……
あたいも
年をとったものね
老化ね加齢よ……
震えを老化だと思ってただと
コラコラ
違うだろ
あからさまに
変だろ！ あたい
これは病気よ
なにかのビョーキ！
よーやく
認めざるを得ないと
自覚しました

#2 病院に行く前にやったこと

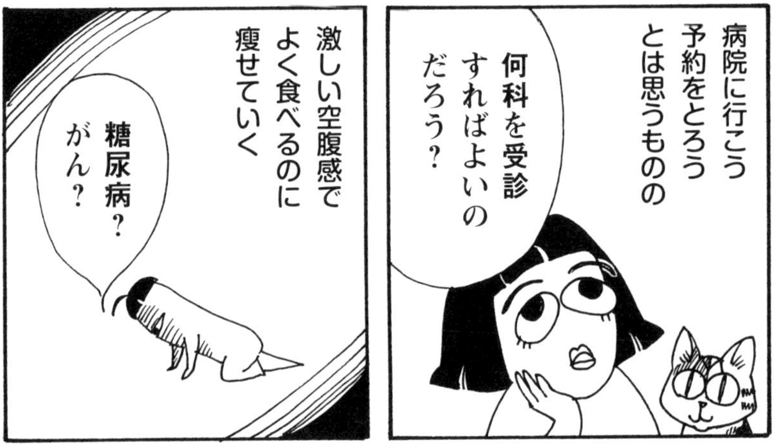
病院に行こう予約をとろうとは思うものの
何科を受診すればよいのだろう？
激しい空腹感でよく食べるのに痩せていく
糖尿病？がん？

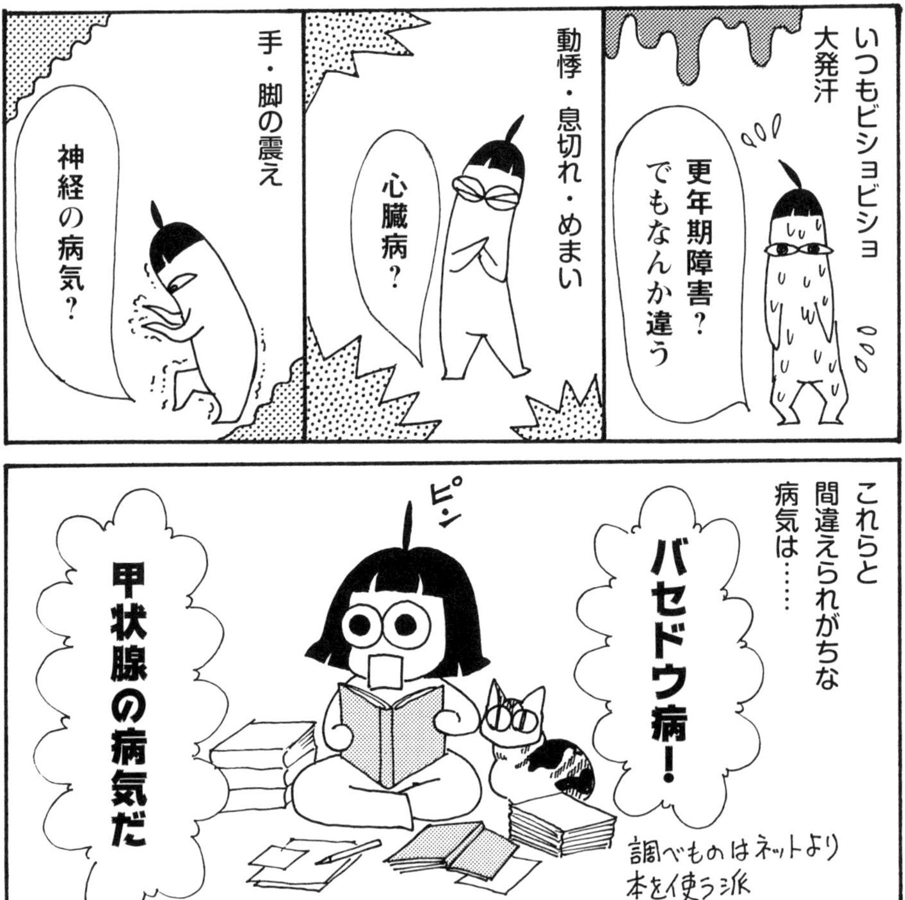
いつもビショビショ大発汗
更年期障害？でもなんか違う
動悸・息切れ・めまい
心臓病？
手・脚の震え
神経の病気？
これらと間違えられがちな病気は……
ピン
バセドウ病！
甲状腺の病気だ
調べものはネットより本を使う派

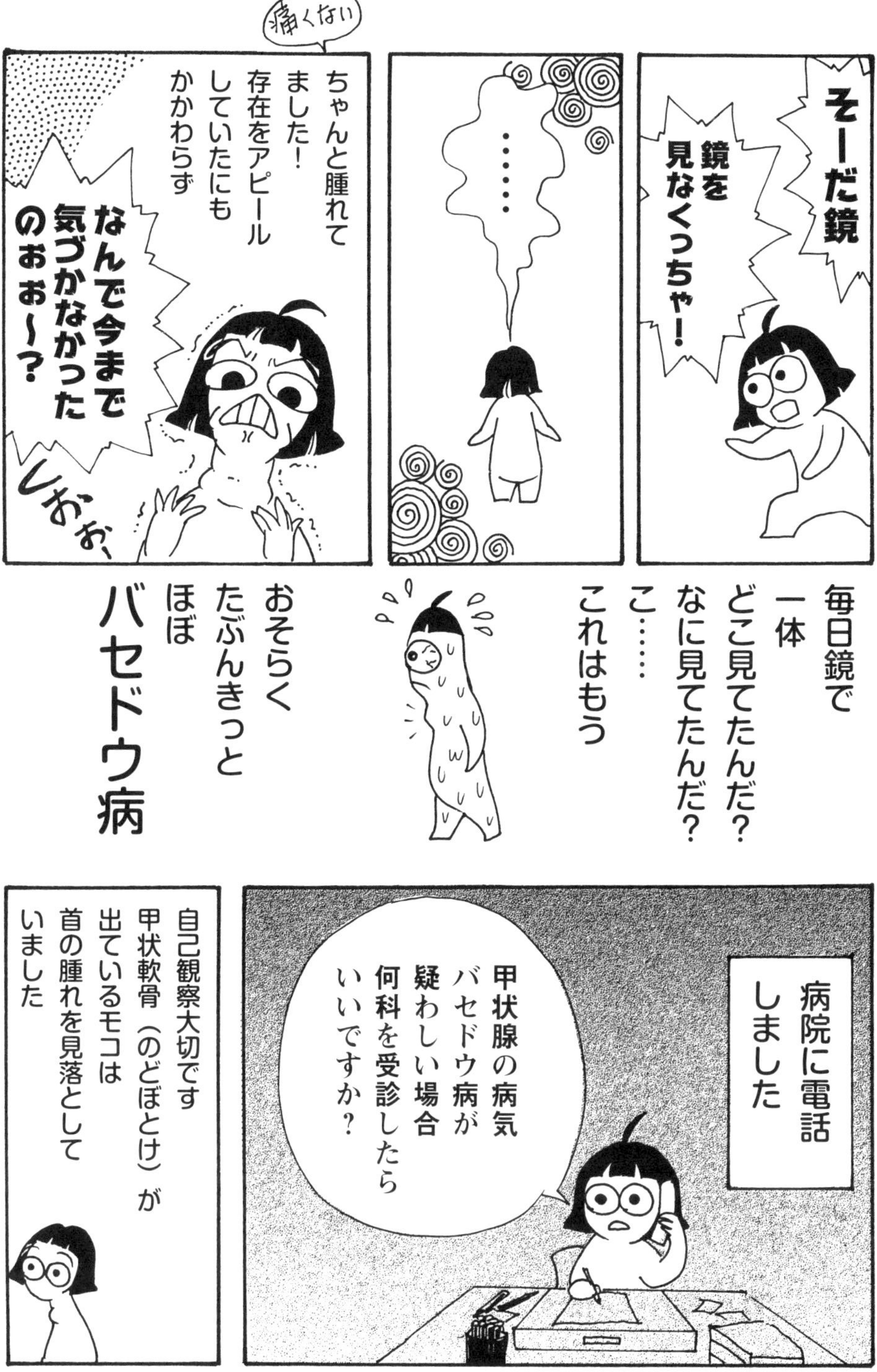
そーだ鏡
鏡を見なくっちゃ！
……
痛くない
ちゃんと腫れてました！存在をアピールしていたにもかかわらず
なんで今まで気づかなかったのぉぉ～？
毎日鏡で一体どこ見てたんだ？なに見てたんだ？
こ……これはもう
おそらくたぶんきっとほぼ
バセドウ病
病院に電話しました
甲状腺の病気バセドウ病が疑わしい場合何科を受診したらいいですか？
自己観察大切です
甲状軟骨（のどぼとけ）が出ているモコは首の腫れを見落としていました

#3 医者の悲しい性《さが》が、患者を怒らせる

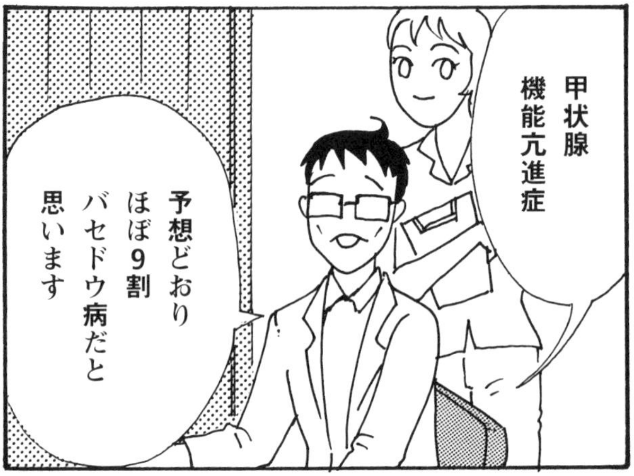

甲状腺機能亢進症
予想どおり ほぼ9割 バセドウ病だと 思います

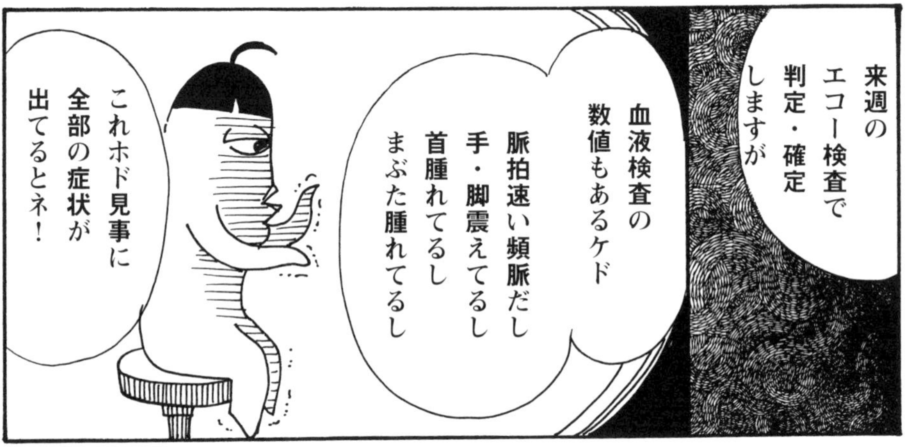

来週の エコー検査で 判定・確定 しますが
血液検査の 数値もあるケド 脈拍速い頻脈だし 手・脚震えてるし 首腫れてるし まぶた腫れてるし
これホド見事に 全部の症状が 出てるとネ！

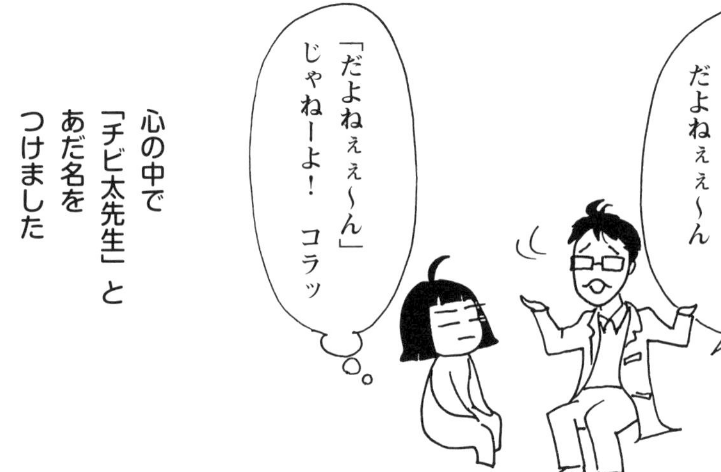

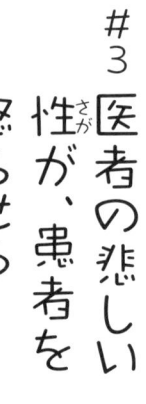

ま！ 間違いなく バセドウ病 だよねぇぇ～ん
「だよねぇぇ～ん」 じゃねーよ！ コラッ
心の中で 「チビ太先生」と あだ名を つけました

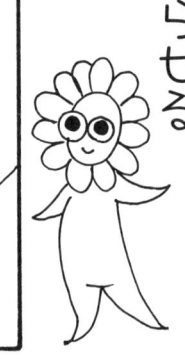

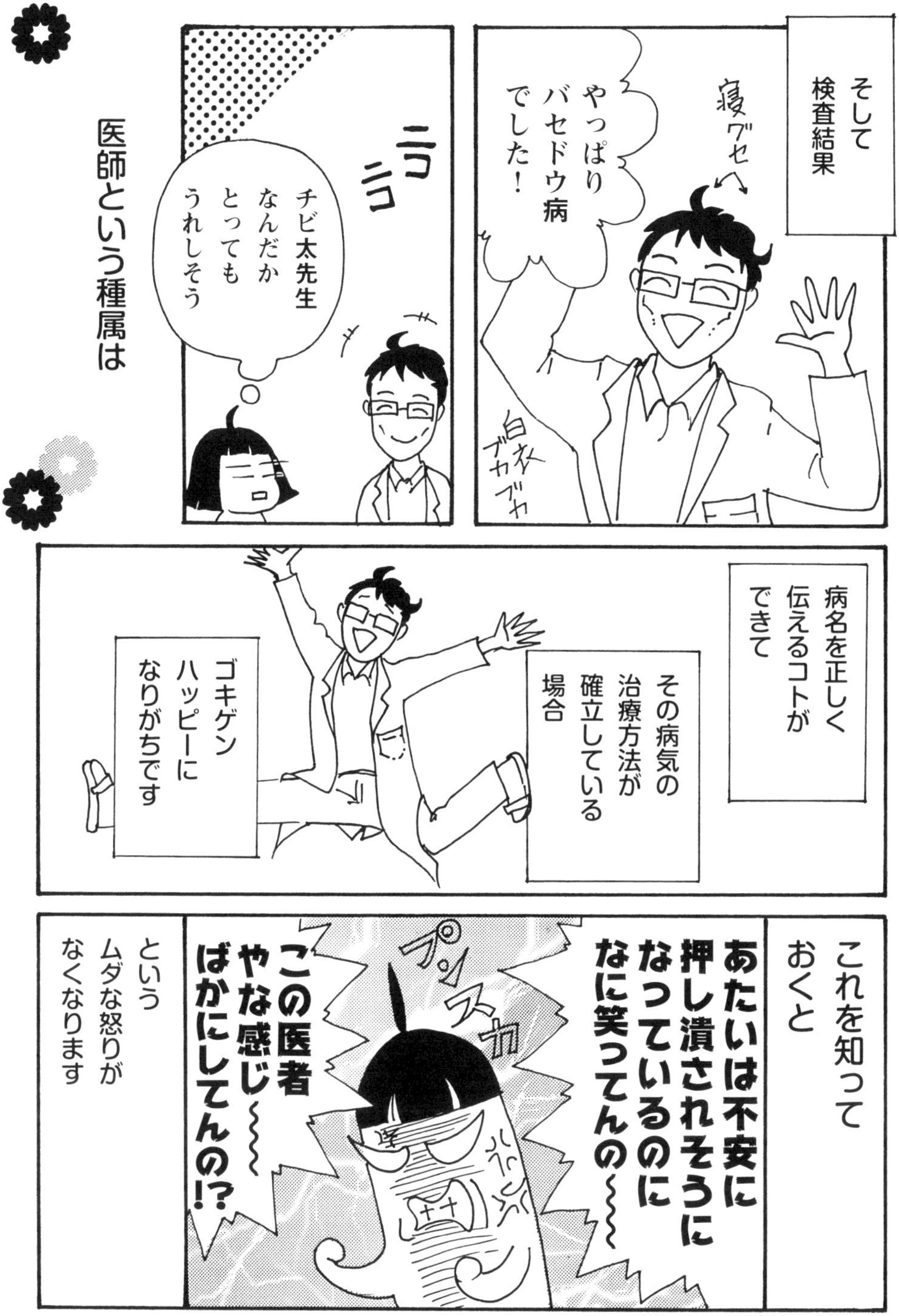
そして
検査結果
寝グセ
やっぱり
バセドウ病
でした!
白衣
ブカブカ
ニコ
ニコ
チビ太先生
なんだか
とっても
うれしそう
医師という種属は
病名を正しく
伝えるコトが
できて
その病気の
治療方法が
確立している
場合
ゴキゲン
ハッピーに
なりがちです
これを知って
おくと
あたいは不安に
押し潰されそうに
なっているのに
なに笑ってんの〜〜〜
プスカ
この医者
やな感じ〜〜〜
ばかにしてんの!?
という
ムダな怒りが
なくなります

#4 あなたはバセドウ病を知っていますか？

バセドウ病

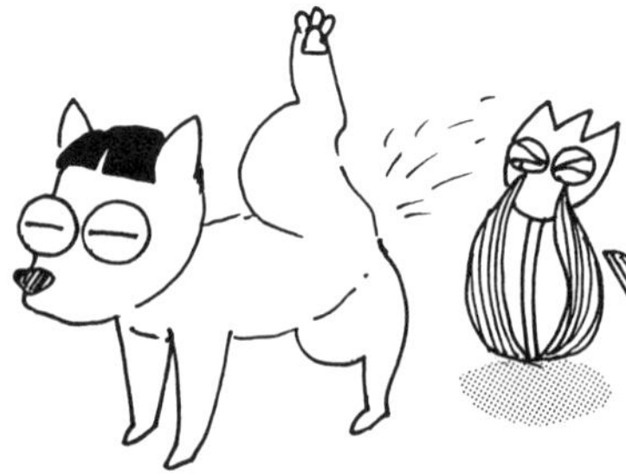

甲状腺から分泌される甲状腺ホルモンが過剰に出すぎる病気です

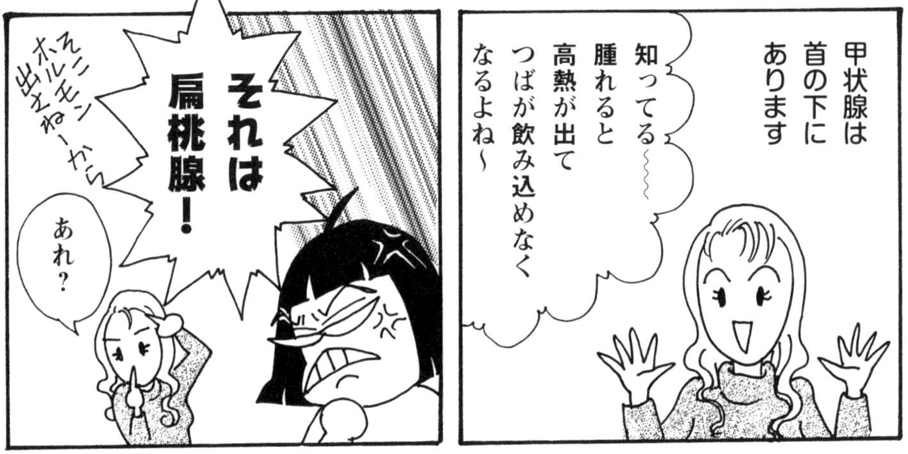
甲状腺は首の下にあります
知ってる〜〜〜 腫れると高熱が出てつばが飲み込めなくなるよね〜
それは扁桃腺！
それホルモン出さね〜から
あれ？

3人の友人が間違ってました

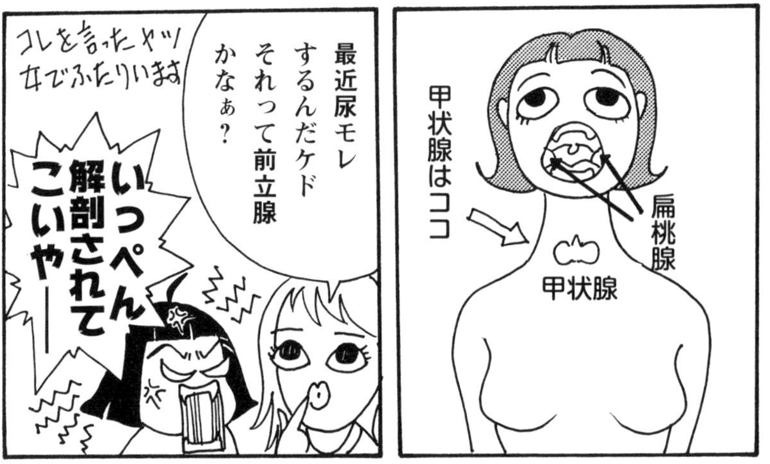
甲状腺はココ
扁桃腺
甲状腺
最近尿モレするんだケドそれって前立腺かなぁ？
いっぺん解剖されてこいや――
コレを言ったヤツ女でふたりいます

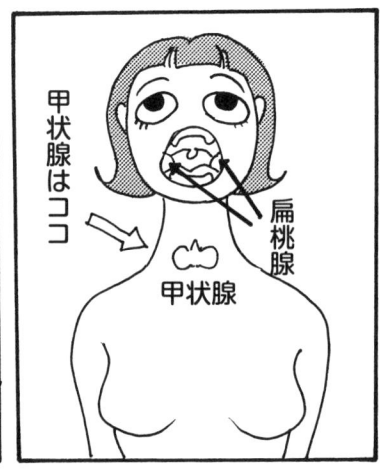

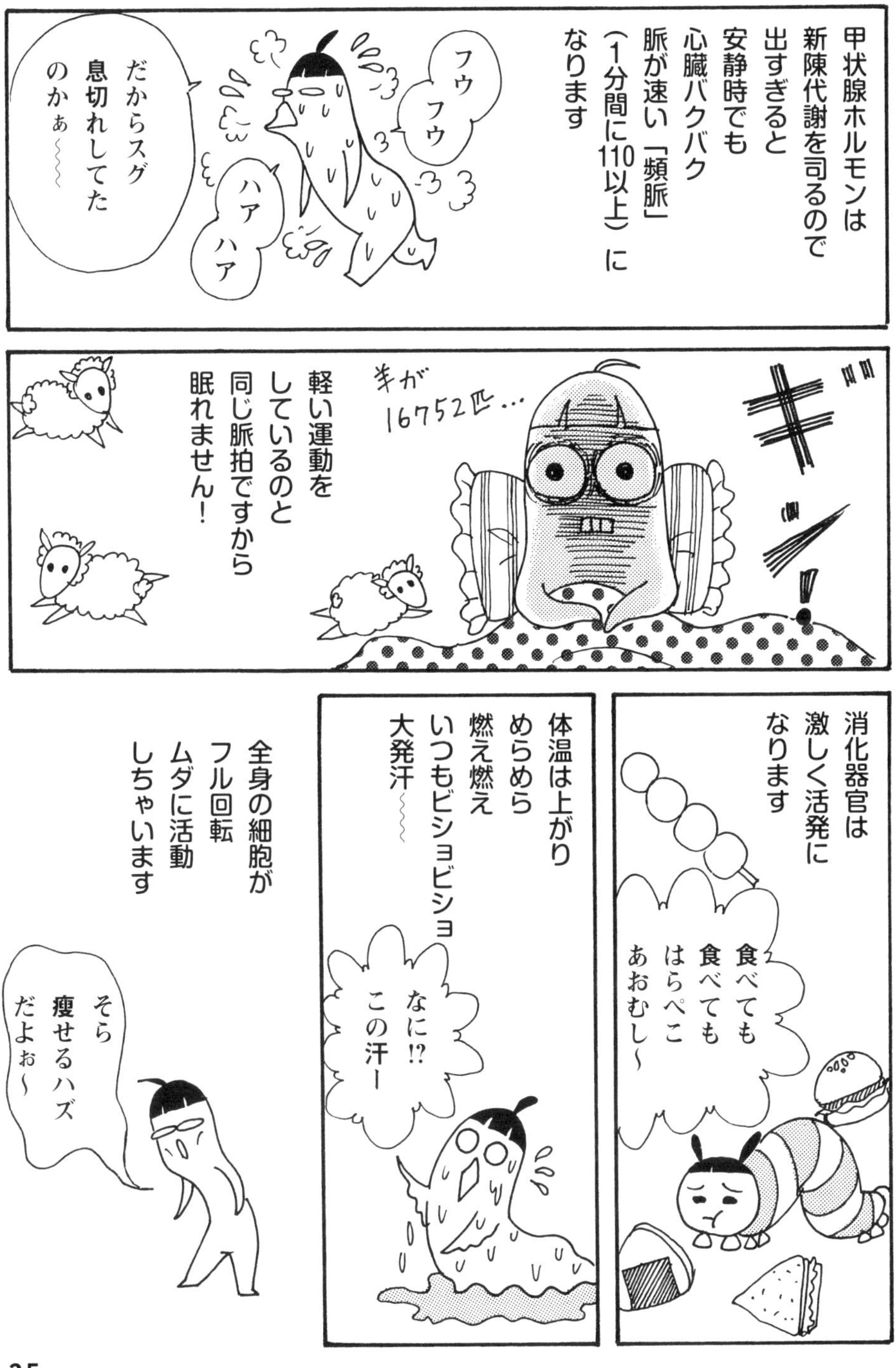

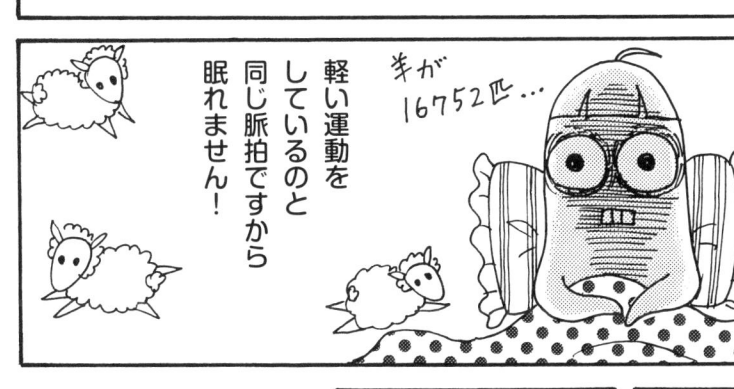

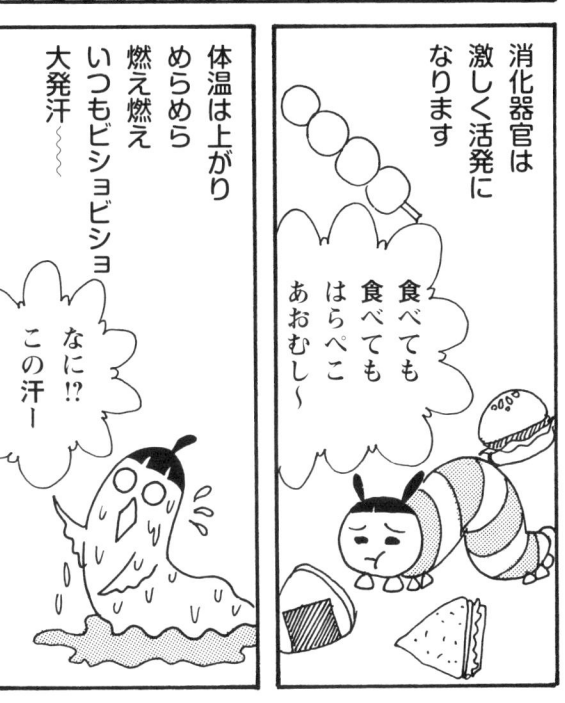

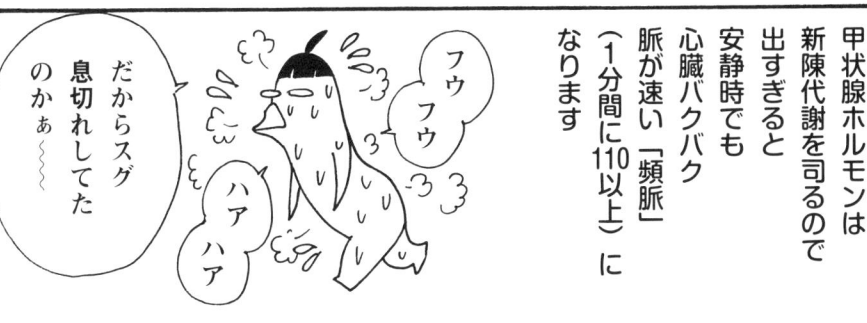

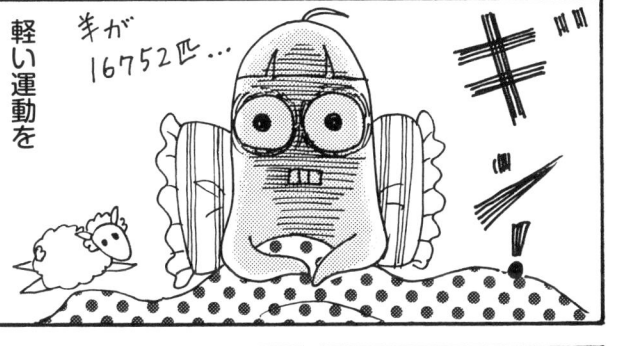

甲状腺ホルモンは
新陳代謝を司るので
出すぎると
安静時でも
心臓バクバク
脈が速い「頻脈」
（1分間に110以上）に
なります
フウ フウ
ハア ハア
だからスグ 息切れしてた のかぁ〜〜〜
羊が 16752匹…
軽い運動を
しているのと
同じ脈拍ですから
眠れません!
消化器官は
激しく活発に
なります
食べても 食べても はらぺこ あおむし〜
体温は上がり
めらめら
燃え燃え
いつもビショビショ
大発汗〜〜〜
なに!? この汗ー
全身の細胞が
フル回転
ムダに活動
しちゃいます
そら 痩せるハズ だよぉ〜

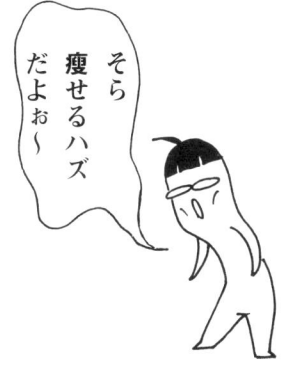

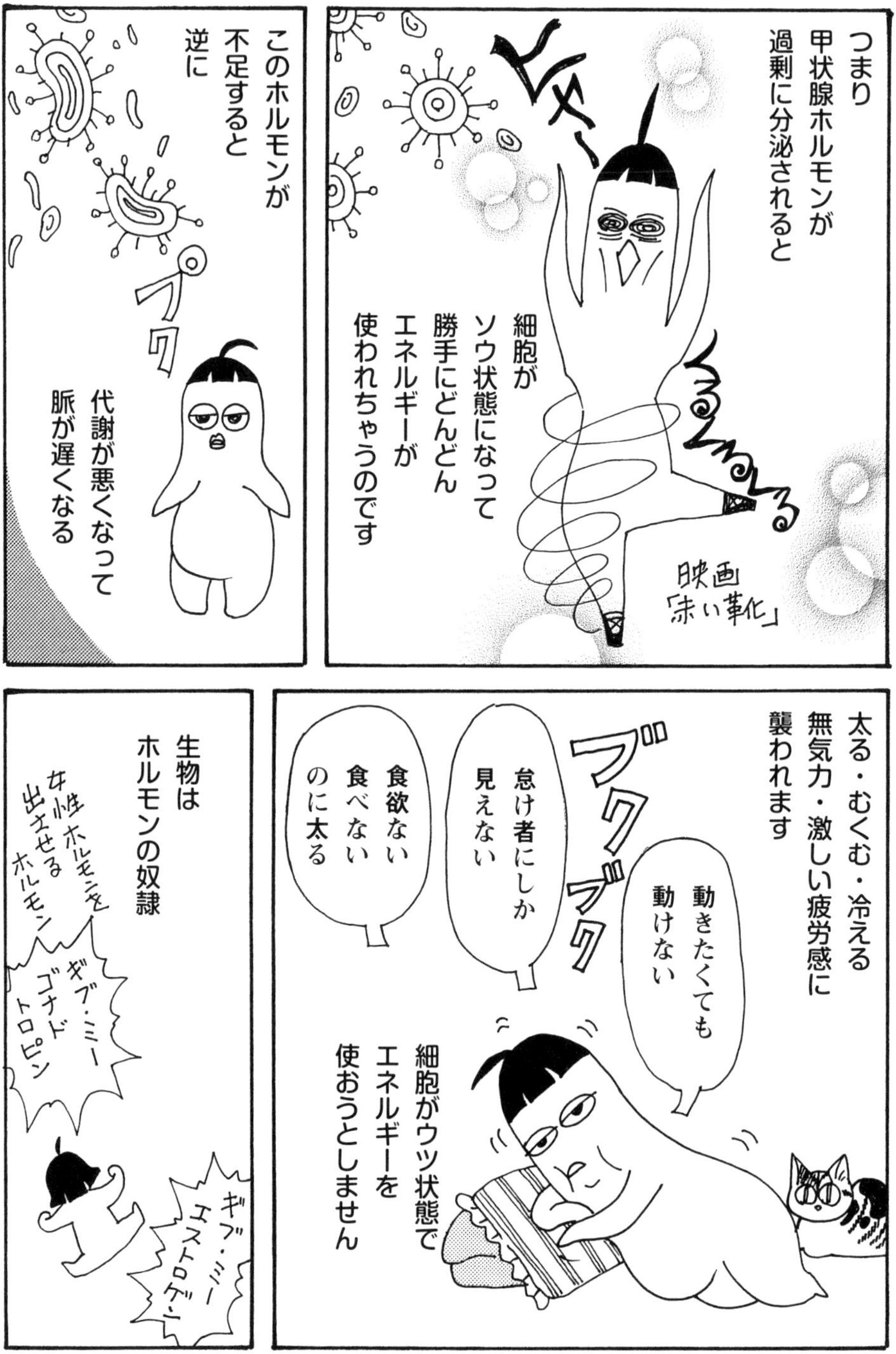
つまり甲状腺ホルモンが過剰に分泌されると
ピャ〜
細胞がソウ状態になって勝手にどんどんエネルギーが使われちゃうのです
くるくるくるくる
映画「赤い靴」
このホルモンが不足すると逆に
プク
代謝が悪くなって脈が遅くなる
太る・むくむ・冷える無気力・激しい疲労感に襲われます
ブクブク
動きたくても動けない
怠け者にしか見えない
食欲ない食べないのに太る
細胞がウツ状態でエネルギーを使おうとしません
生物はホルモンの奴隷
女性ホルモンを出させるホルモン
ギブ・ミーゴナドトロピン
ギブ・ミーエストロゲン

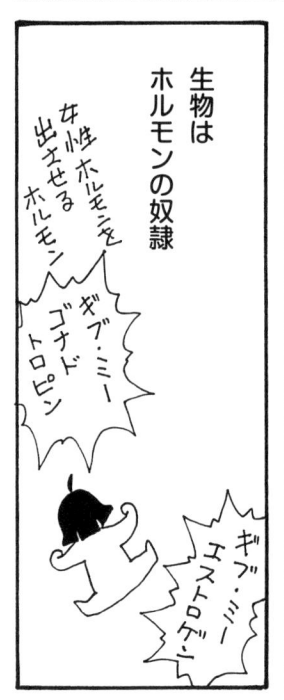

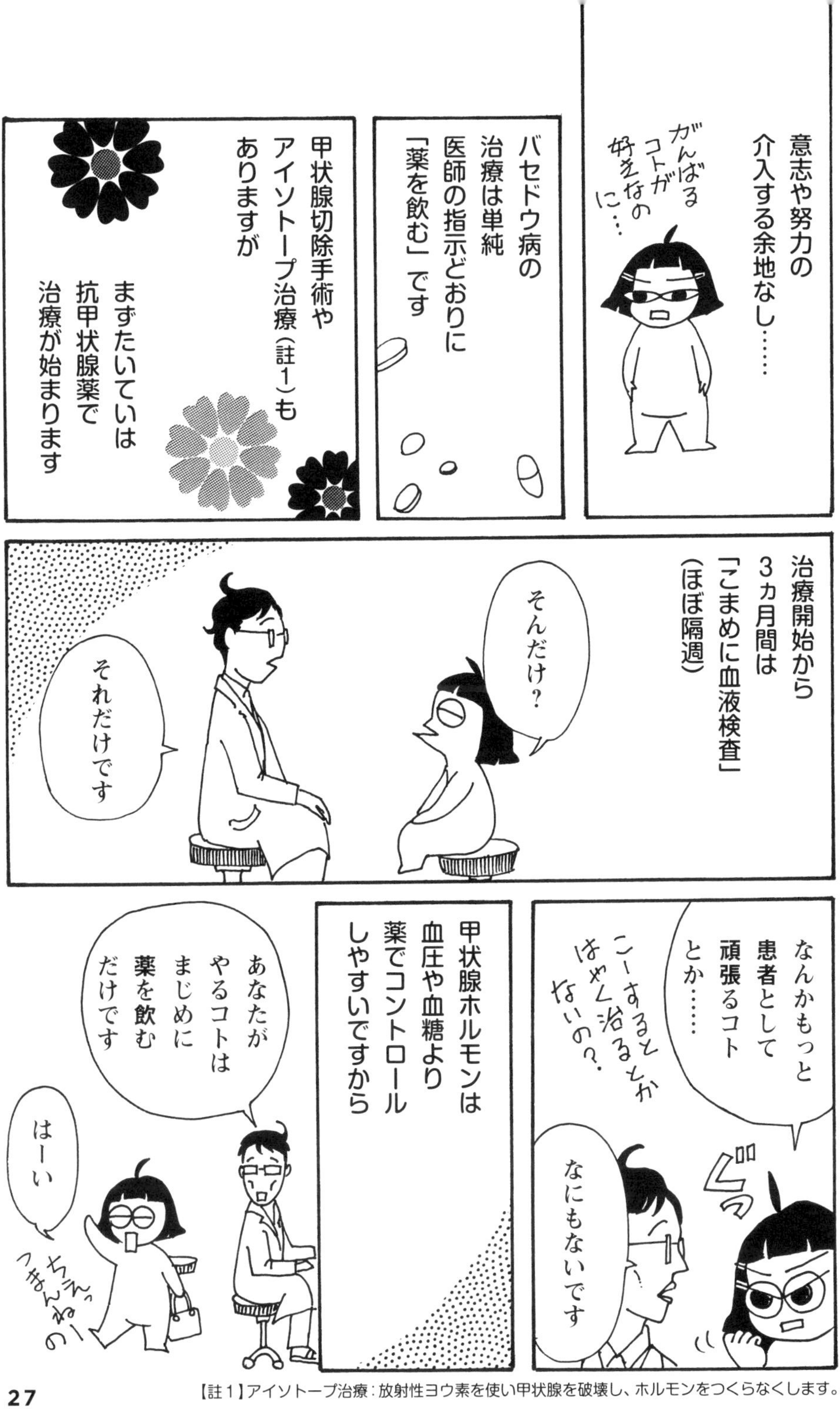

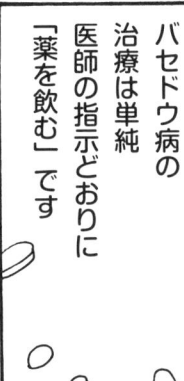

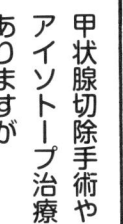

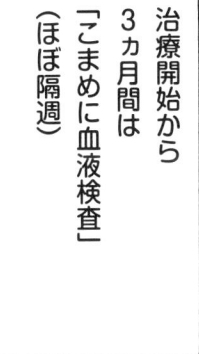

意志や努力の介入する余地なし……
がんばるコトが好きなのに…
バセドウ病の治療は単純
医師の指示どおりに「薬を飲む」です
甲状腺切除手術やアイソトープ治療（註1）もありますが
まずたいていは抗甲状腺薬で治療が始まります
治療開始から3ヵ月間は「こまめに血液検査」（ほぼ隔週）
そんだけ?
それだけです
なんかもっと患者として頑張るコトとか……
こーするとはやく治るとかないの??
ぐっ
なにもないです
甲状腺ホルモンは血圧や血糖より薬でコントロールしやすいですから
あなたがやるコトはまじめに薬を飲むだけです
はーい
ちぇっ つまんねの～

【註1】アイソトープ治療：放射性ヨウ素を使い甲状腺を破壊し、ホルモンをつくらなくします。

#5 先生、その言葉気になります

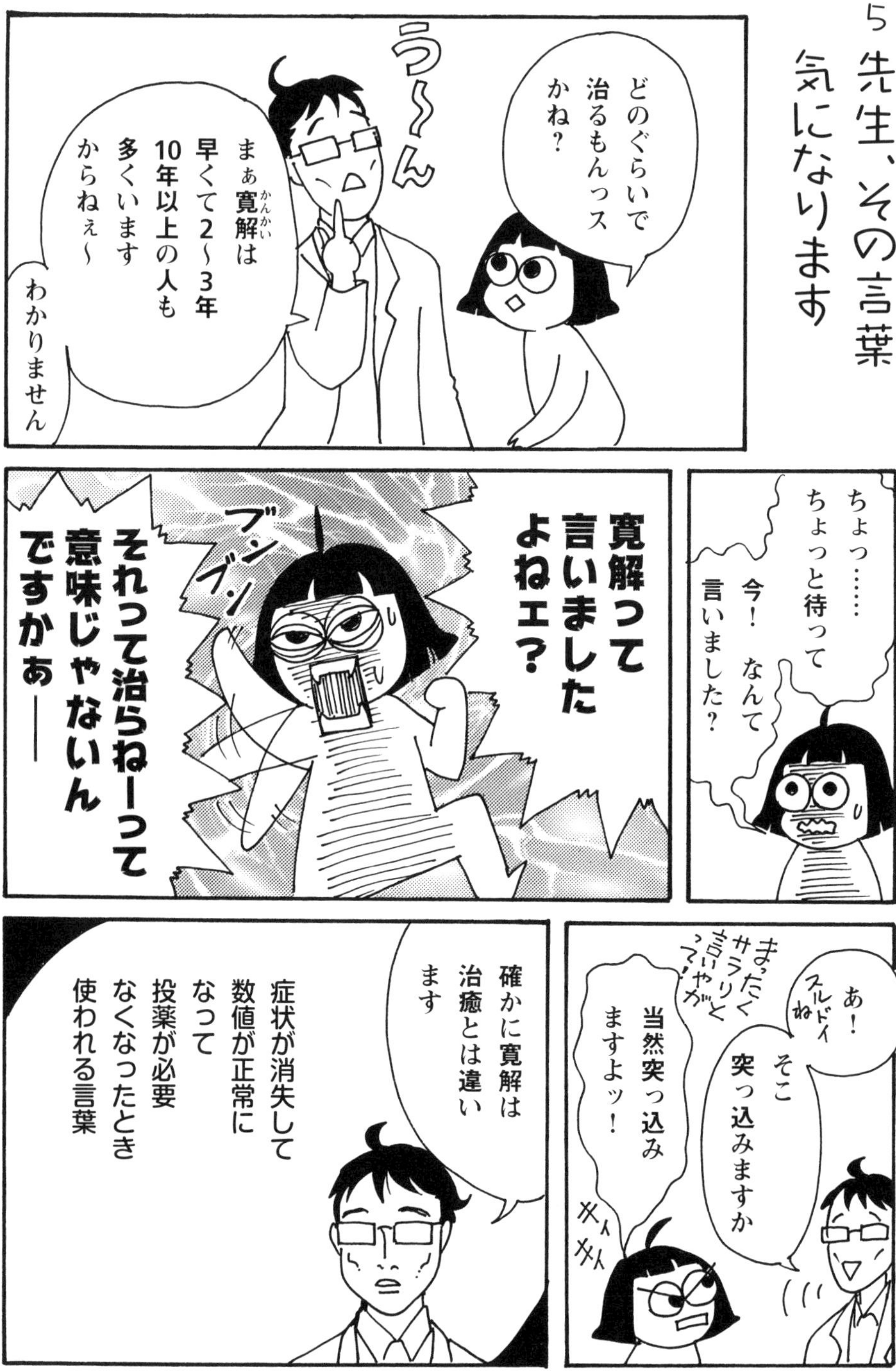
どのぐらいで治るもんッスかね？
う〜ん
まぁ寛解《かんかい》は早くて2〜3年10年以上の人も多くいますからねぇ〜
わかりません
ちょっ……ちょっと待って今！ なんて言いました？
寛解って言いましたよねェ？
ブンブン
それって治らねーって意味じゃないんですかぁ――
あ！ スルドイね
そこ突っ込みますか
当然突っ込みますよッ！
まったくサラリと言いやがって！
ムカムカ
確かに寛解は治癒とは違います
症状が消失して数値が正常になって投薬が必要なくなったとき使われる言葉

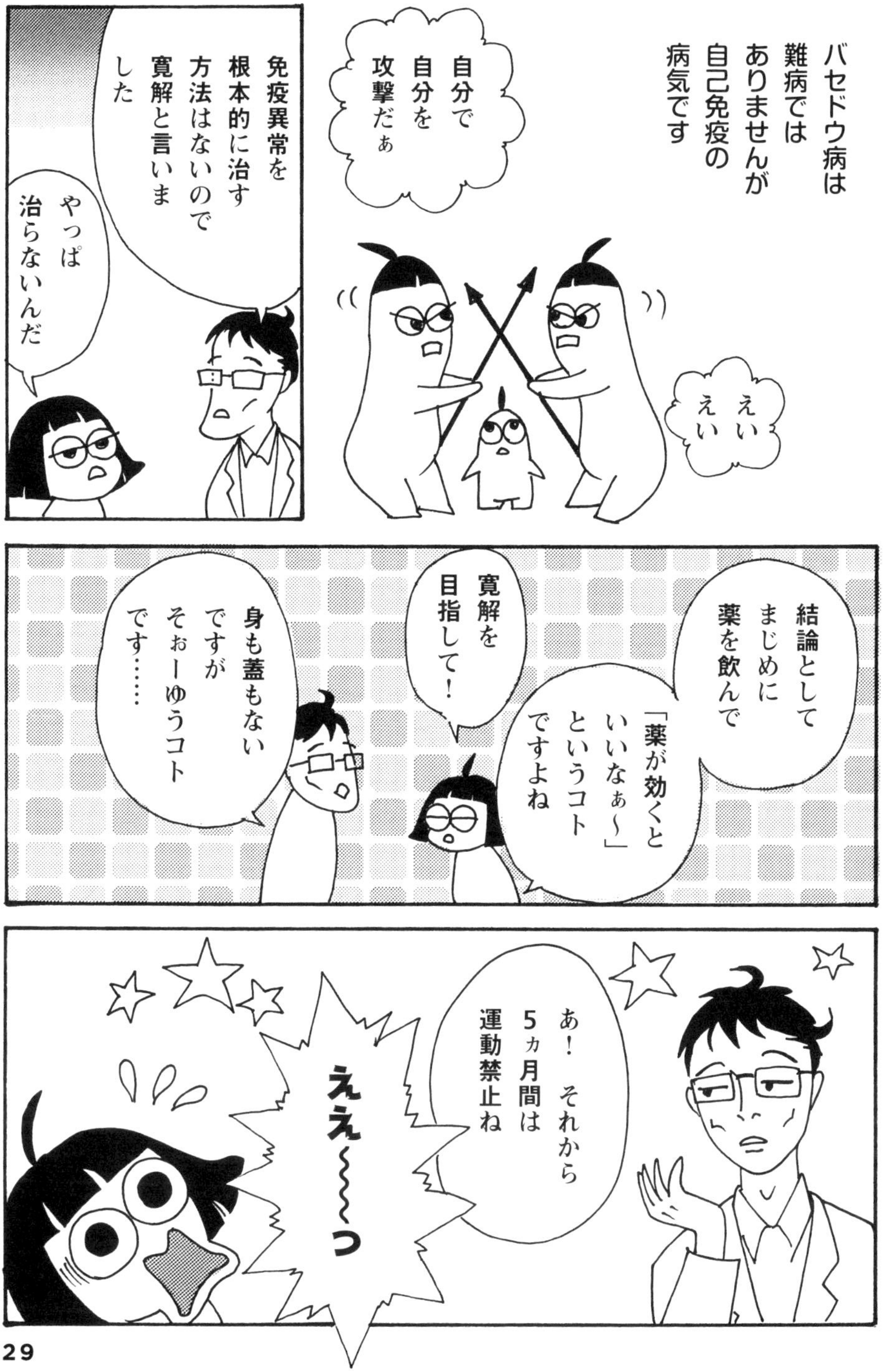
バセドウ病は難病ではありませんが自己免疫の病気です
えい えい
自分で自分を攻撃だぁ
免疫異常を根本的に治す方法はないので寛解と言いました
やっぱ治らないんだ
結論としてまじめに薬を飲んで
「薬が効くといいなぁ～」というコトですよね
寛解を目指して!
身も蓋もないですがそぉーゆうコトです……
あ! それから5ヵ月間は運動禁止ね
ええ～～っ

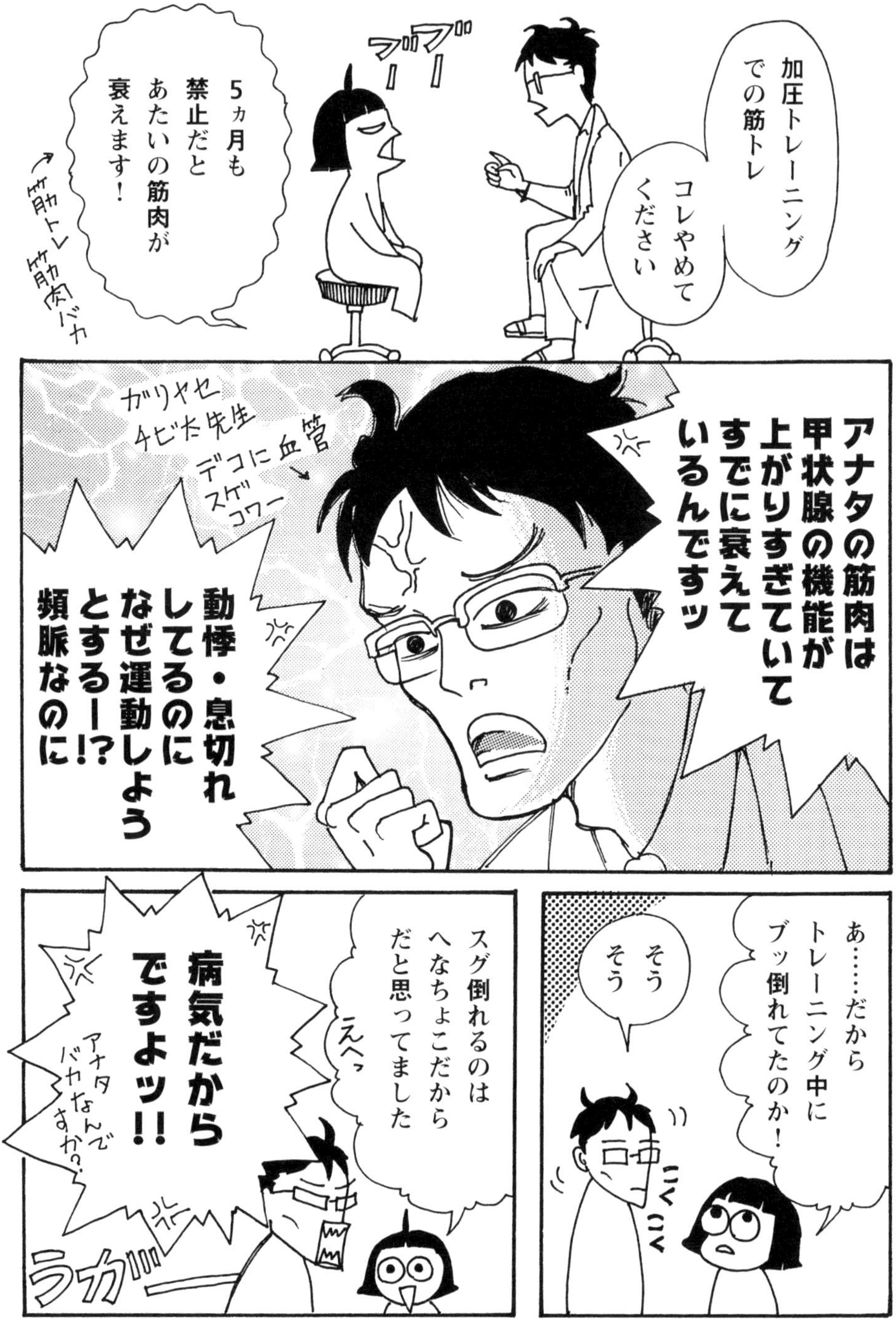
加圧トレーニングでの筋トレ
コレやめてください
ブブ
5ヵ月も禁止だとあたいの筋肉が衰えます!
筋トレ筋肉バカ
アナタの筋肉は甲状腺の機能が上がりすぎていてすでに衰えているんですッ
ガリヤセチビ太先生
デコに血管
スゲコワー
動悸・息切れしてるのになぜ運動しようとするー!? 頻脈なのに
あ……だからトレーニング中にブッ倒れてたのか!
そうそう
コクコク
スグ倒れるのはへなちょこだからだと思ってました
えへっ
病気だからですよッ!!
アナタバカなんですか?
ウガーー

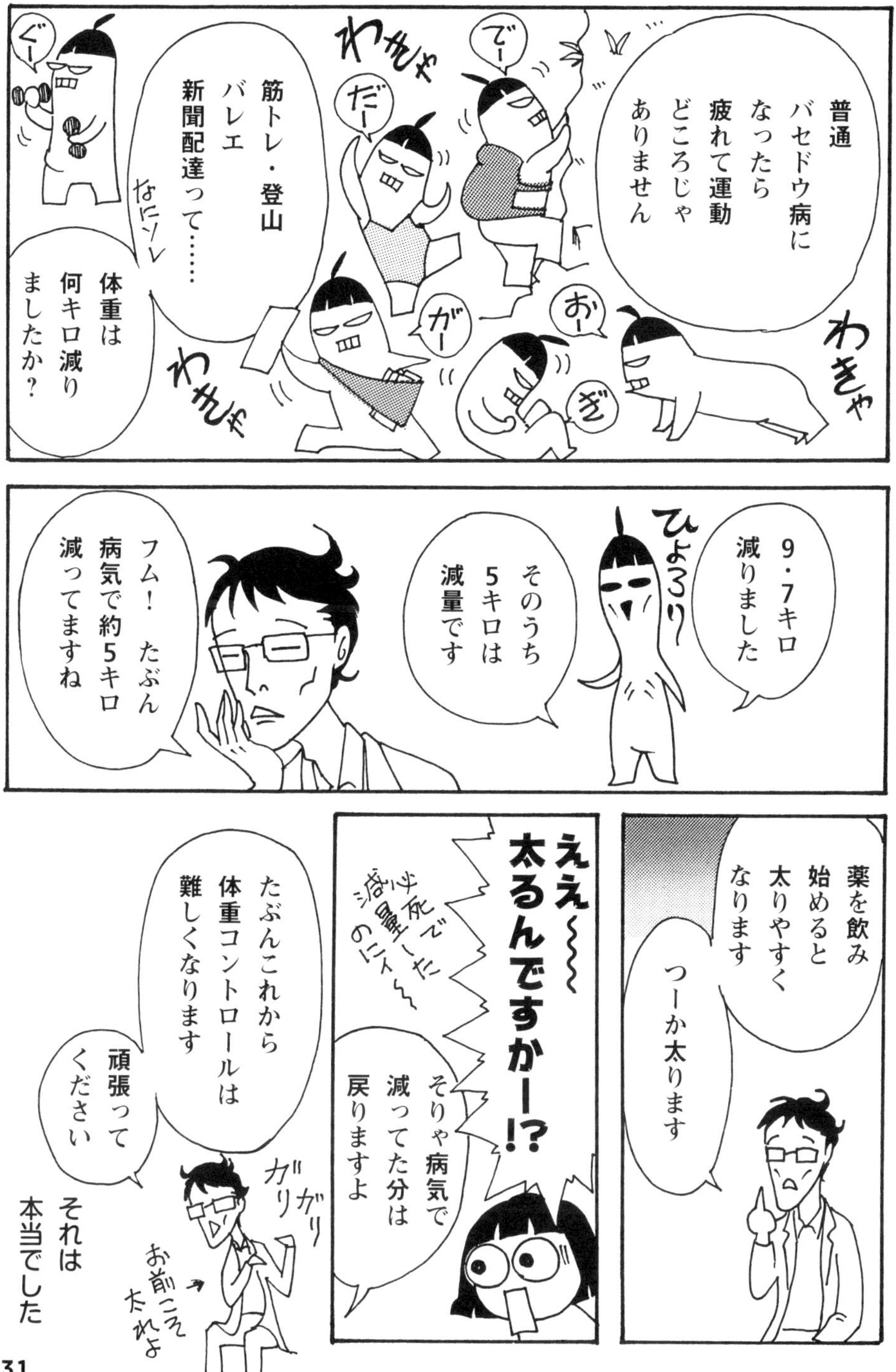
普通 バセドウ病に なったら 疲れて運動 どころじゃ ありません
わきゃ
でー
わきゃ
だー
おー
ぎ
がー
わきゃ
筋トレ・登山 バレエ 新聞配達って……
なにソレ
ぐー
体重は 何キロ減り ましたか？
9・7キロ 減りました
ひょろり
そのうち 5キロは 減量です
フム！ たぶん 病気で約5キロ 減ってますね
薬を飲み 始めると 太りやすく なります
つーか太ります
ええ〜〜 太るんですかー!?
必死で 減量したのに〜〜
そりゃ病気で 減ってた分は 戻りますよ
たぶんこれから 体重コントロールは 難しくなります
頑張って ください
ガリ ガリ
お前こそ 太れよ
それは 本当でした

コラム 治らない病気の人になりました

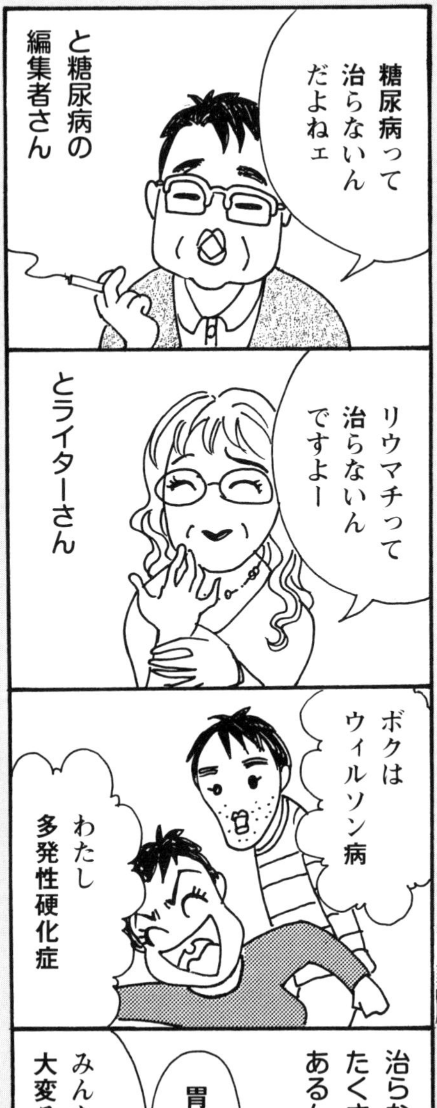

糖尿病って治らないんだよねェ
と糖尿病の編集者さん
リウマチって治らないんですよー
とライターさん
ボクはウィルソン病
わたし多発性硬化症
治らない病気ってたくさんあるんだ……
胃がん
みんな大変そうだなぁ

などと他人事《ひとごと》だと思っていたら自分もその仲間になりました……

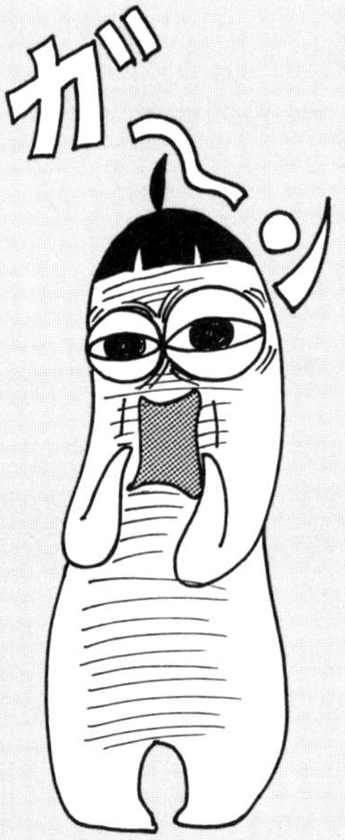

ガ〜ン

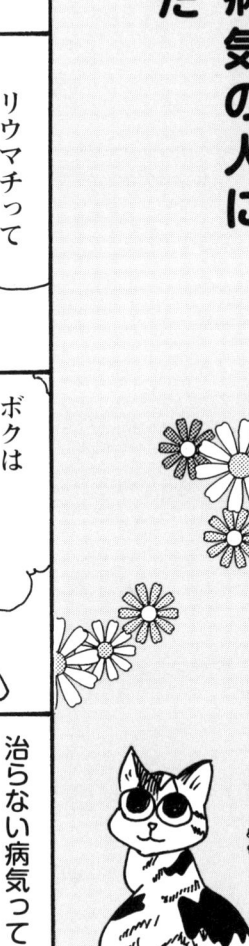

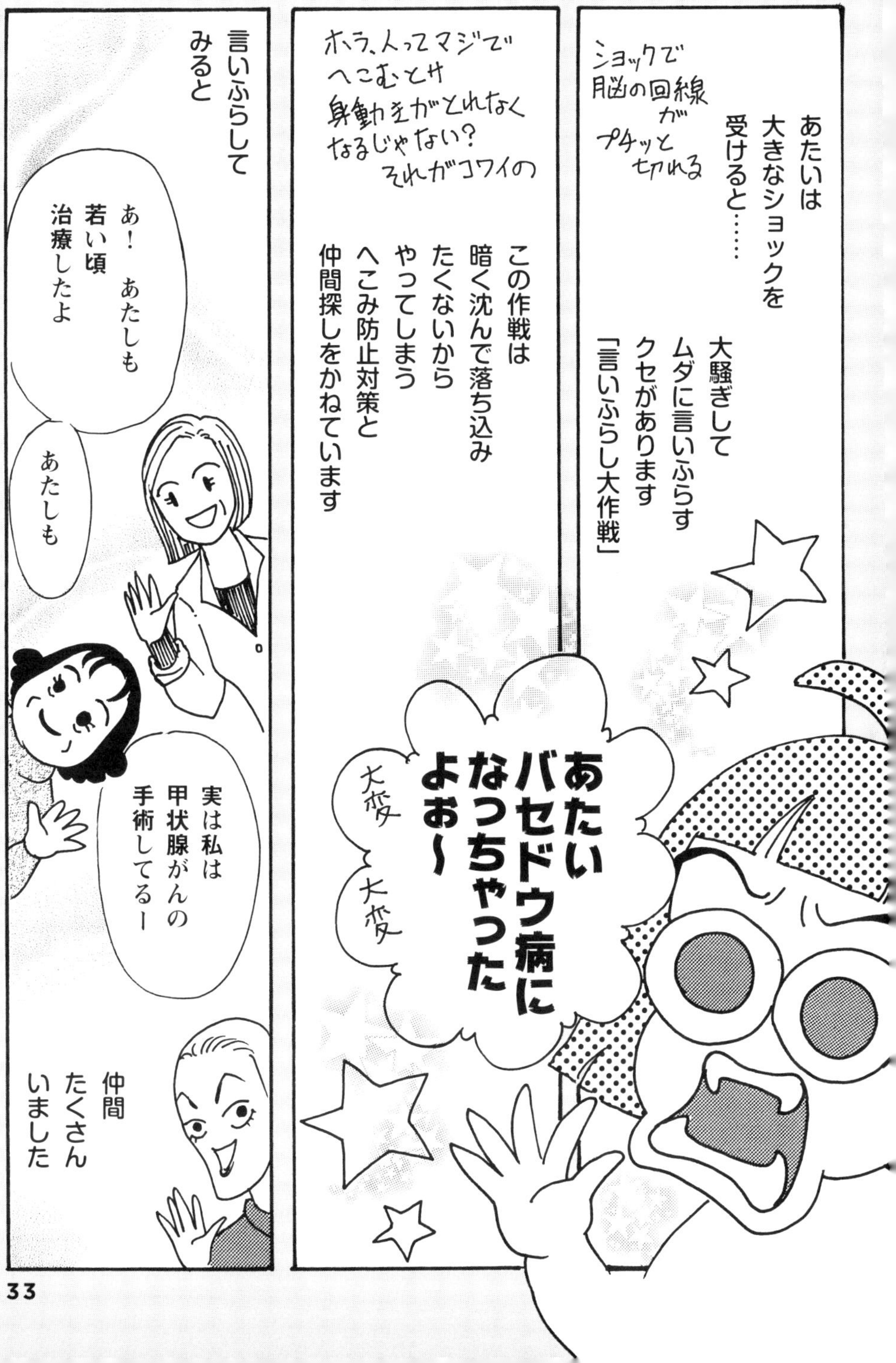
あたいは
大きなショックを
受けると……
ショックで
脳の回線
が
プチッと
切れる
大騒ぎして
ムダに言いふらす
クセがあります
「言いふらし大作戦」
あたい
バセドウ病に
なっちゃった
よお～
大変 大変
ホラ、人ってマジで
へこむとサ
身動きがとれなく
なるじゃない？
それがコワイの
この作戦は
暗く沈んで落ち込み
たくないから
やってしまう
へこみ防止対策と
仲間探しをかねています
言いふらして
みると
あ！ あたしも
若い頃
治療したよ
あたしも
実は私は
甲状腺がんの
手術してるー
仲間
たくさん
いました

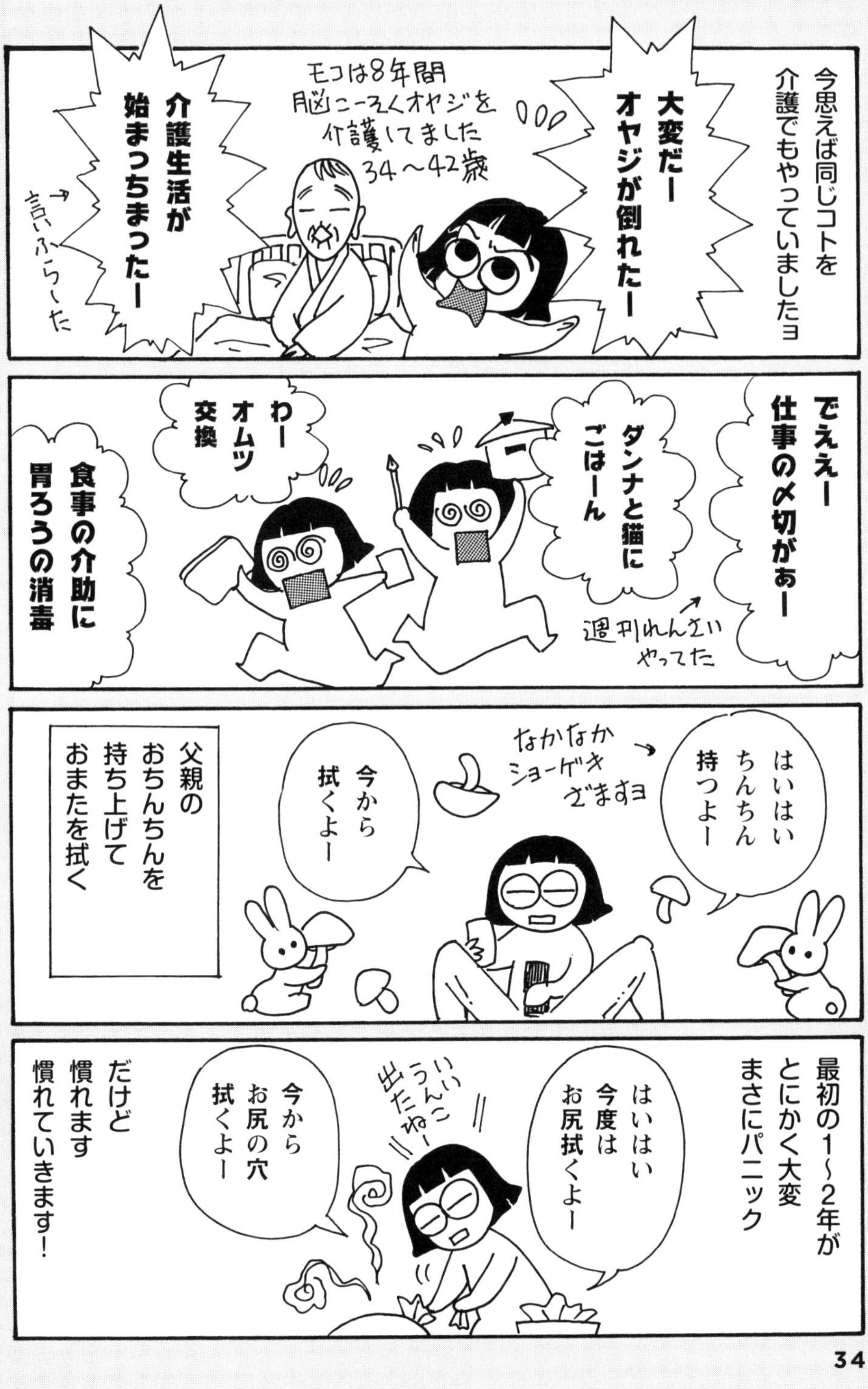
今思えば同じコトを介護でもやっていましたヨ
大変だー オヤジが倒れたー
モコは8年間 脳こーそくオヤジを 介護してました 34〜42歳
介護生活が始まっちまったー
言いふらした
でぇえー 仕事の〆切がぁー
週刊れんさい やってた
ダンナと猫に ごはーん
わー オムツ 交換
食事の介助に 胃ろうの消毒
はいはい ちんちん 持つよー
なかなか ショーゲキ ざますヨ
今から 拭くよー
父親の おちんちんを 持ち上げて おまたを拭く
最初の1〜2年が とにかく大変 まさにパニック
はいはい 今度は お尻拭くよー
いいうんこ 出たねー
今から お尻の穴 拭くよー
だけど 慣れます 慣れていきます!

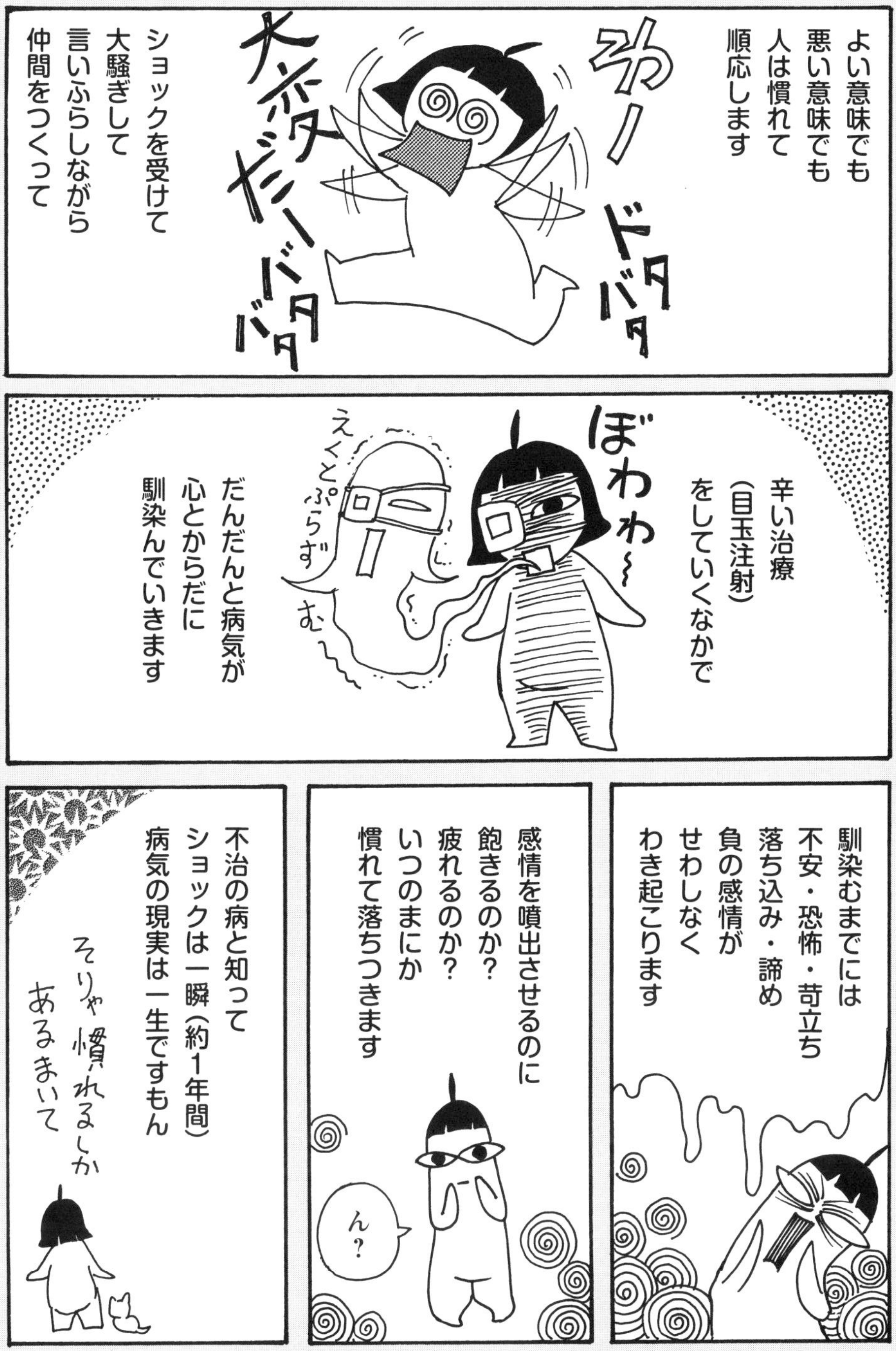
よい意味でも
悪い意味でも
人は慣れて
順応します
ドタバタ
大変だーー
バタバタ
ショックを受けて
大騒ぎして
言いふらしながら
仲間をつくって
ぼわゎ〜
辛い治療
(目玉注射)
をしていくなかで
えくとぷらずむ
だんだんと病気が
心とからだに
馴染んでいきます
馴染むまでには
不安・恐怖・苛立ち
落ち込み・諦め
負の感情が
せわしなく
わき起こります
感情を噴出させるのに
飽きるのか?
疲れるのか?
いつのまにか
慣れて落ちつきます
ん?
不治の病と知って
ショックは一瞬(約1年間)
病気の現実は一生ですもん
そりゃ慣れるしか
あるまいて

#6 薬でコデブ人生に逆戻り

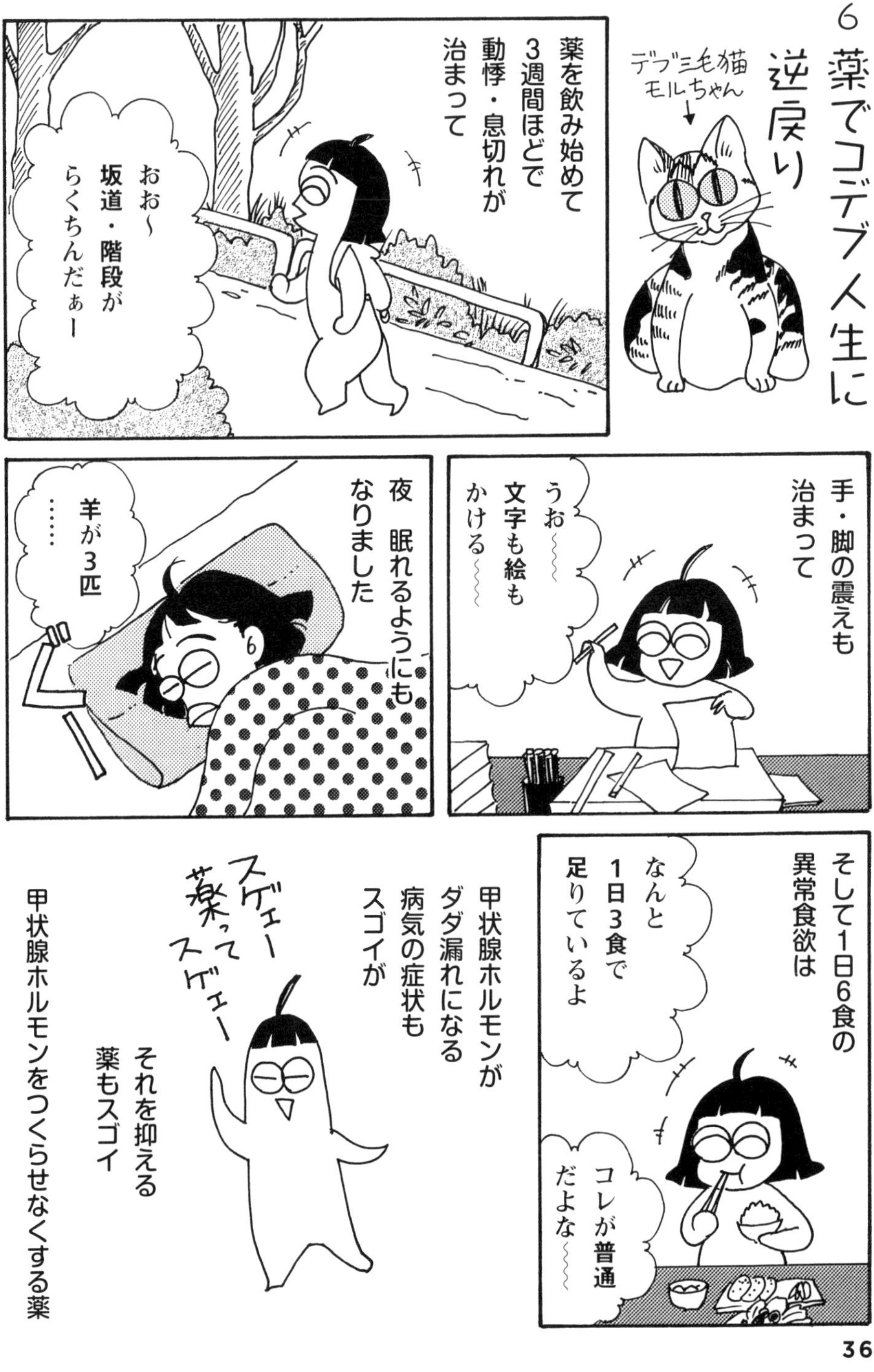
デブ三毛猫 モルちゃん
薬を飲み始めて 3週間ほどで 動悸・息切れが 治まって
おお～ 坂道・階段が らくちんだぁー
手・脚の震えも 治まって
うお～～～ 文字も絵も かける～～～
夜 眠れるようにも なりました
羊が3匹 ……
そして1日6食の 異常食欲は
なんと 1日3食で 足りているよ
コレが普通 だよな～～～
甲状腺ホルモンが ダダ漏れになる 病気の症状も スゴイが
スゲー 薬って スゲー
それを抑える 薬もスゴイ
甲状腺ホルモンをつくらせなくする薬

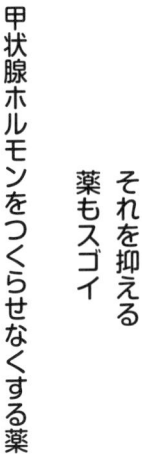

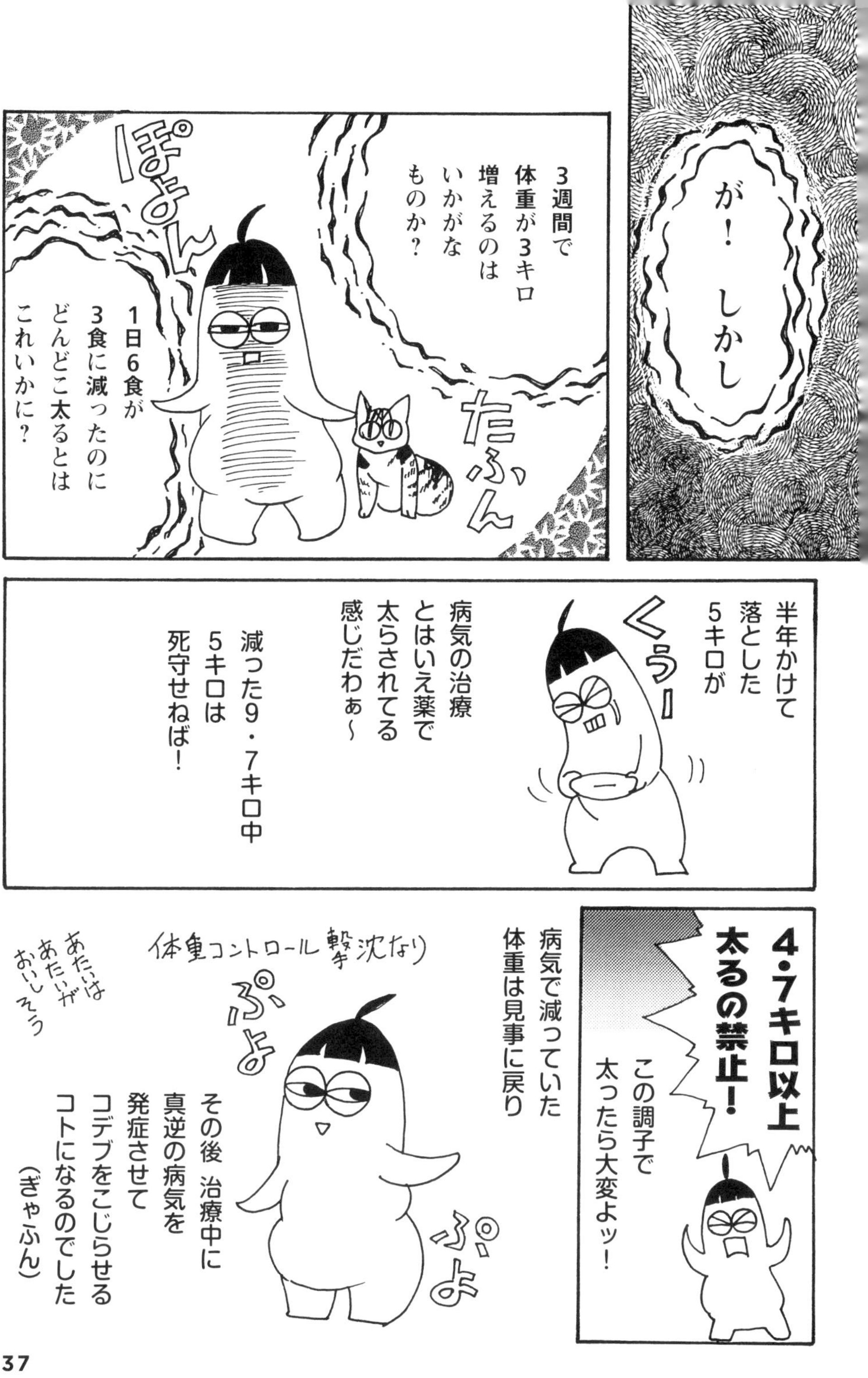
が！　しかし
3週間で体重が3キロ増えるのはいかがなものか？
たふん
ぽよん
1日6食が3食に減ったのにどんどこ太るとはこれいかに？
半年かけて落とした5キロが
くぅー
病気の治療とはいえ薬で太らされてる感じだわぁ〜
減った9・7キロ中5キロは死守せねば！
4・7キロ以上太るの禁止！
この調子で太ったら大変よッ！
病気で減っていた体重は見事に戻り
体重コントロール撃沈なり
ぷよ
ぷよ
その後 治療中に真逆の病気を発症させてコデブをこじらせるコトになるのでした（ぎゃふん）
あたいはあたいがおいしそう

#7 一筋縄ではいかない病気

薬によって目に見えて改善する症状もあれば

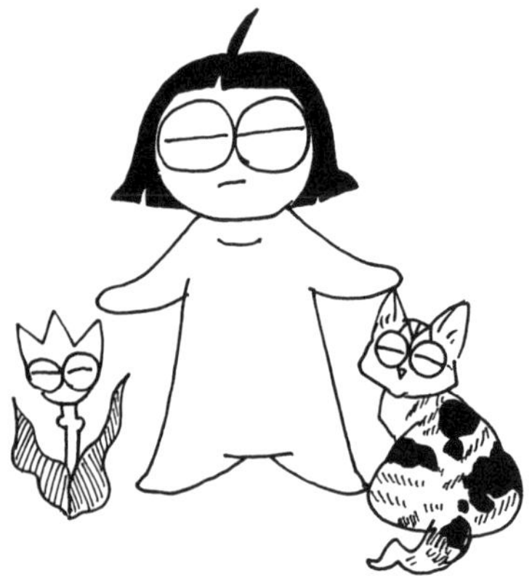

進行する症状もあります

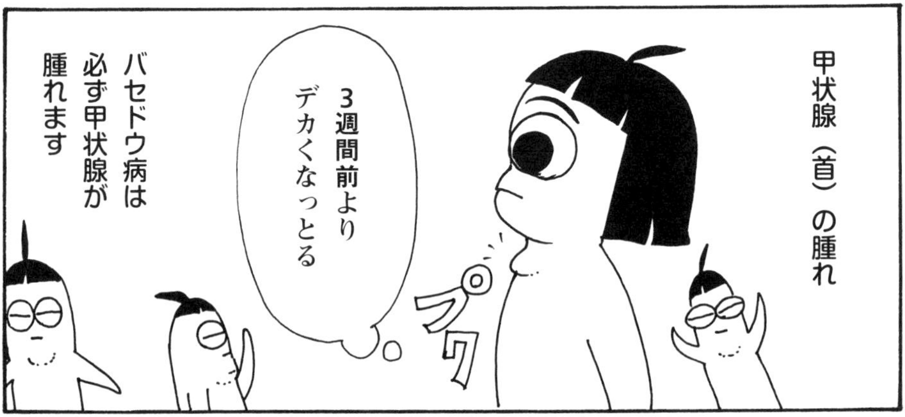
甲状腺（首）の腫れ
プク
3週間前よりデカくなっとる
バセドウ病は必ず甲状腺が腫れます

見た目わからない人から大きく腫れる人までさまざまですが

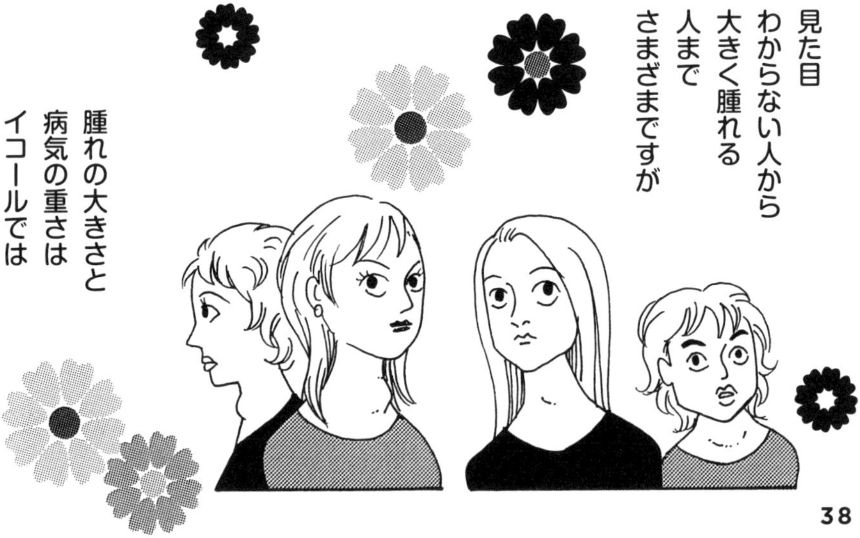

腫れの大きさと病気の重さはイコールではありません

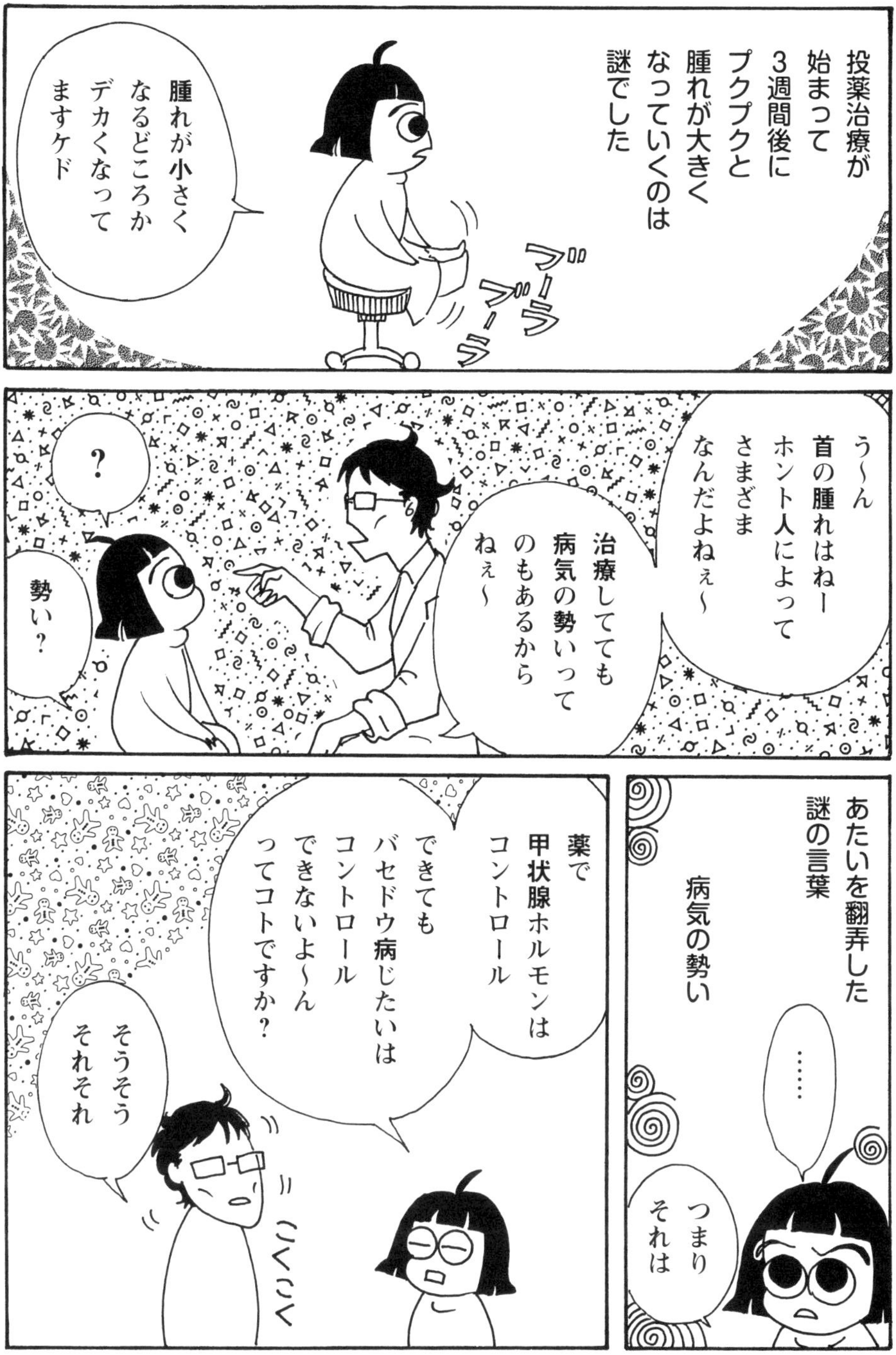
投薬治療が始まって3週間後にプクプクと腫れが大きくなっていくのは謎でした
腫れが小さくなるどころかデカくなってますケド
ブーラブーラ
う～ん首の腫れはねーホント人によってさまざまなんだよねぇ～
治療してても病気の勢いってのもあるからねぇ～
？
勢い？
あたいを翻弄した謎の言葉
病気の勢い
……
つまりそれは
薬で甲状腺ホルモンはコントロールできてもバセドウ病じたいはコントロールできないよ～んってコトですか？
そうそうそれそれ
こくこく

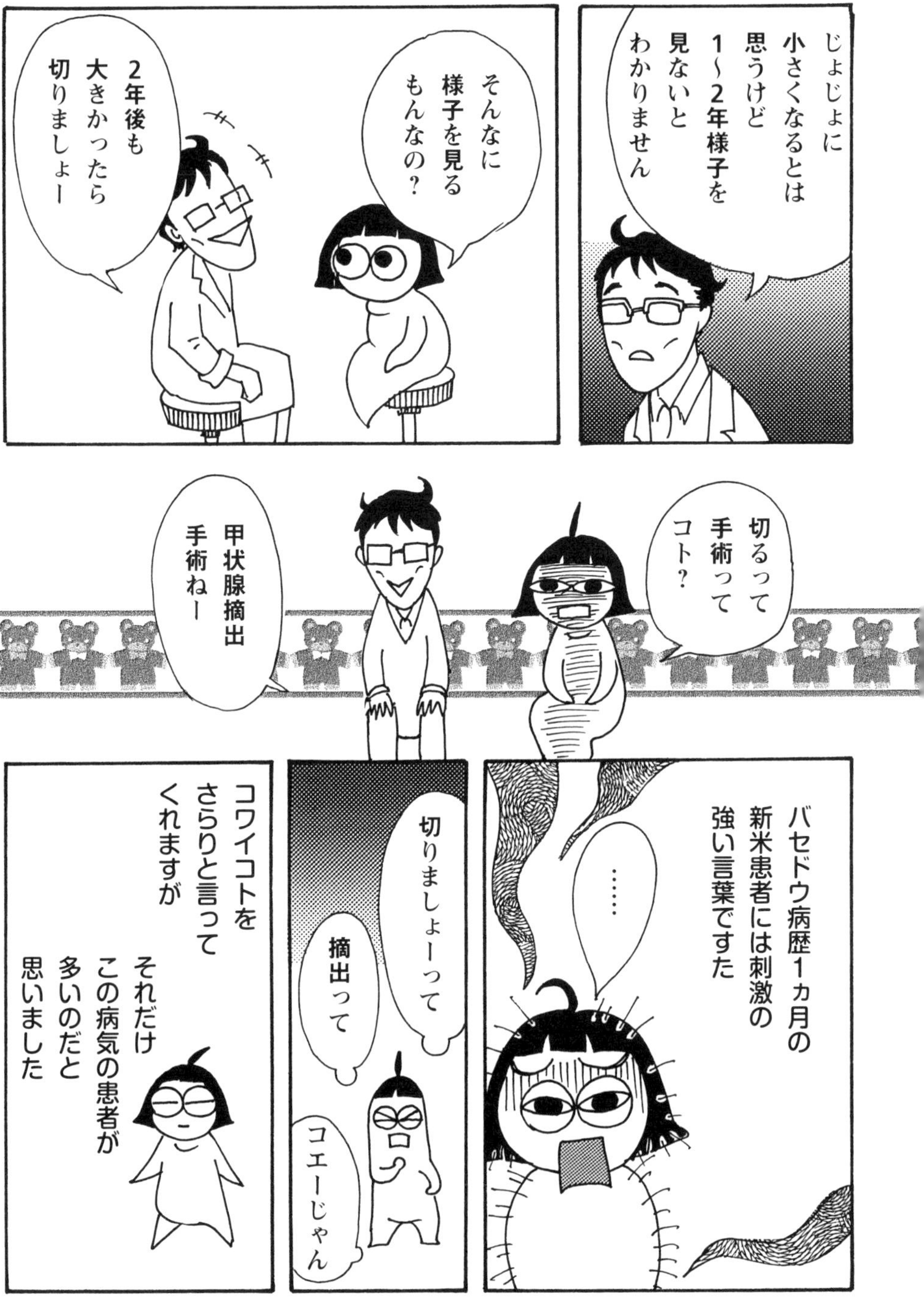
じょじょに小さくなるとは思うけど1〜2年様子を見ないとわかりません
そんなに様子を見るもんなの？
2年後も大きかったら切りましょー
切るって手術ってコト？
甲状腺摘出手術ねー
バセドウ病歴1ヵ月の新米患者には刺激の強い言葉でした
……
切りましょーって
摘出って
コエーじゃん
コワイコトをさらりと言ってくれますが
それだけこの病気の患者が多いのだと思いました

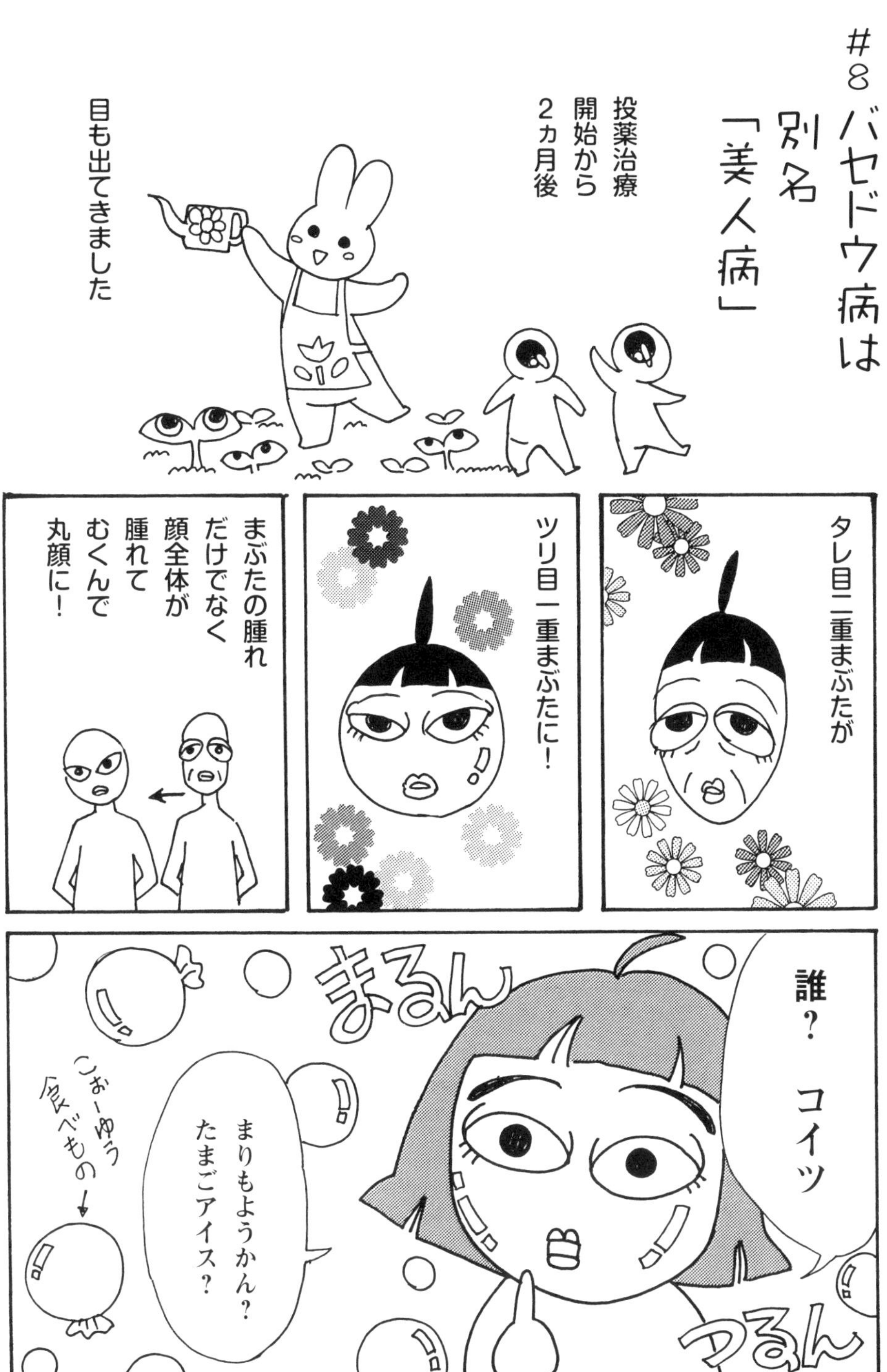
#8 バセドウ病は別名「美人病」
投薬治療開始から2ヵ月後
目も出てきました
タレ目二重まぶたが
ツリ目一重まぶたに！
まぶたの腫れだけでなく顔全体が腫れてむくんで丸顔に！
誰？ コイツ
まるん
まりもようかん？たまごアイス？
つるん
こぉーゆう食べもの

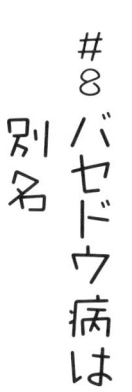

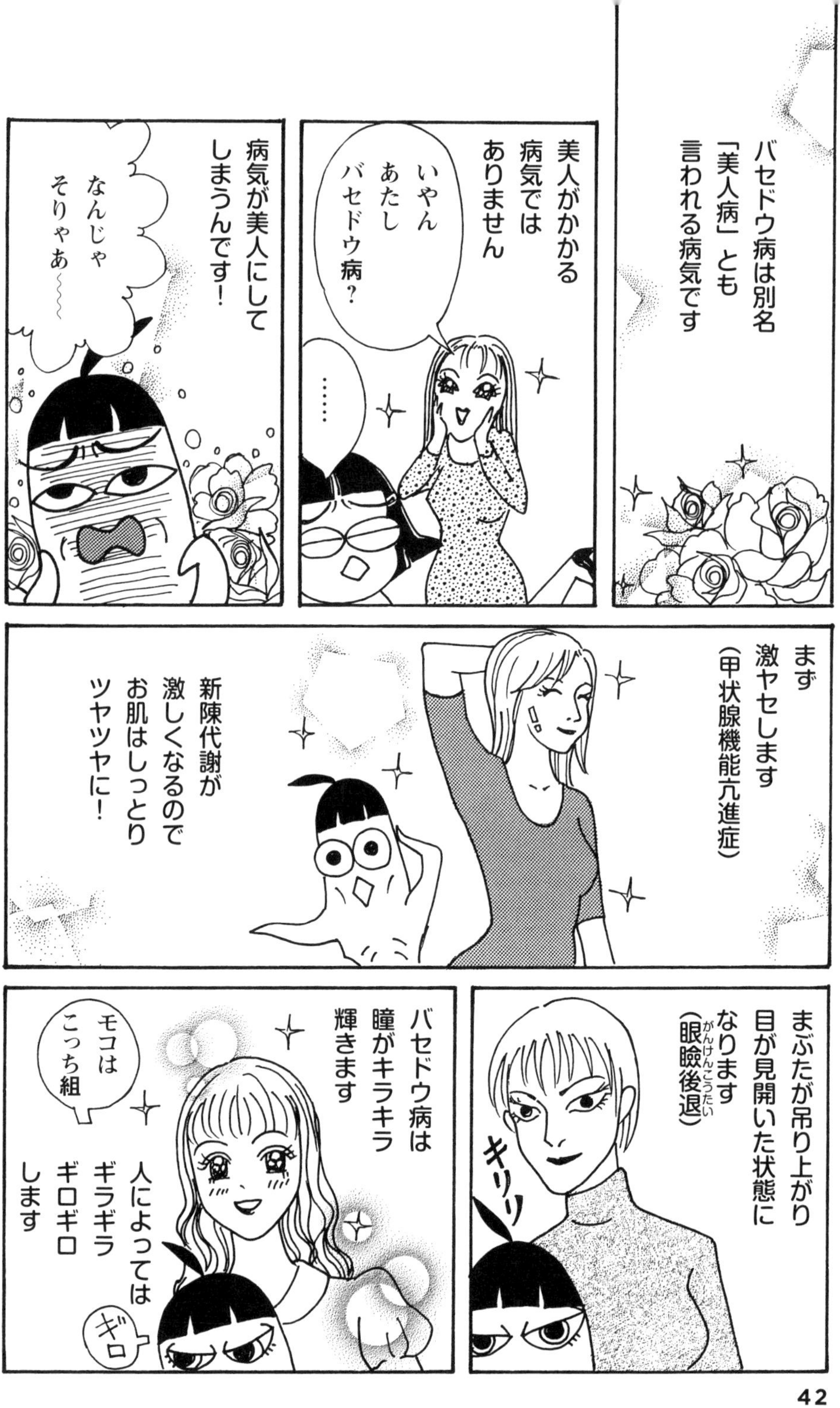
バセドウ病は別名「美人病」とも言われる病気です
美人がかかる病気ではありません
いやん あたし バセドウ病？
……
病気が美人にしてしまうんです！
なんじゃそりゃあ〜〜〜
まず激ヤセします（甲状腺機能亢進症）
新陳代謝が激しくなるのでお肌はしっとりツヤツヤに！
まぶたが吊り上がり目が見開いた状態になります（眼瞼後退《がんけんこうたい》）
キリリ
バセドウ病は瞳がキラキラ輝きます
モコはこっち組
人によってはギラギラギロギロします
ギロ

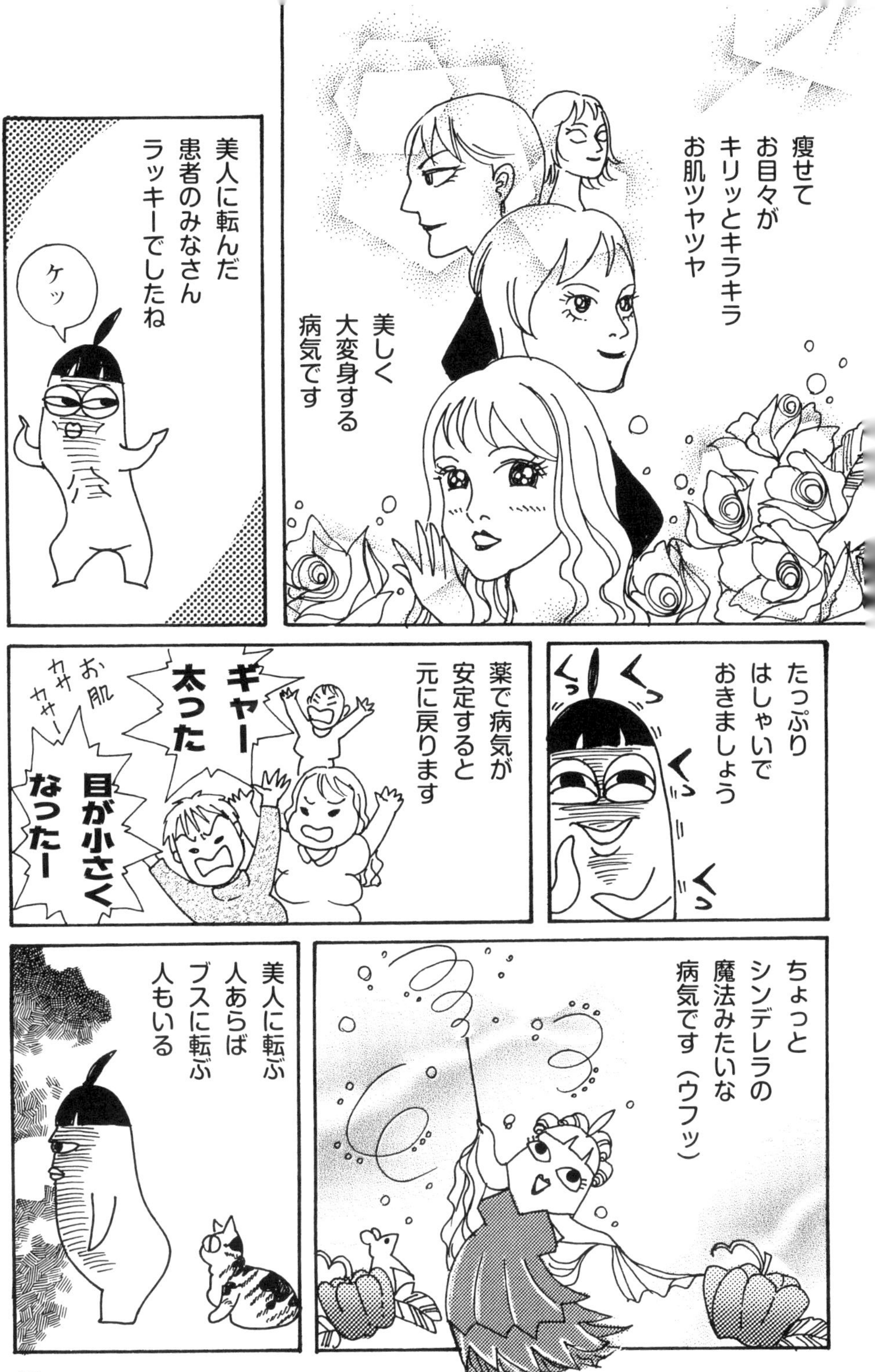
痩せて
お目々が
キリッとキラキラ
お肌ツヤツヤ
美しく
大変身する
病気です
美人に転んだ
患者のみなさん
ラッキーでしたね
ケッ
たっぷり
はしゃいで
おきましょう
くっ くっ くっ くっ くっ
薬で病気が
安定すると
元に戻ります
ギャー
太った
目が小さく
なったー
お肌
カサカサー
ちょっと
シンデレラの
魔法みたいな
病気です（ウフッ）
美人に転ぶ
人あらば
ブスに転ぶ
人もいる

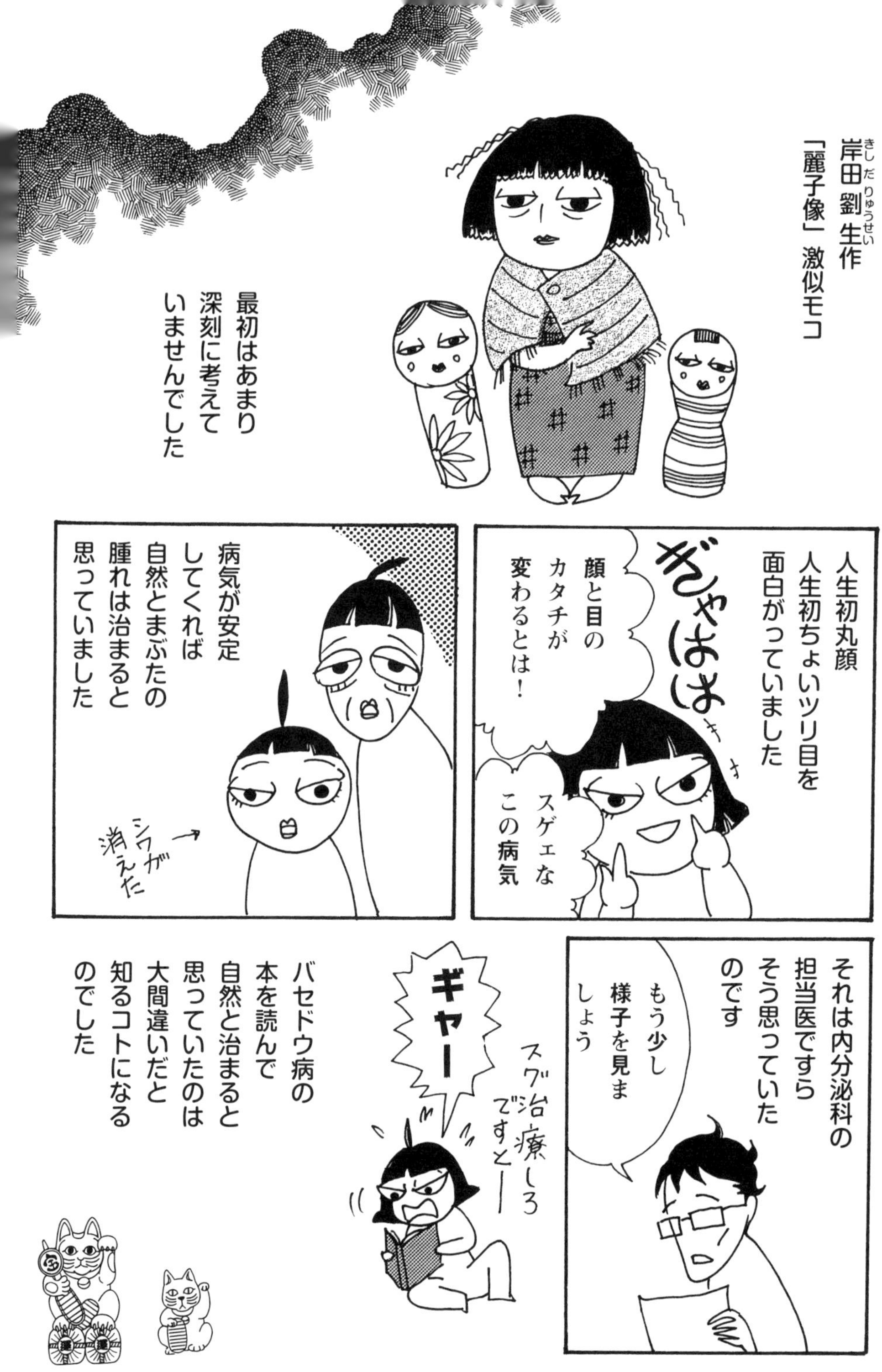

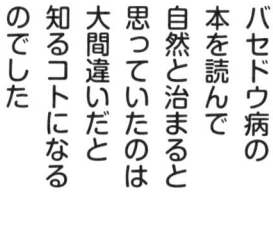

岸田《きしだ》劉生《りゅうせい》作
「麗子像」激似モコ
最初はあまり
深刻に考えて
いませんでした
人生初丸顔
人生初ちょいツリ目を
面白がっていました
ぎゃはは
顔と目の
カタチが
変わるとは！
スゲェな
この病気
病気が安定
してくれば
自然とまぶたの
腫れは治まると
思っていました
シワが
消えた
それは内分泌科の
担当医ですら
そう思っていた
のです
もう少し
様子を見ま
しょう
ギャー
スグ治療しろ
ですと—
バセドウ病の
本を読んで
自然と治まると
思っていたのは
大間違いだと
知るコトになる
のでした

コラム

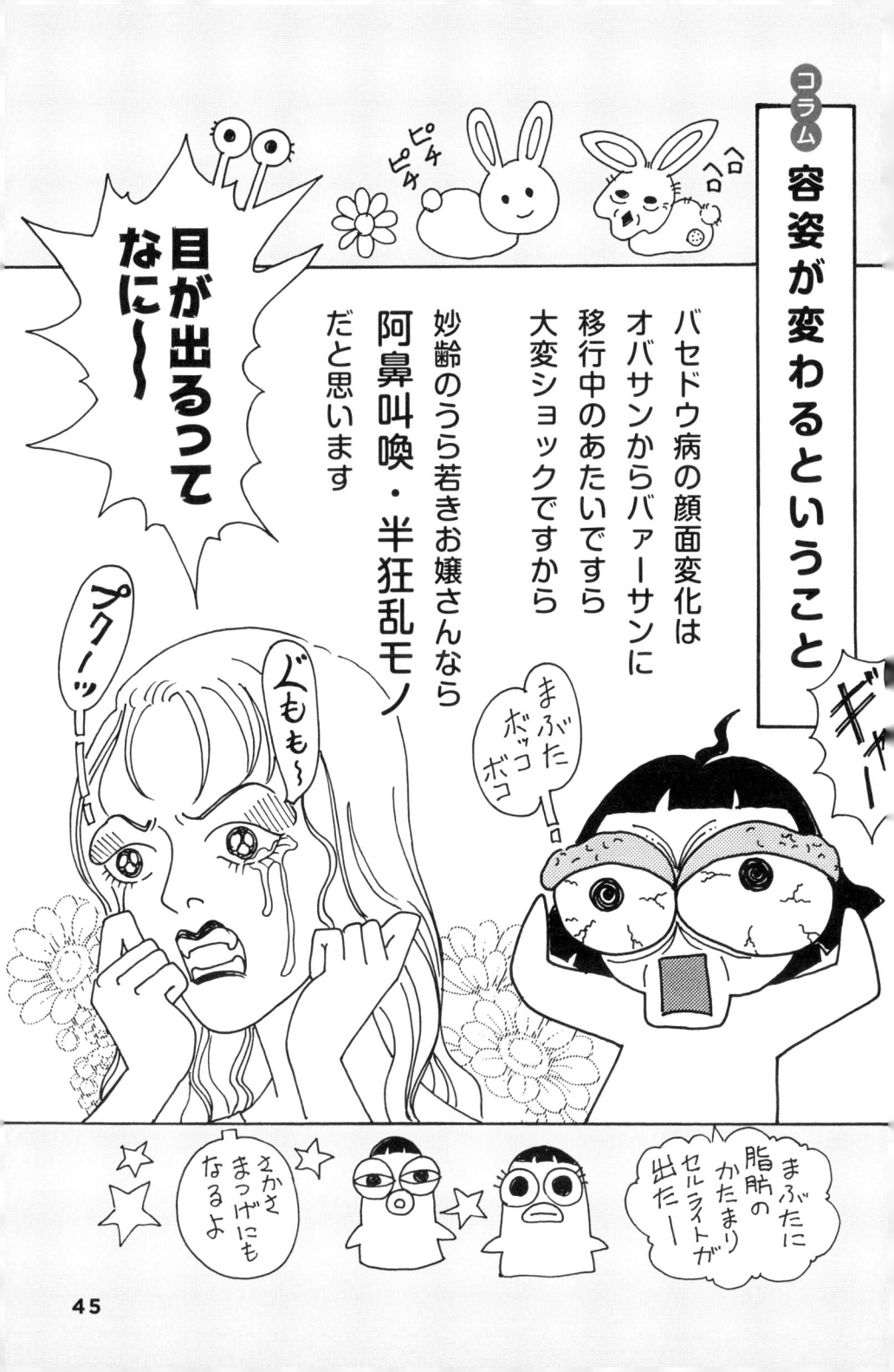

容姿が変わるということ

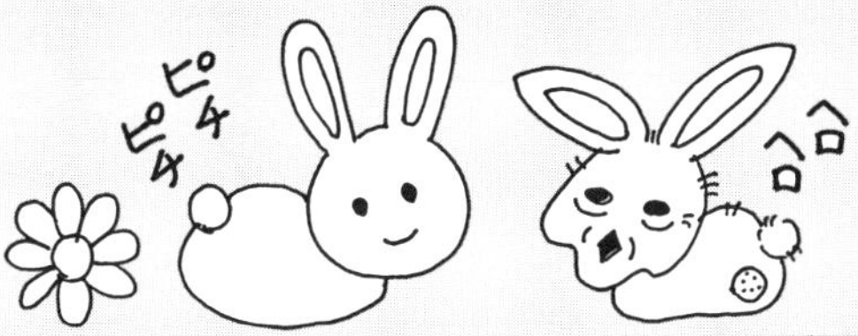
ピチピチ
ヘロヘロ

バセドウ病の顔面変化は
オバサンからバァーサンに
移行中のあたいですら
大変ショックですから
妙齢のうら若きお嬢さんなら
阿鼻叫喚・半狂乱モノ
だと思います

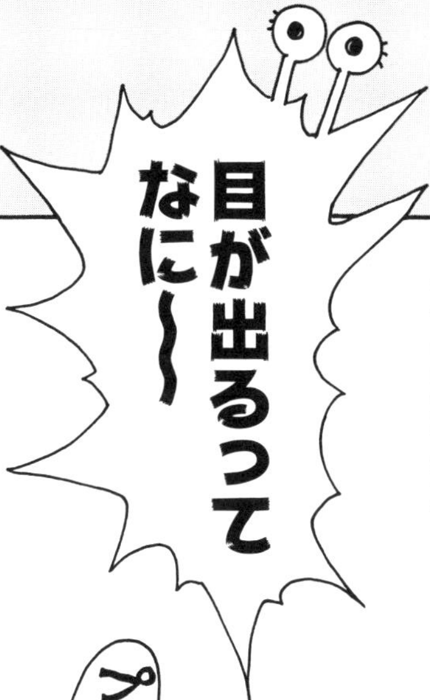
目が出るってなに〜〜

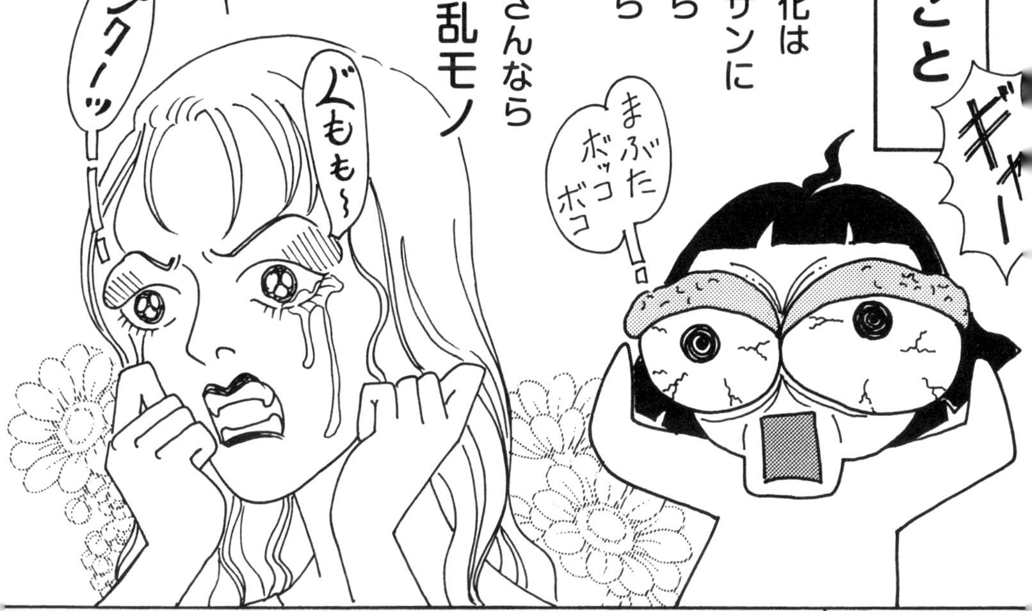
ギャー
まぶたボッコボコ
ぐもも〜
プクーッ

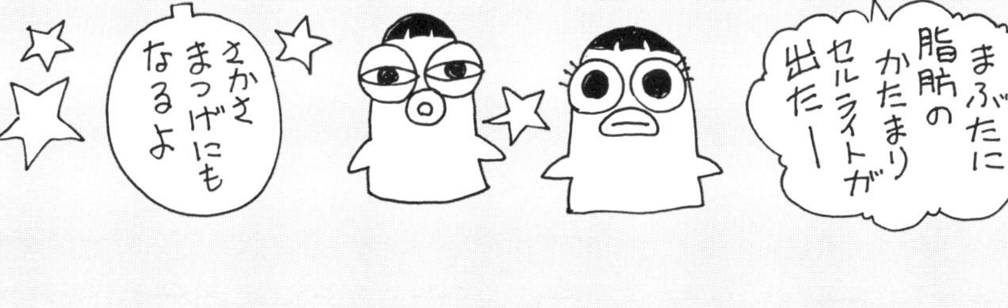
まぶたに脂肪のかたまりセルライトが出たー
さかさまつげにもなるよ

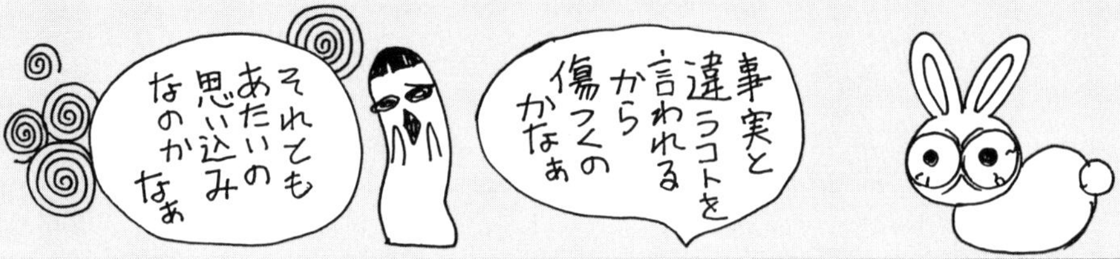
事実と違うコトを言われるから傷つくのかなぁ
それともあたいの思い込みなのかなぁ

本人は眼球突出して
腫れて充血した目を
気にしているのに

友人に
「そんなにヒドくないじゃん」と
言われたときの
虚しさときたら……
胸にポッカリと穴があきます

今日はいつもより眼球突出しているのに
どーゆうつもりでそんなコトを
言うのかしら？
嘘つき！　それとも安心させたい
まごころかしら？

イヤイヤあたいの顔のコトなんて
結局見てないし　どーでもいい
からなんだわ

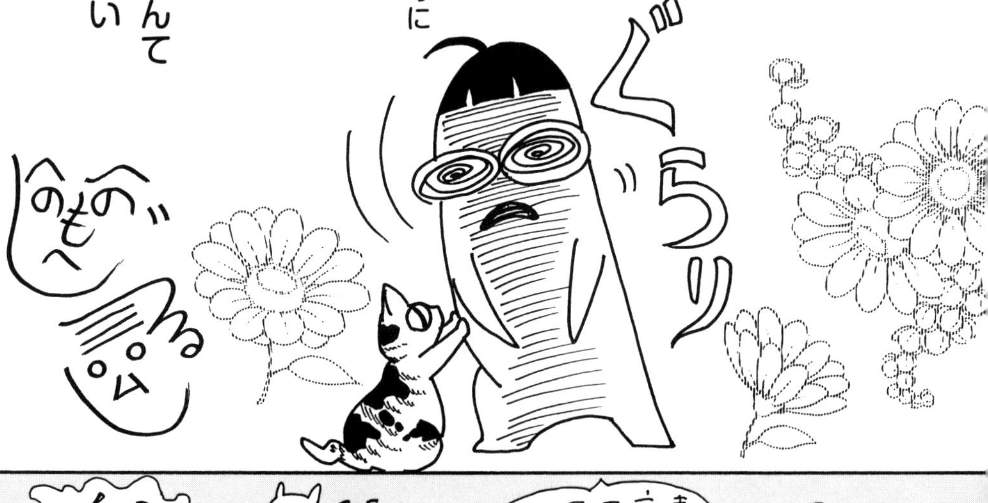
ぐらり
へのへのもへじ

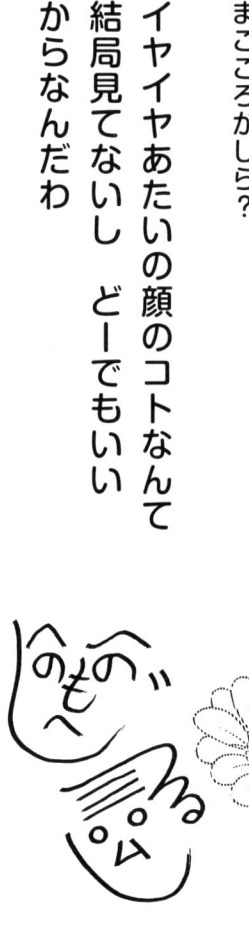

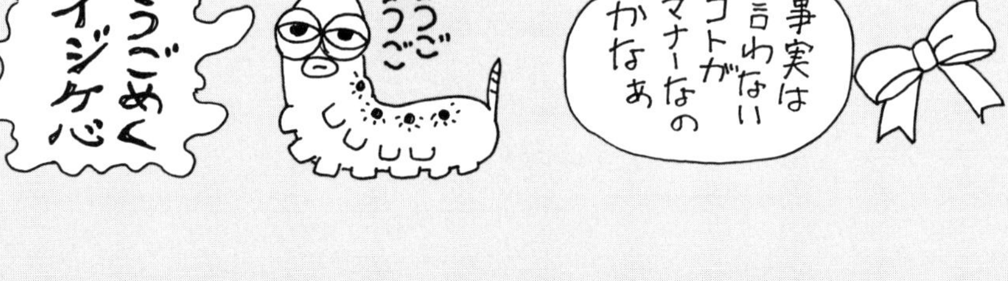
事実は言わないコトがマナーなのかなぁ
うごうご
うごめくイジケ心

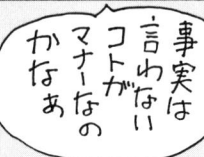

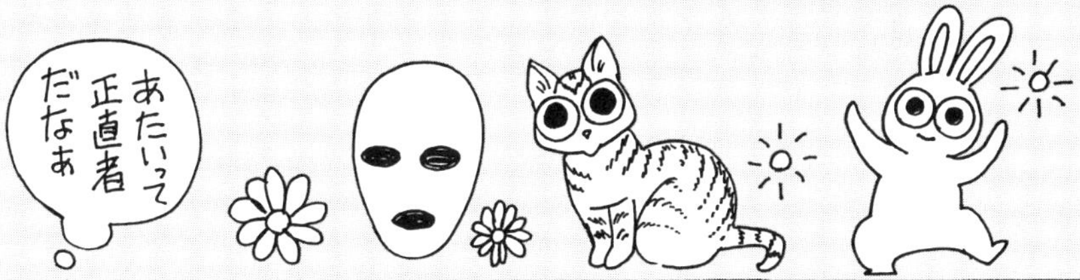
あたいって正直者だなぁ

逆に今日はいつもより
まぶたの腫れも引いていて
調子よいワ！
と思っているときに

「どーしたの？　その目！」と
言われたときの衝撃ときたら
ハンマーで頭を殴られたようです

結局　容姿というのは
自分が気にしているホドには
他人は気にしてなんかいません！

大切なのはあくまで
自分の顔だけであり
自分以外の顔なんかどーでもいいからです

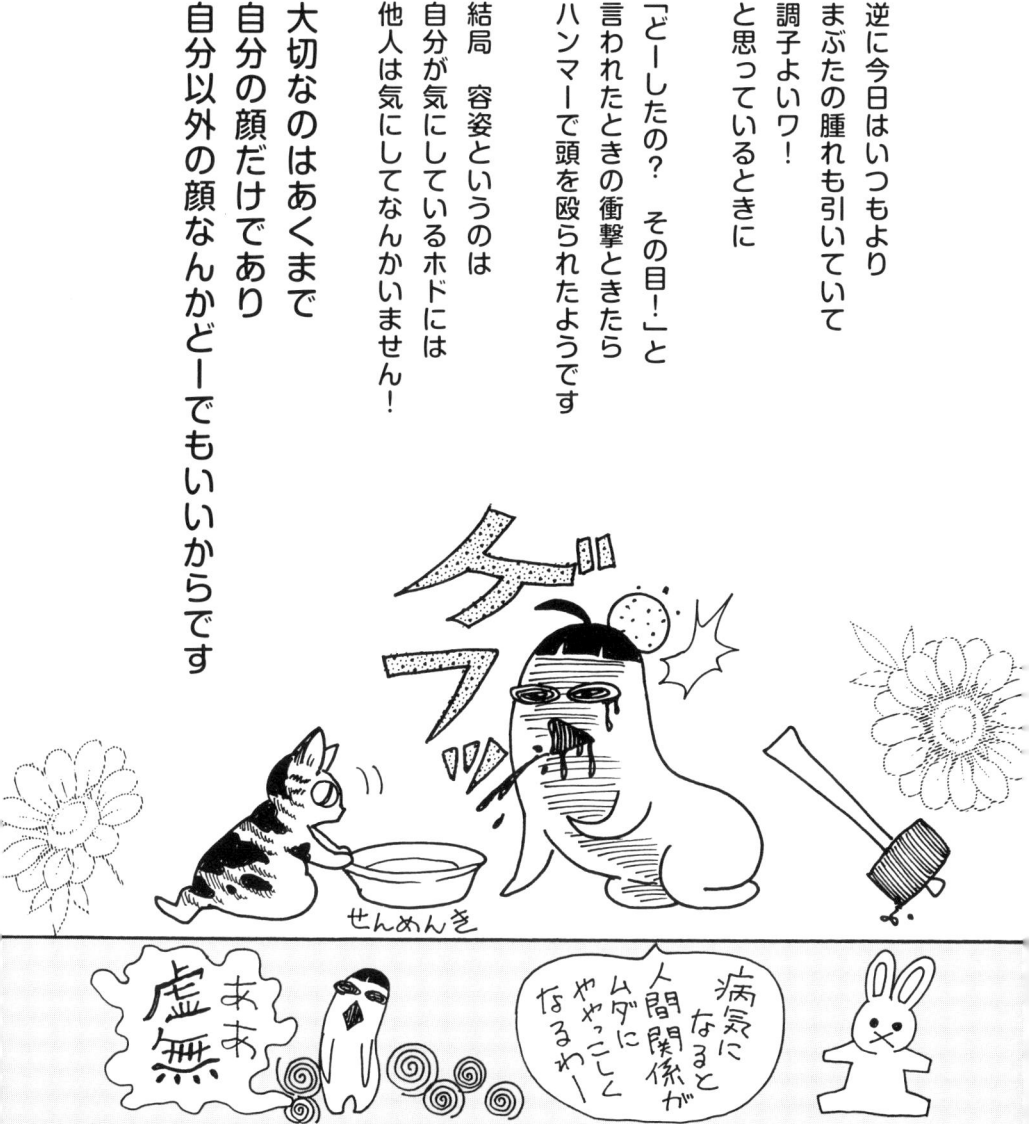

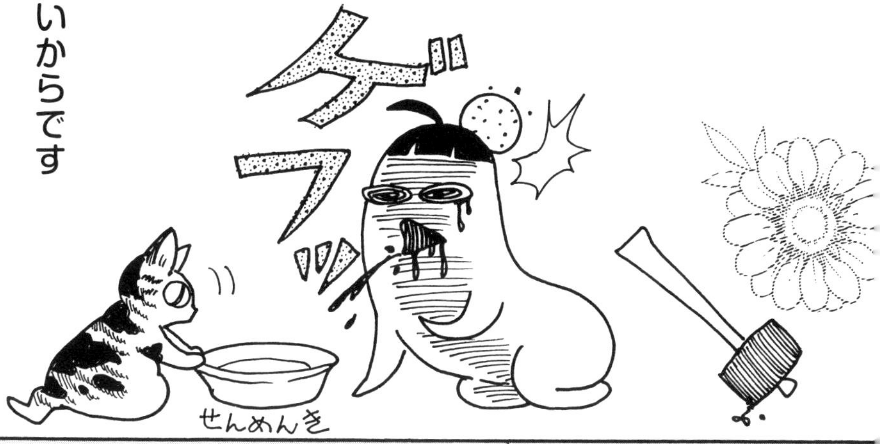
ゲフッ
せんめんき

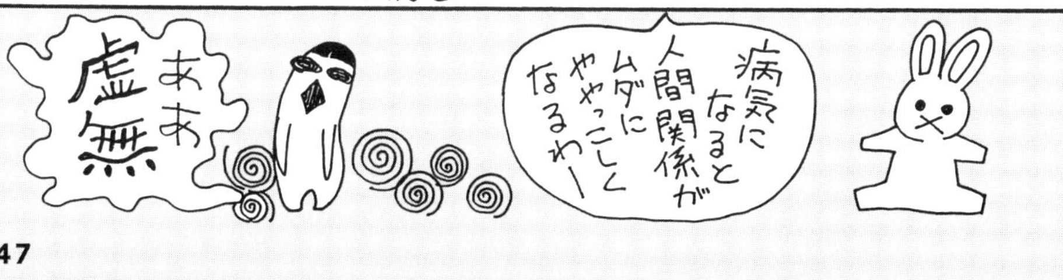
ああ虚無
病気になると人間関係がムダにややっこしくなるわー

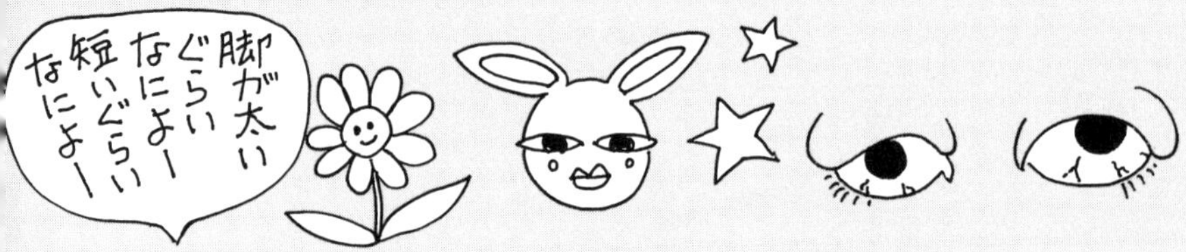
脚が太いぐらいなによー
短いぐらいなによー

なので　あたいが病気によって
目つきが変になっていたり
まぶたが垂れ下がっていたりしても
他者には
「そぉーゆう顔のヒト」でしかありません
それ以上でも以下でもなく
それだけのコトなんです

腹が立つやら悲しいやらなんですが
それが自分と他者との境界であり壁です

「自分が気にしているホドには
他人は気にしてなんかいない」

あたいはコレで開き直りました
脚が太いコンプレックスまでもが
少しらくちんになりました

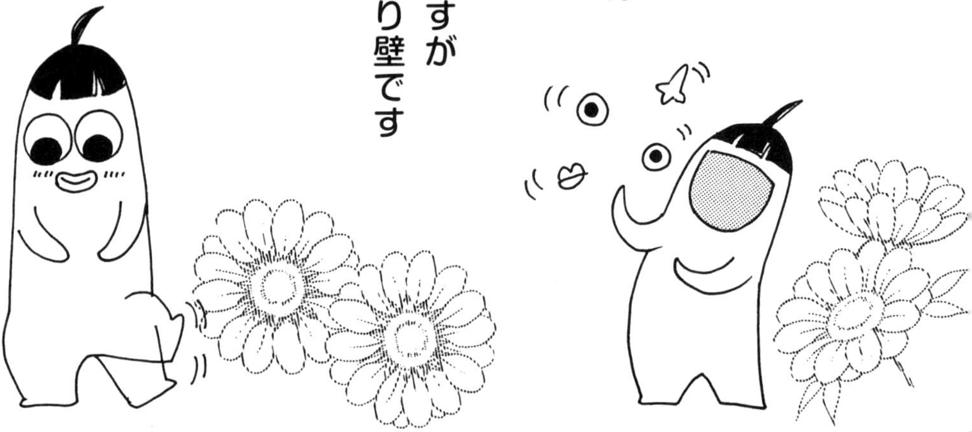

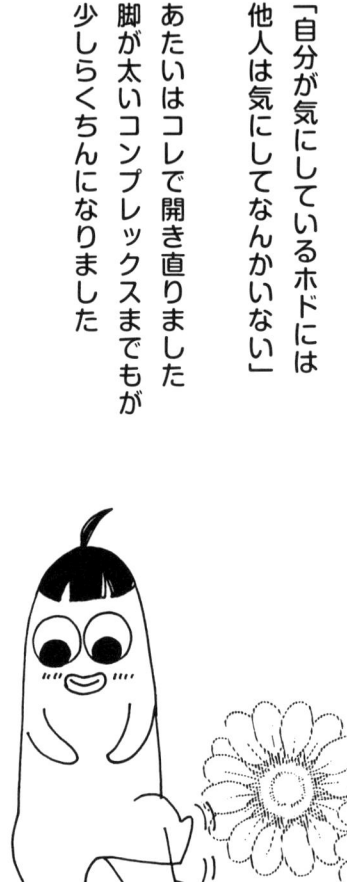

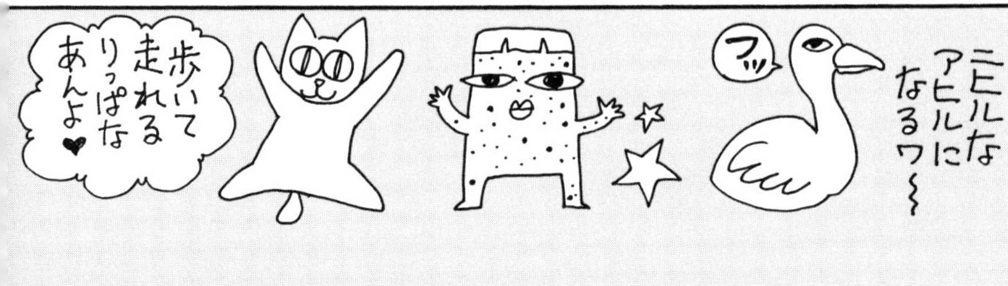
歩いて走れるりっぱなあんよ♥
フッ
ニヒルなアヒルになるワ〜〜

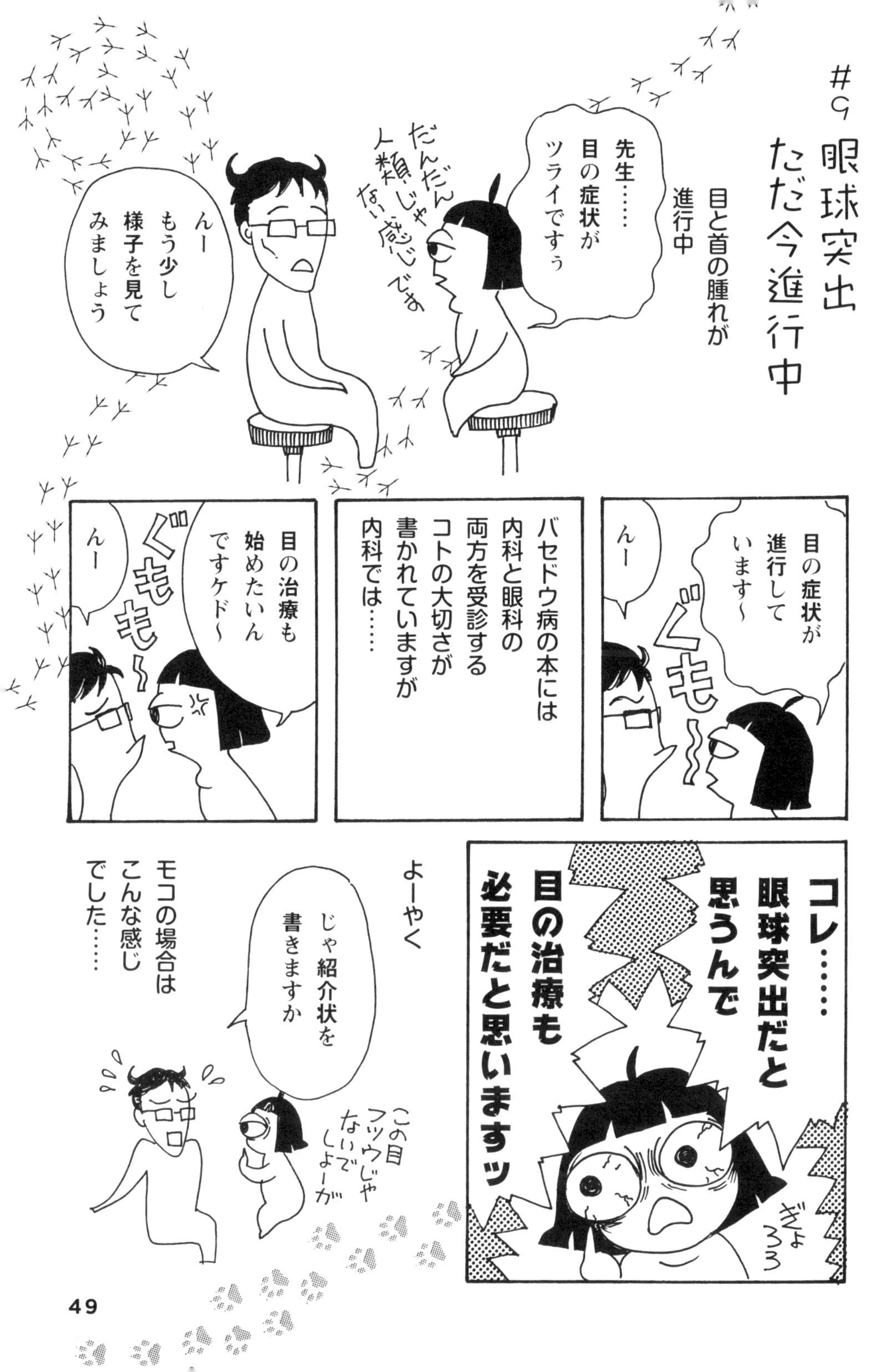
#9 眼球突出 ただ今進行中
目と首の腫れが進行中
先生…… 目の症状がツライですぅ
だんだん人類じゃない感じでね
んー もう少し様子を見てみましょう
目の症状が進行しています〜
ぐも〜
んー
バセドウ病の本には内科と眼科の両方を受診するコトの大切さが書かれていますが内科では……
目の治療も始めたいんですケド〜
ぐも〜
んー
コレ……眼球突出だと思うんで目の治療も必要だと思いますッ
ぎょろろ
よーやく
じゃ紹介状を書きますか
この目フツウじゃないでしょーが
モコの場合はこんな感じでした……

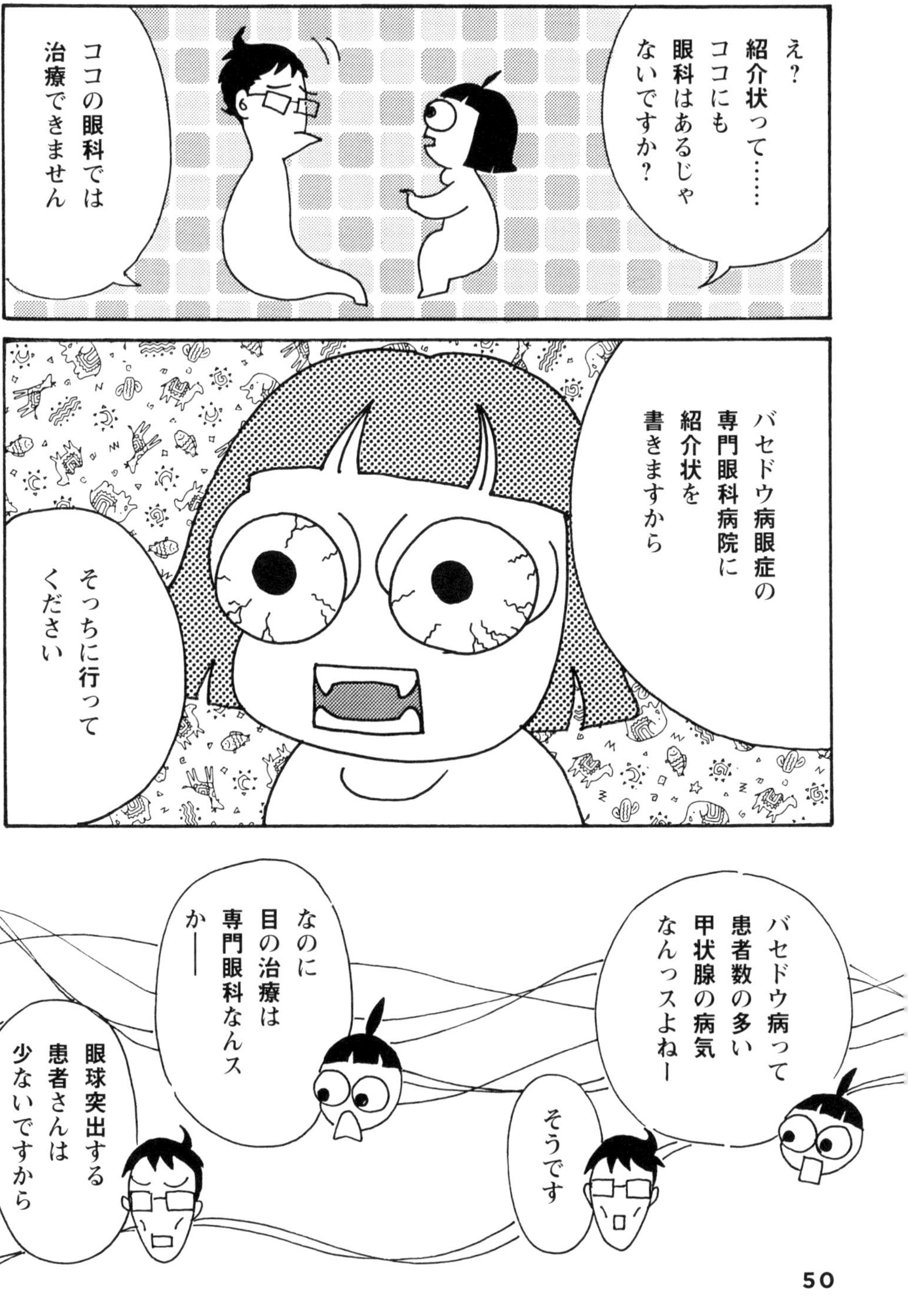
え？紹介状って……ココにも眼科はあるじゃないですか？
ココの眼科では治療できません
バセドウ病眼症の専門眼科病院に紹介状を書きますから
そっちに行ってください
バセドウ病って患者数の多い甲状腺の病気なんっスよねー
そうです
なのに目の治療は専門眼科なんスかー
眼球突出する患者さんは少ないですから

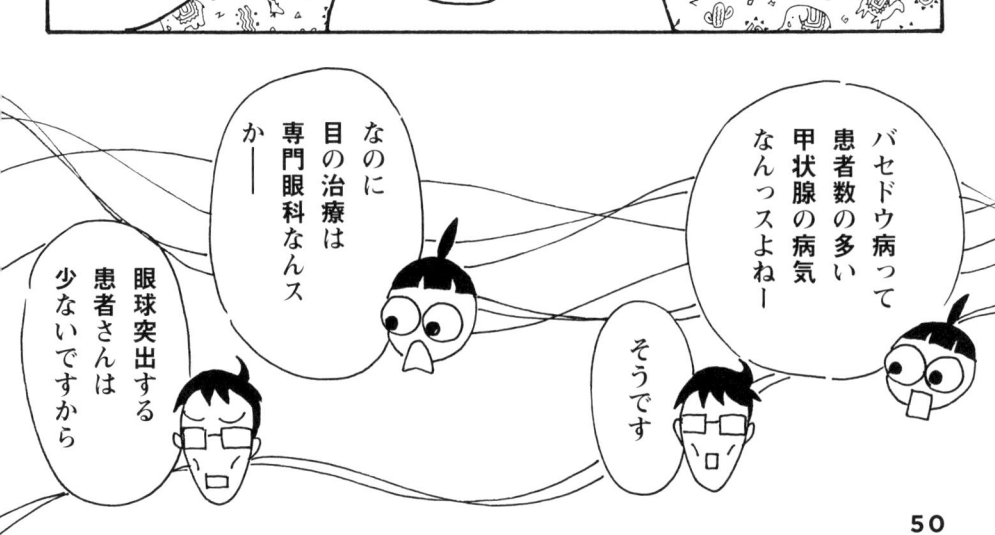

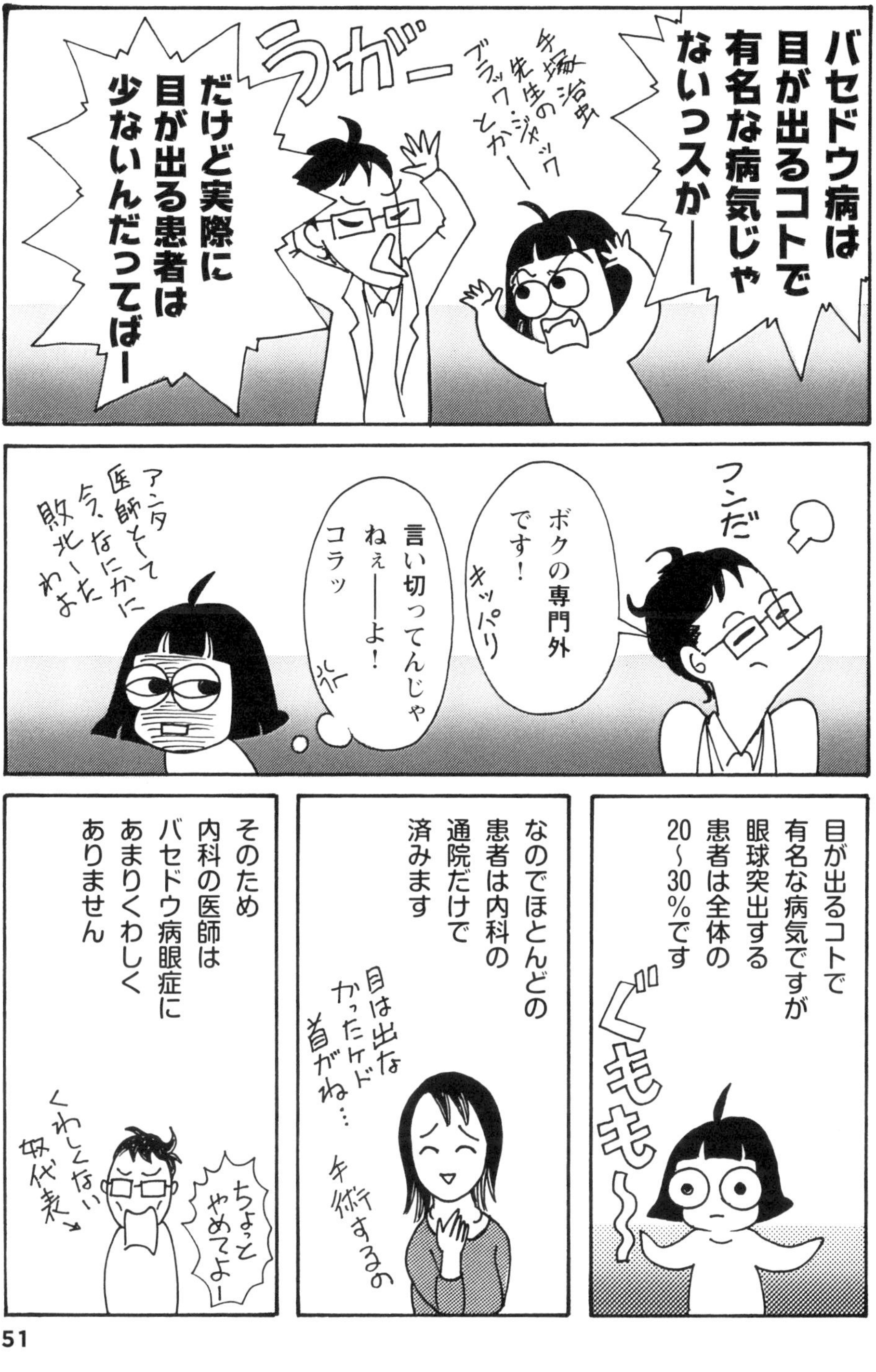
バセドウ病は目が出るコトで有名な病気じゃないっスかーー
手塚治虫先生のブラック・ジャックとかーー
うがー
だけど実際に目が出る患者は少ないんだってばー
フンだ
ボクの専門外です！
キッパリ
言い切ってんじゃねぇーーよ！
コラッ
アンタ医師として今、なにかに敗北したわよ
目が出るコトで有名な病気ですが眼球突出する患者は全体の20〜30％です
ぐもも〜
なのでほとんどの患者は内科の通院だけで済みます
目は出なかったケド首がね…
手術するの
そのため内科の医師はバセドウ病眼症にあまりくわしくありません
ちょっとやめてよー
くわしくない奴代表→

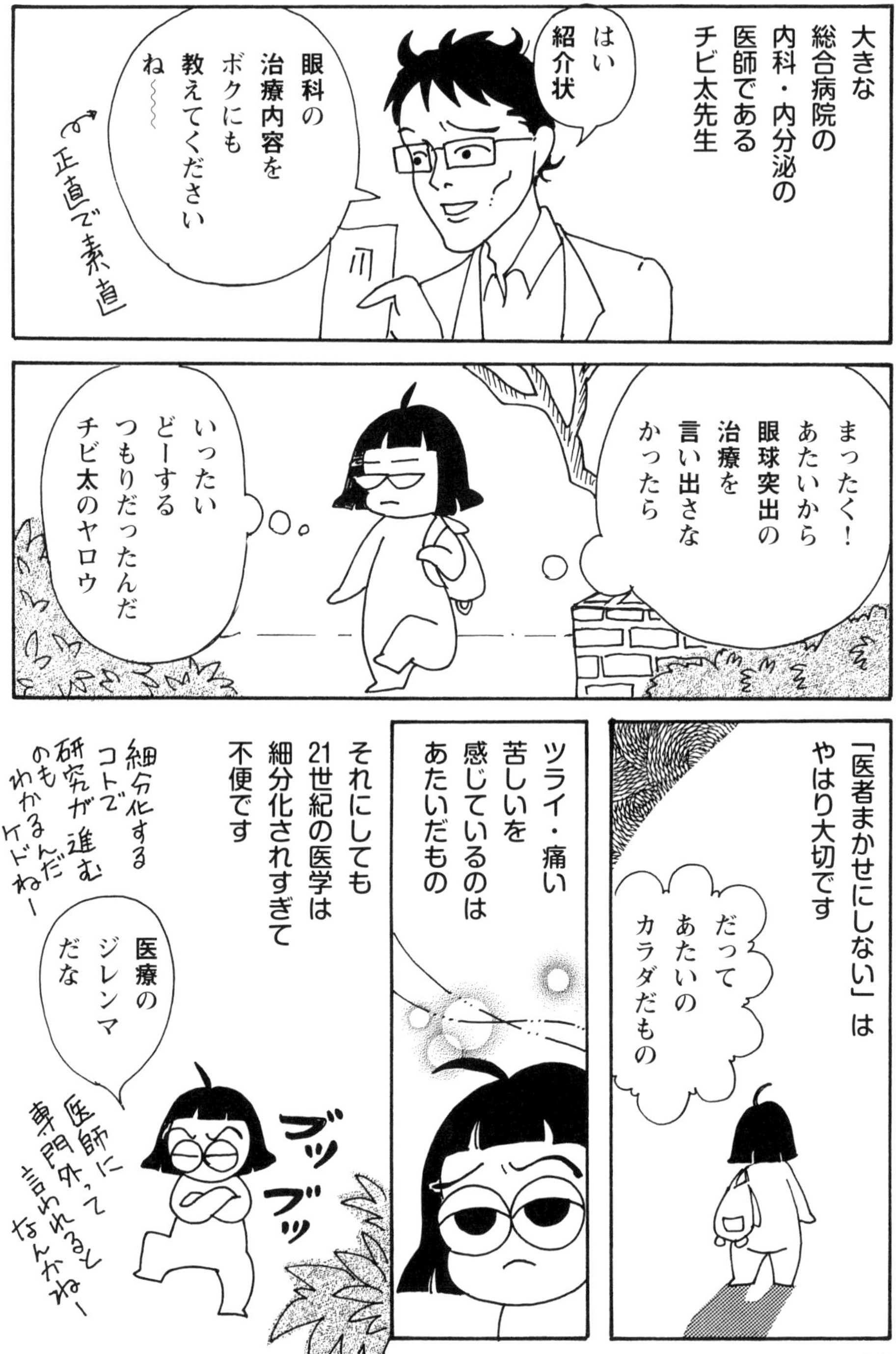
大きな総合病院の内科・内分泌の医師であるチビ太先生
はい紹介状
眼科の治療内容をボクにも教えてくださいね〜〜〜
正直で素直
まったく！あたいから眼球突出の治療を言い出さなかったら
いったいどーするつもりだったんだチビ太のヤロウ
「医者まかせにしない」はやはり大切です
だってあたいのカラダだもの
ツライ・痛い苦しいを感じているのはあたいだもの
それにしても21世紀の医学は細分化されすぎて不便です
医療のジレンマだな
ブツブツ
医師に専門外って言われるとなんかね〜
細分化するコトで研究が進むのもわかるんだケドね〜

#10 ダークサイドに堕ちたセコ

バセドウ病眼症の
専門眼科病院に
紹介状を書いて
もらった頃の顔は

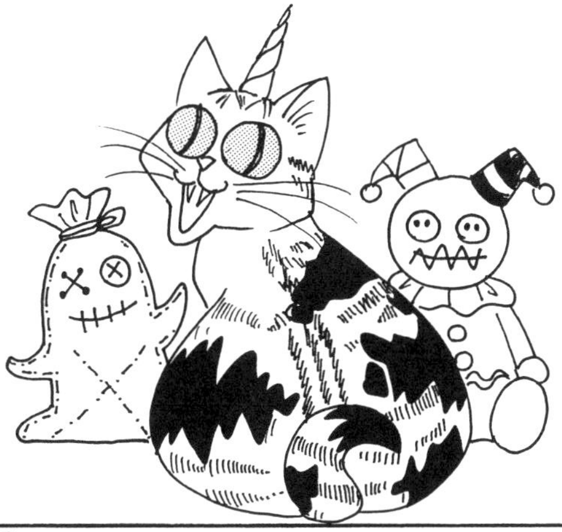

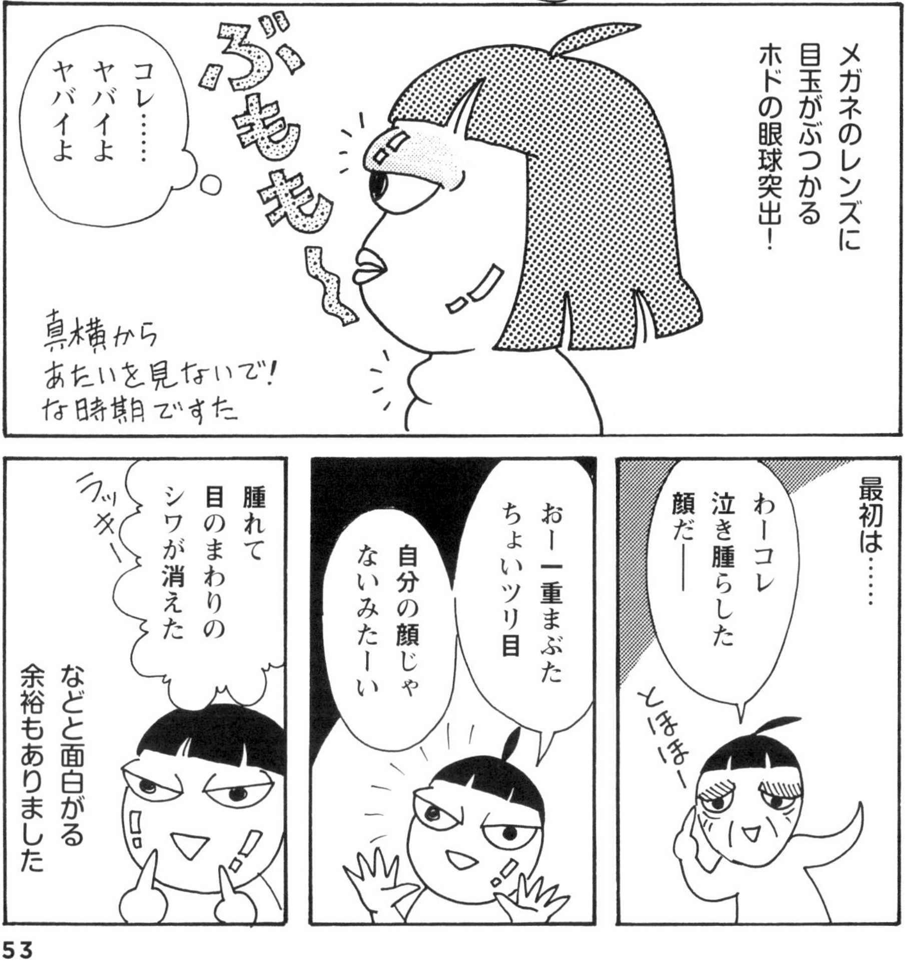

メガネのレンズに目玉がぶつかるホドの眼球突出！
ぶもも〜
コレ……ヤバイよヤバイよ
真横からあたいを見ないで！な時期ですた
最初は……
わーコレ泣き腫らした顔だー
とほほー
おー一重まぶたちょいツリ目
自分の顔じゃないみたーい
腫れて目のまわりのシワが消えた
ラッキー
などと面白がる余裕もありました

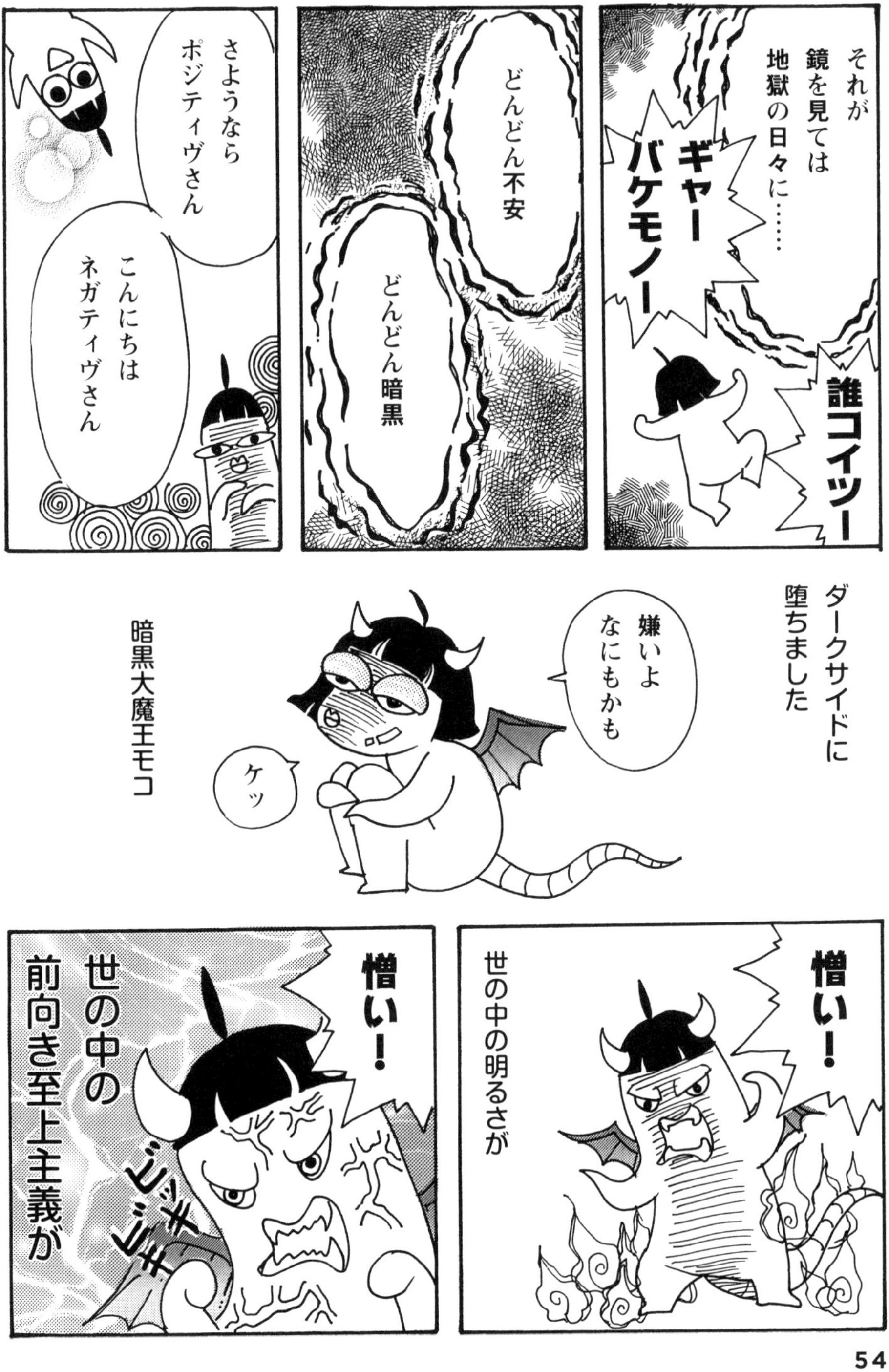

それが鏡を見ては地獄の日々に……
ギャーバケモノー
誰コイツー
どんどん不安
どんどん暗黒
さようならポジティヴさん
こんにちはネガティヴさん
ダークサイドに堕ちました
嫌いよなにもかも
ケッ
暗黒大魔王モコ
憎い!
世の中の明るさが
憎い!
世の中の前向き至上主義が

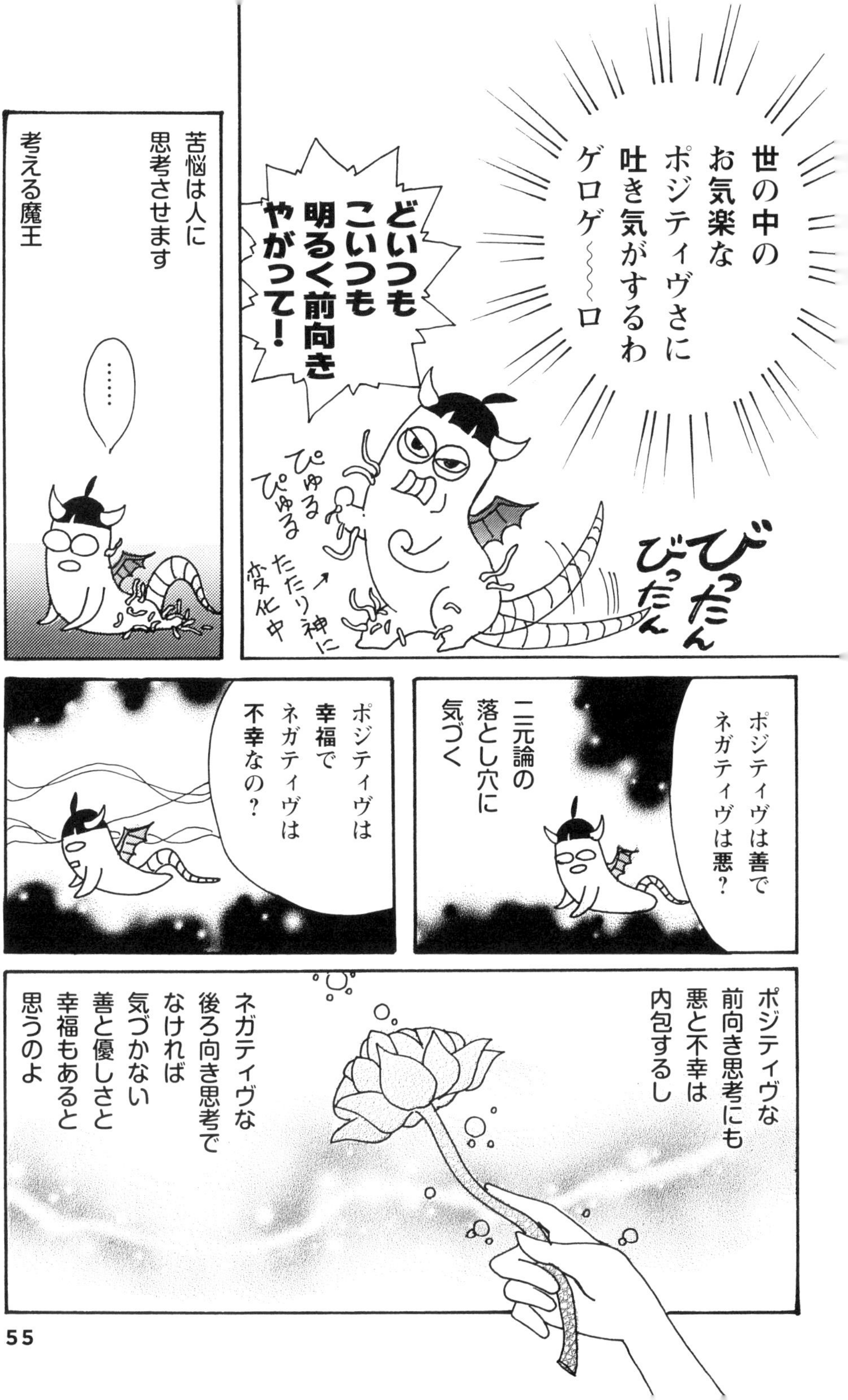
世の中のお気楽なポジティヴさに吐き気がするわ
ゲロゲ〜〜〜ロ
どいつもこいつも明るく前向きやがって！
ぴゅるぴゅる
ぴったんぴったん
たたり神に変化中
苦悩は人に思考させます
……
考える魔王
ポジティヴは善でネガティヴは悪？
二元論の落とし穴に気づく
ポジティヴは幸福でネガティヴは不幸なの？
ポジティヴな前向き思考にも悪と不幸は内包するし
ネガティヴな後ろ向き思考でなければ気づかない善と優しさと幸福もあると思うのよ

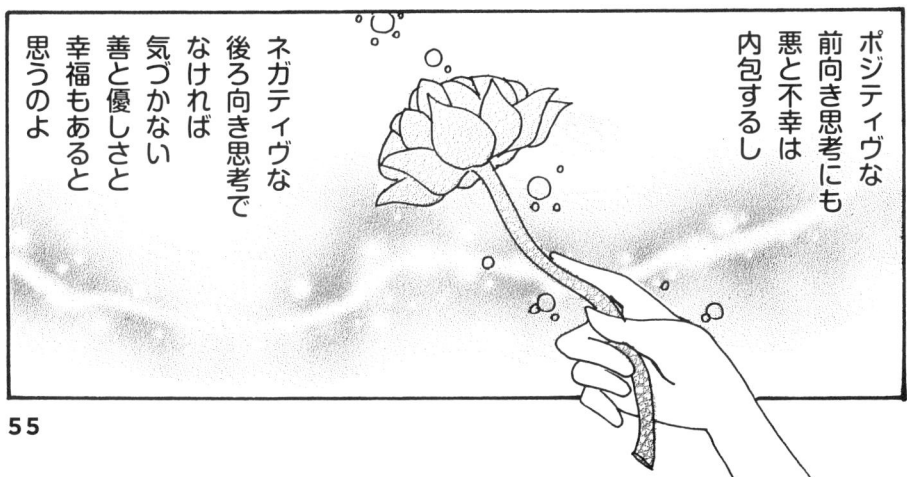

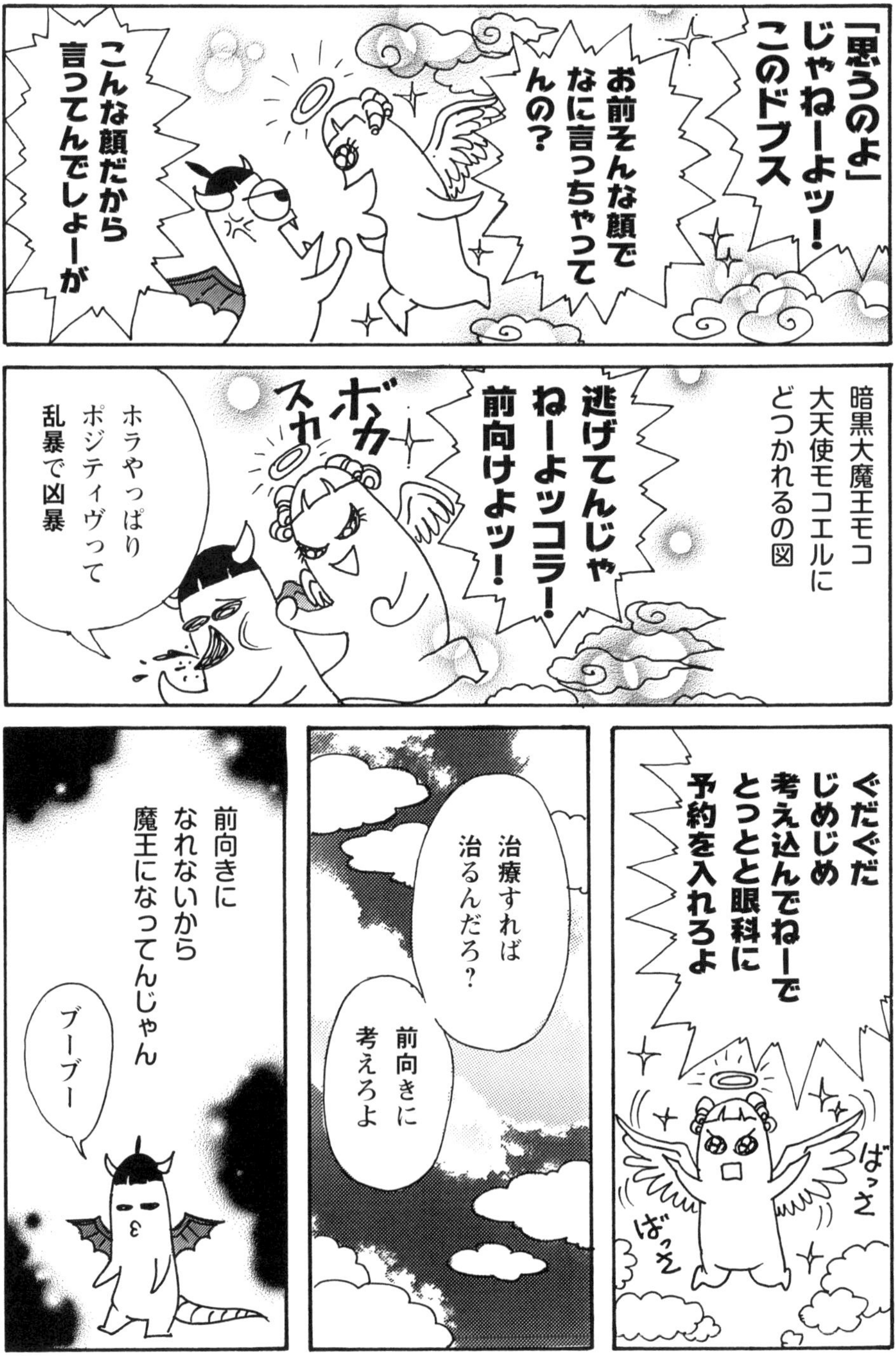
「思うのよ」じゃねーよッ！このドブス
お前そんな顔でなに言っちゃってんの？
こんな顔だから言ってんでしょーが
暗黒大魔王モコ大天使モコエルにどつかれるの図
逃げてんじゃねーよッコラー！前向けよッ！
ボカ
スカ
ホラやっぱりポジティヴって乱暴で凶暴
ぐだぐだじめじめ考え込んでねーでとっとと眼科に予約を入れろよ
ばっさ
ばっさ
治療すれば治るんだろ？
前向きに考えろよ
前向きになれないから魔王になってんじゃん
ブーブー

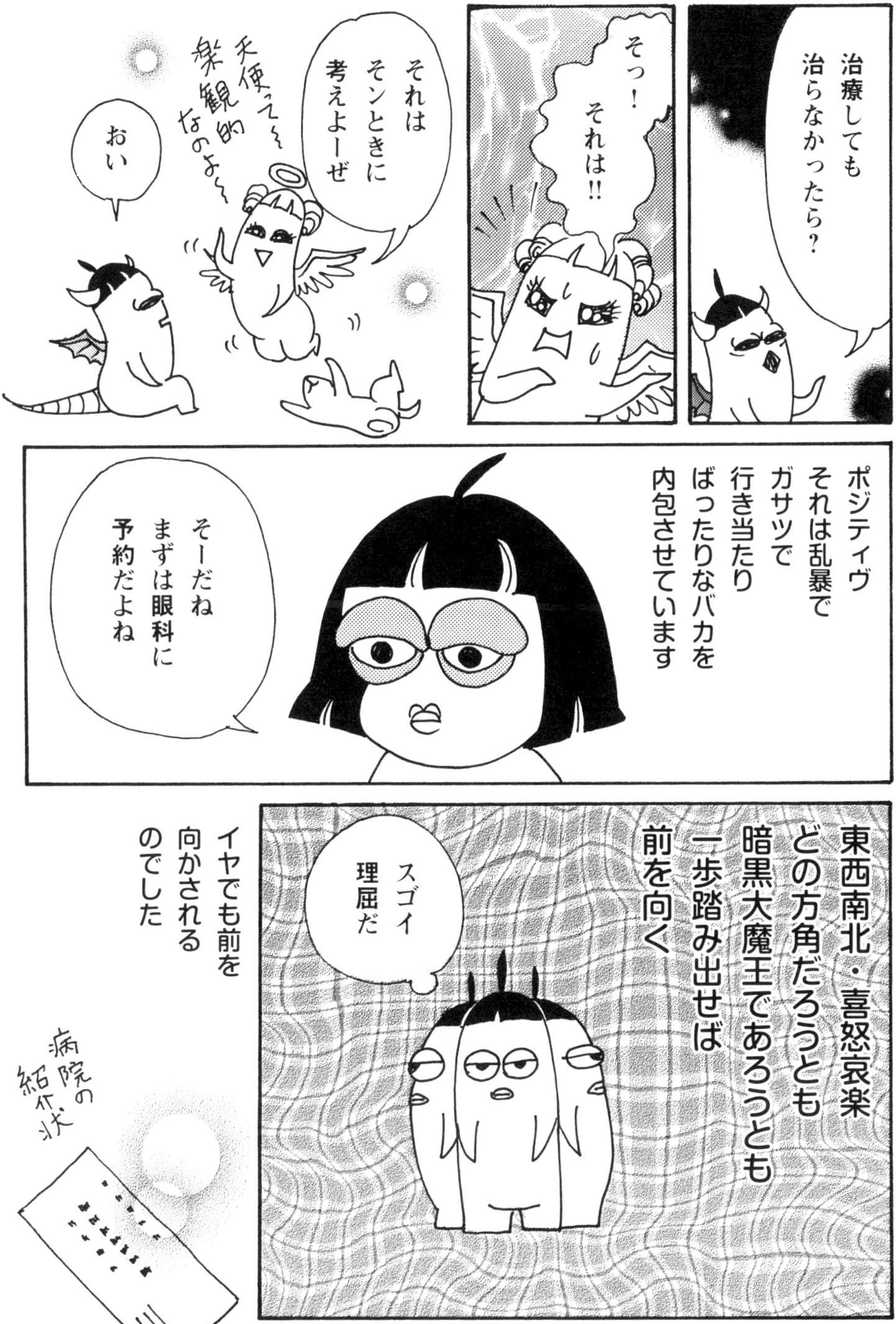

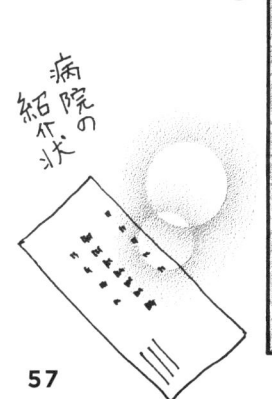

治療しても治らなかったら？
そっ！それは!!
それはソンときに考えよーぜ
天使って～楽観的なのよ～
おい
ポジティヴ それは乱暴で ガサツで 行き当たりばったりなバカを 内包させています
そーだね まずは眼科に 予約だよね
東西南北・喜怒哀楽 どの方角だろうとも 暗黒大魔王であろうとも 一歩踏み出せば 前を向く
スゴイ理屈だ
イヤでも前を向かされるのでした
病院の紹介状

#11 専門眼科は まぶたパンパンの世界

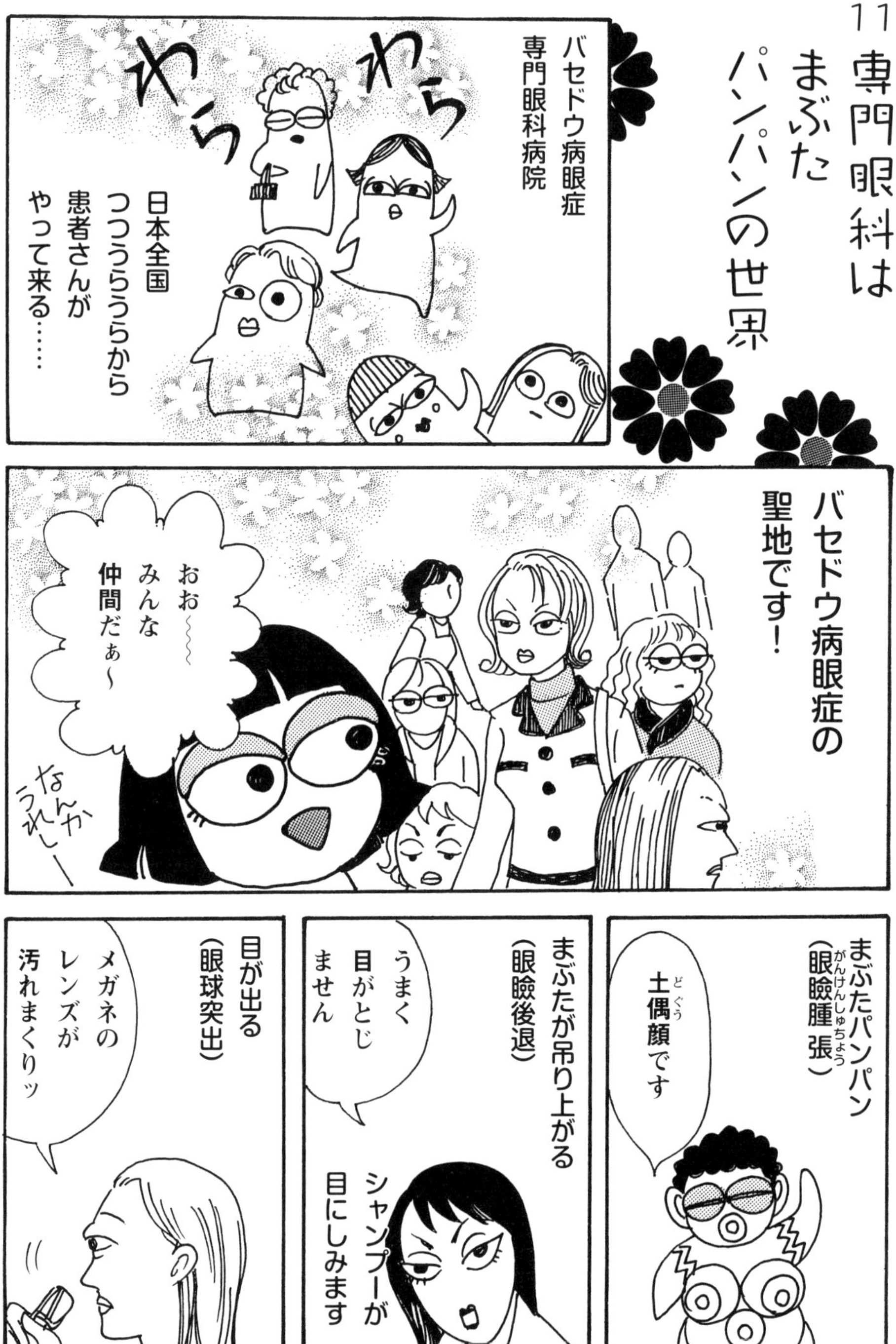
バセドウ病眼症専門眼科病院
わらわら
日本全国 つつうらうらから 患者さんが やって来る……
バセドウ病眼症の聖地です!
おお〜〜〜 みんな 仲間だぁ〜
なんか うれし〜
まぶたパンパン (眼瞼腫張《がんけんしゅちょう》)
土偶《どぐう》顔です
まぶたが吊り上がる (眼瞼後退)
うまく 目がとじ ません
シャンプーが 目にしみます
目が出る (眼球突出)
メガネの レンズが 汚れまくりッ

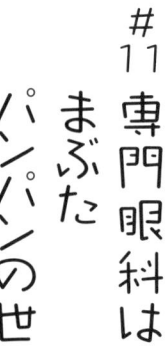

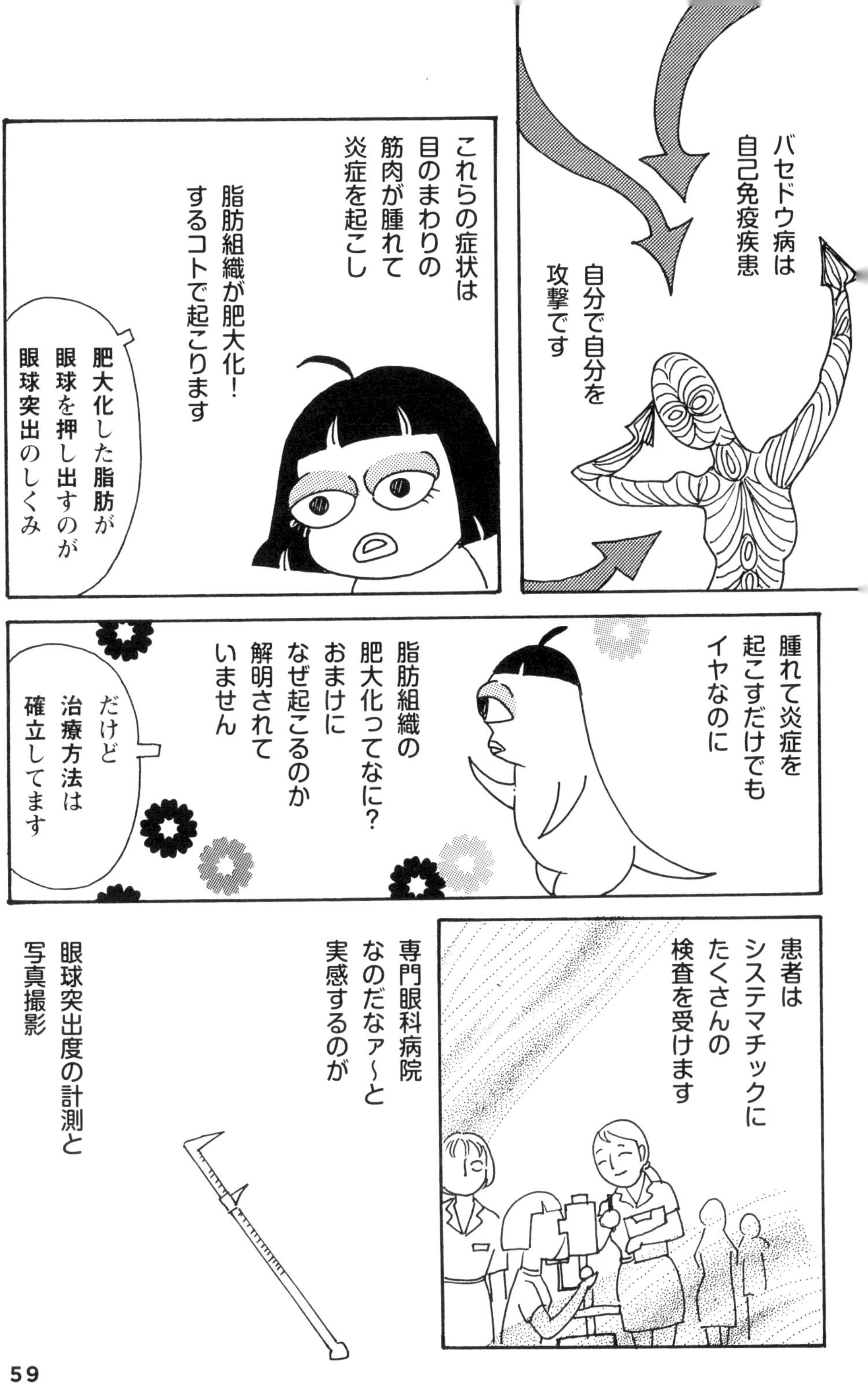
バセドウ病は
自己免疫疾患
自分で自分を
攻撃です
これらの症状は
目のまわりの
筋肉が腫れて
炎症を起こし
脂肪組織が肥大化！
するコトで起こります
肥大化した脂肪が
眼球を押し出すのが
眼球突出のしくみ
腫れて炎症を
起こすだけでも
イヤなのに
脂肪組織の
肥大化ってなに？
おまけに
なぜ起こるのか
解明されて
いません
だけど
治療方法は
確立してます
患者は
システマチックに
たくさんの
検査を受けます
専門眼科病院
なのだなァ〜と
実感するのが
眼球突出度の計測と
写真撮影

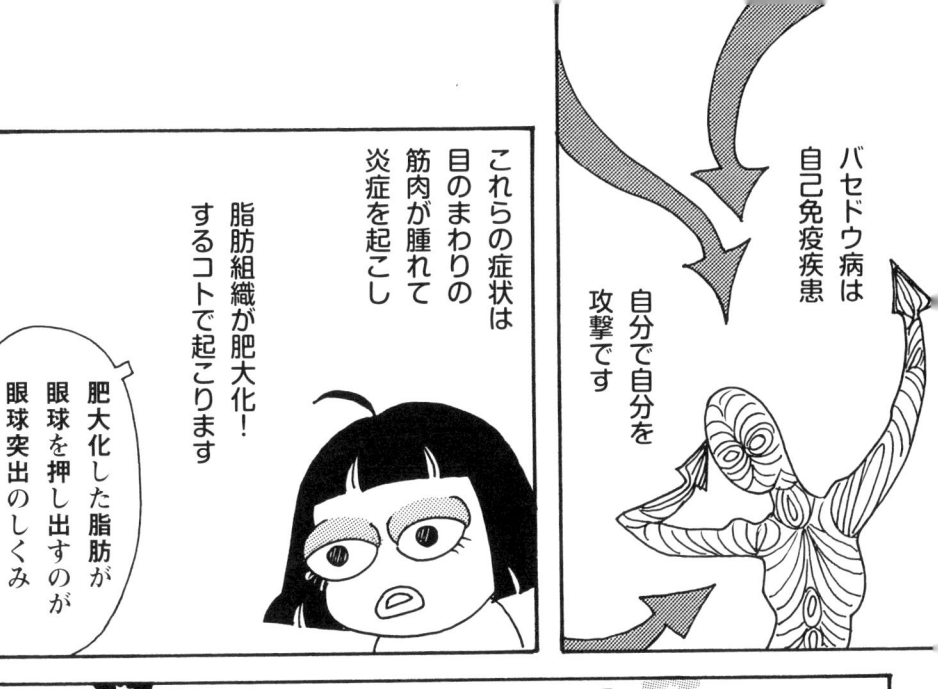

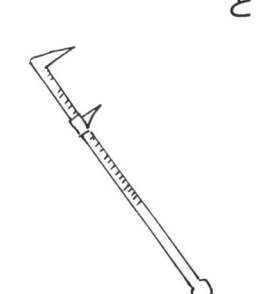

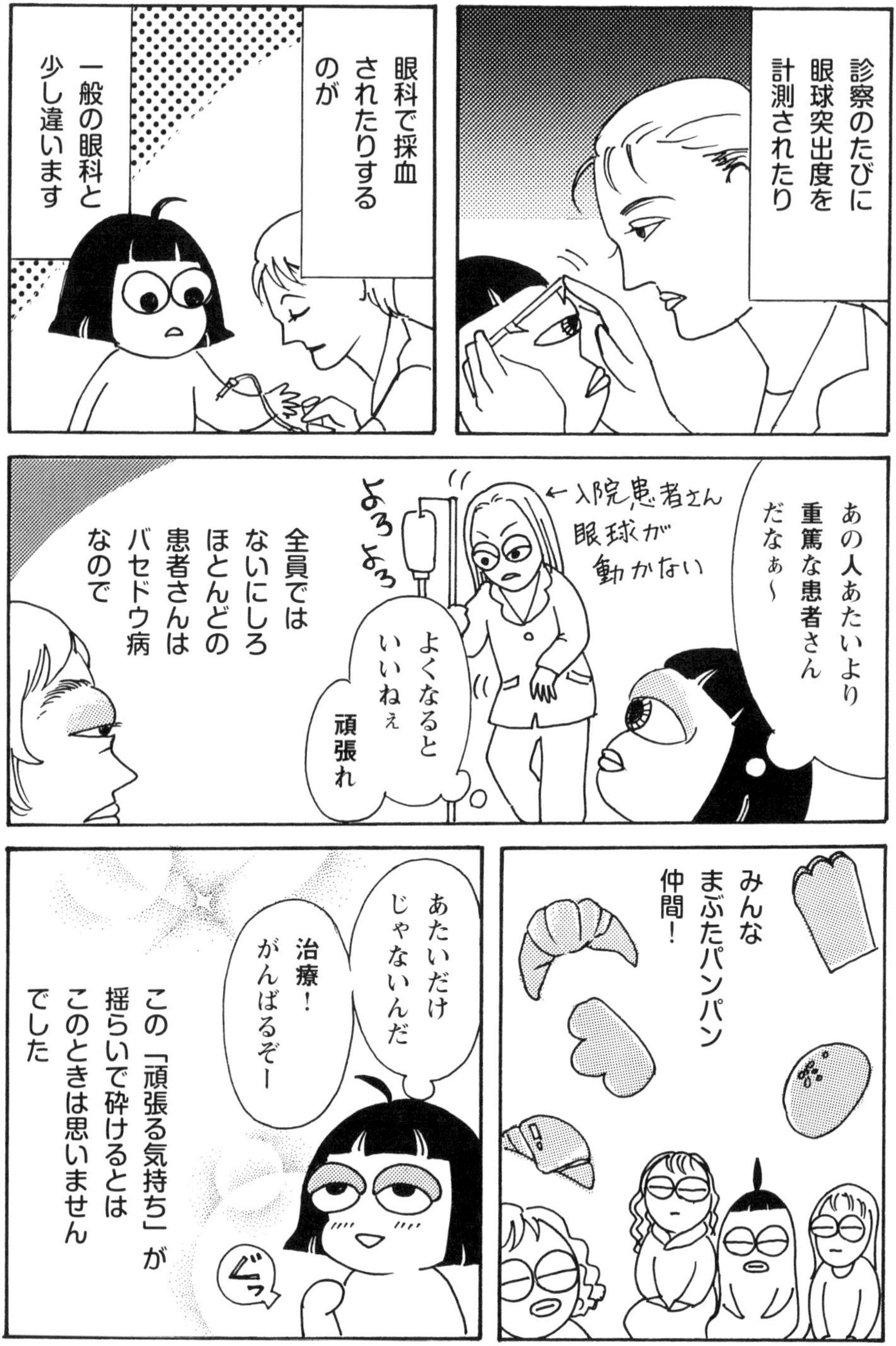
診察のたびに
眼球突出度を
計測されたり
眼科で採血
されたりする
のが
一般の眼科と
少し違います
あの人あたいより
重篤な患者さん
だなぁ〜
←入院患者さん
眼球が
動かない
よろ
よろ
よくなると
いいねぇ
頑張れ
全員では
ないにしろ
ほとんどの
患者さんは
バセドウ病
なので
みんな
まぶたパンパン
仲間！
あたいだけ
じゃないんだ
治療！
がんばるぞー
ぐっ
この「頑張る気持ち」が
揺らいで砕けるとは
このときは思いません
でした

#12 患者にしかわからない「やな感じ」の言葉

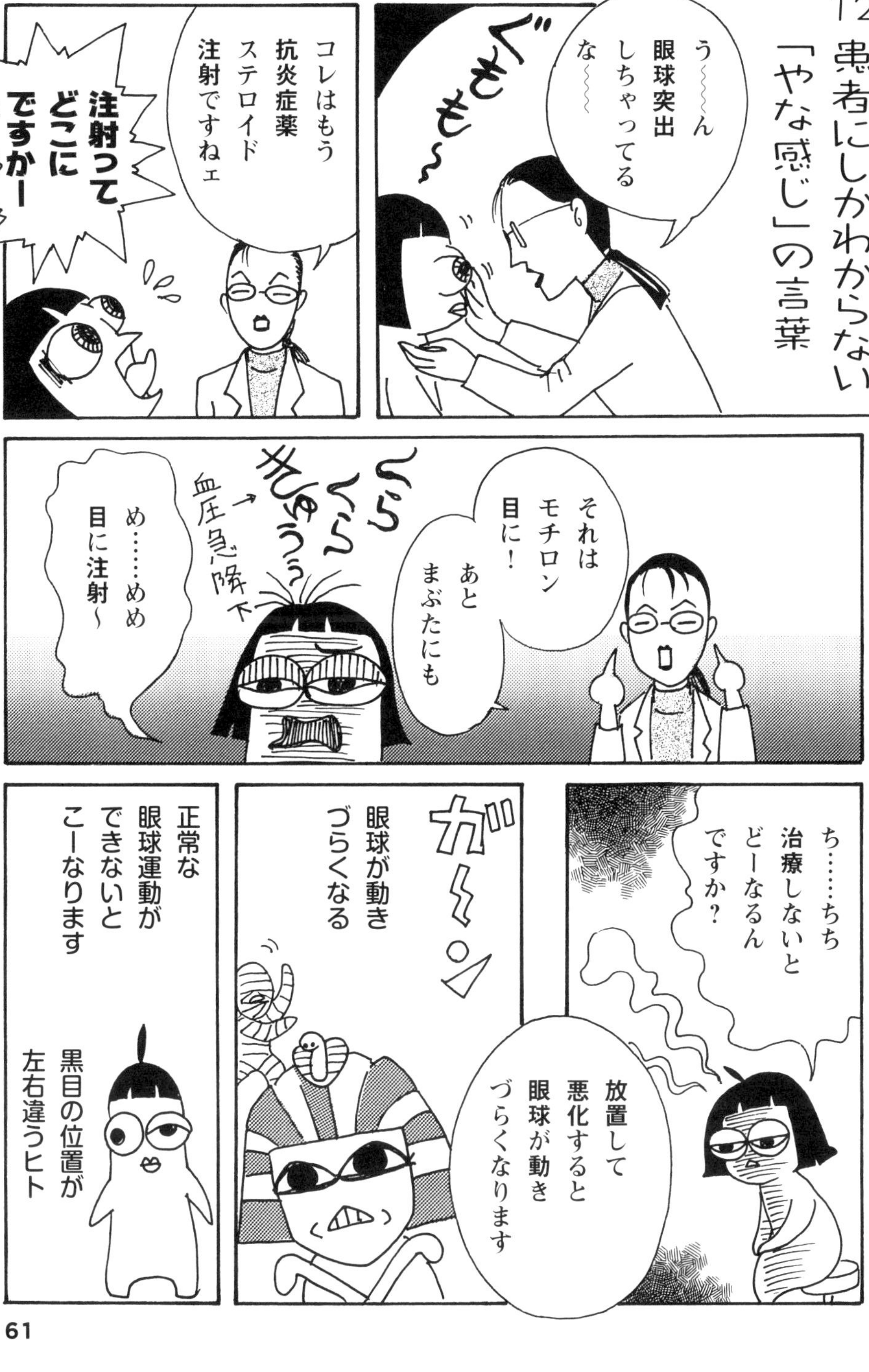

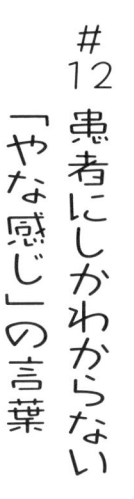

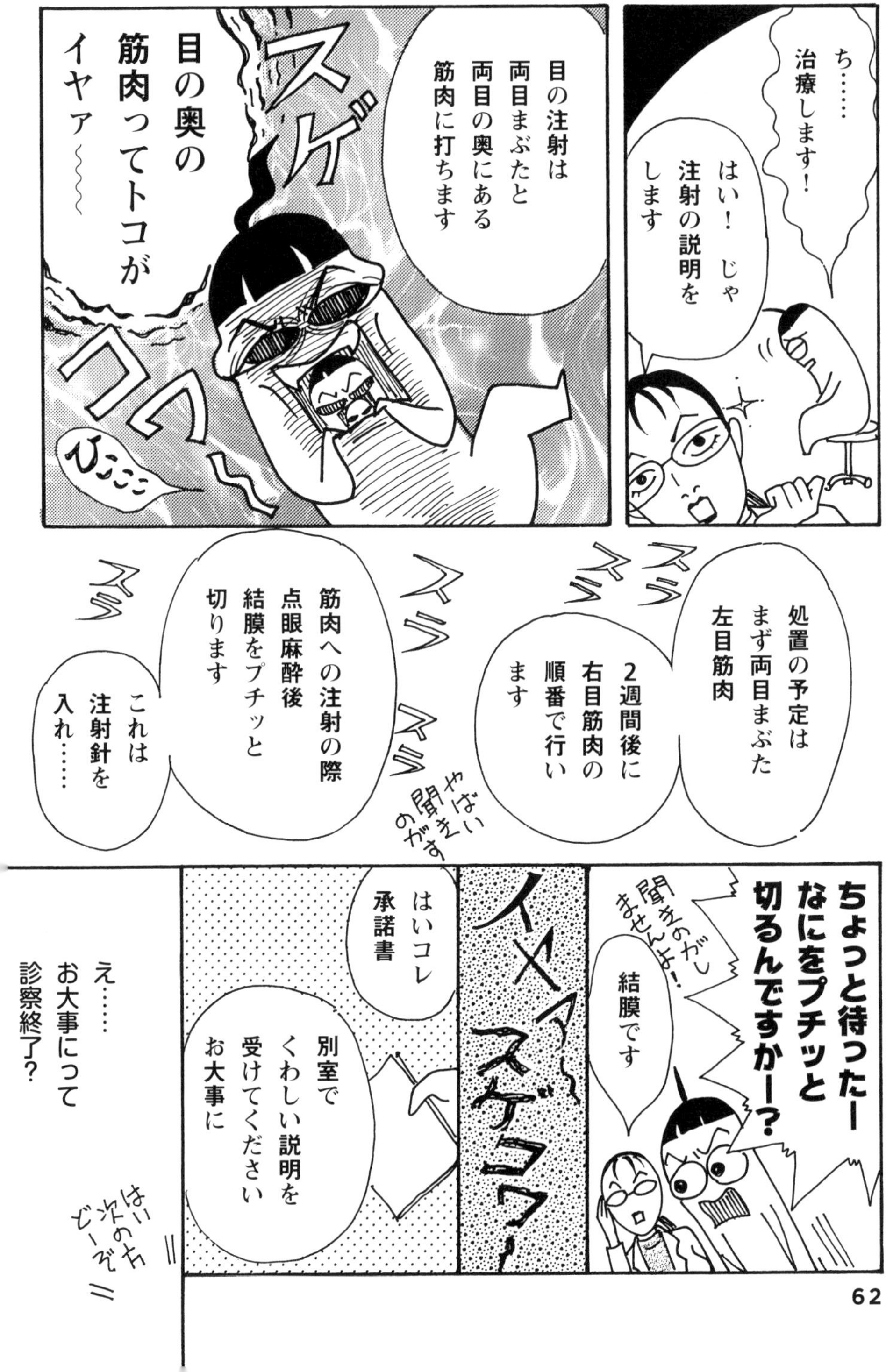
ち……
治療します！
はい！　じゃ注射の説明をします
目の注射は両目まぶたと両目の奥にある筋肉に打ちます
スゲ
目の奥の筋肉ってトコがイヤァ〜〜〜〜
ひここここ
処置の予定はまず両目まぶた左目筋肉
2週間後に右目筋肉の順番で行います
スラスラ
筋肉への注射の際点眼麻酔後結膜をプチッと切ります
これは注射針を入れ……
スラスラ
やばい聞きのがす
ちょっと待ったーなにをプチッと切るんですかー？
聞きのがしませんよ！
結膜です
イヤァ〜スゲコワ〜！
はいコレ承諾書
別室でくわしい説明を受けてくださいお大事に
え……お大事にって診察終了？
はい次の方どーぞ

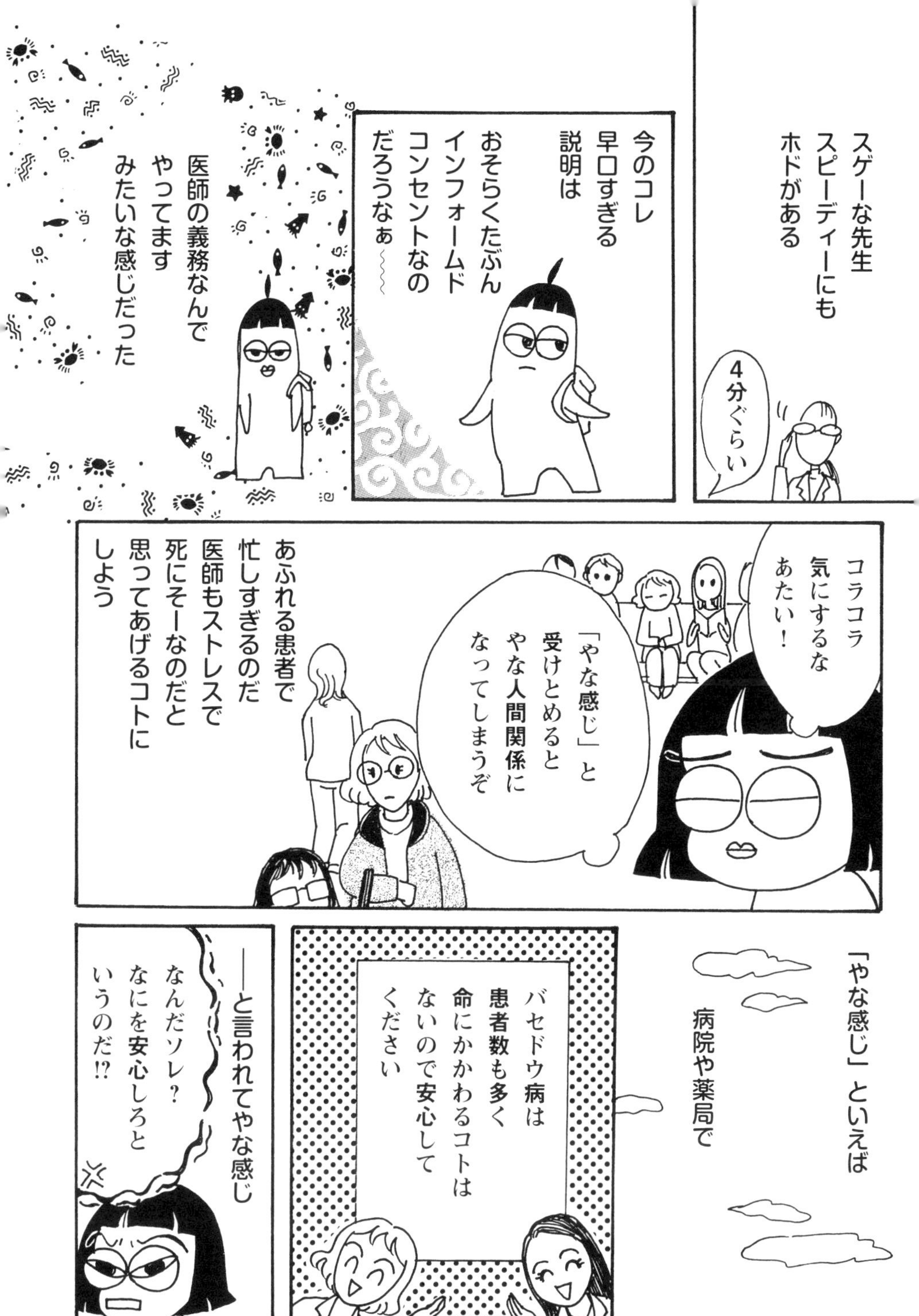
スゲーな先生
スピーディーにも
ホドがある
4分ぐらい
今のコレ
早口すぎる
説明は
おそらくたぶん
インフォームド
コンセントなの
だろうなぁ〜〜
医師の義務なんで
やってます
みたいな感じだった
コラコラ
気にするな
あたい!
「やな感じ」と
受けとめると
やな人間関係に
なってしまうぞ
あふれる患者で
忙しすぎるのだ
医師もストレスで
死にそーなのだと
思ってあげるコトに
しよう
「やな感じ」といえば
病院や薬局で
バセドウ病は
患者数も多く
命にかかわるコトは
ないので安心して
ください
——と言われてやな感じ
なんだソレ?
なにを安心しろと
いうのだ!?

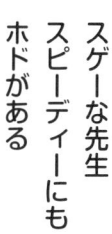

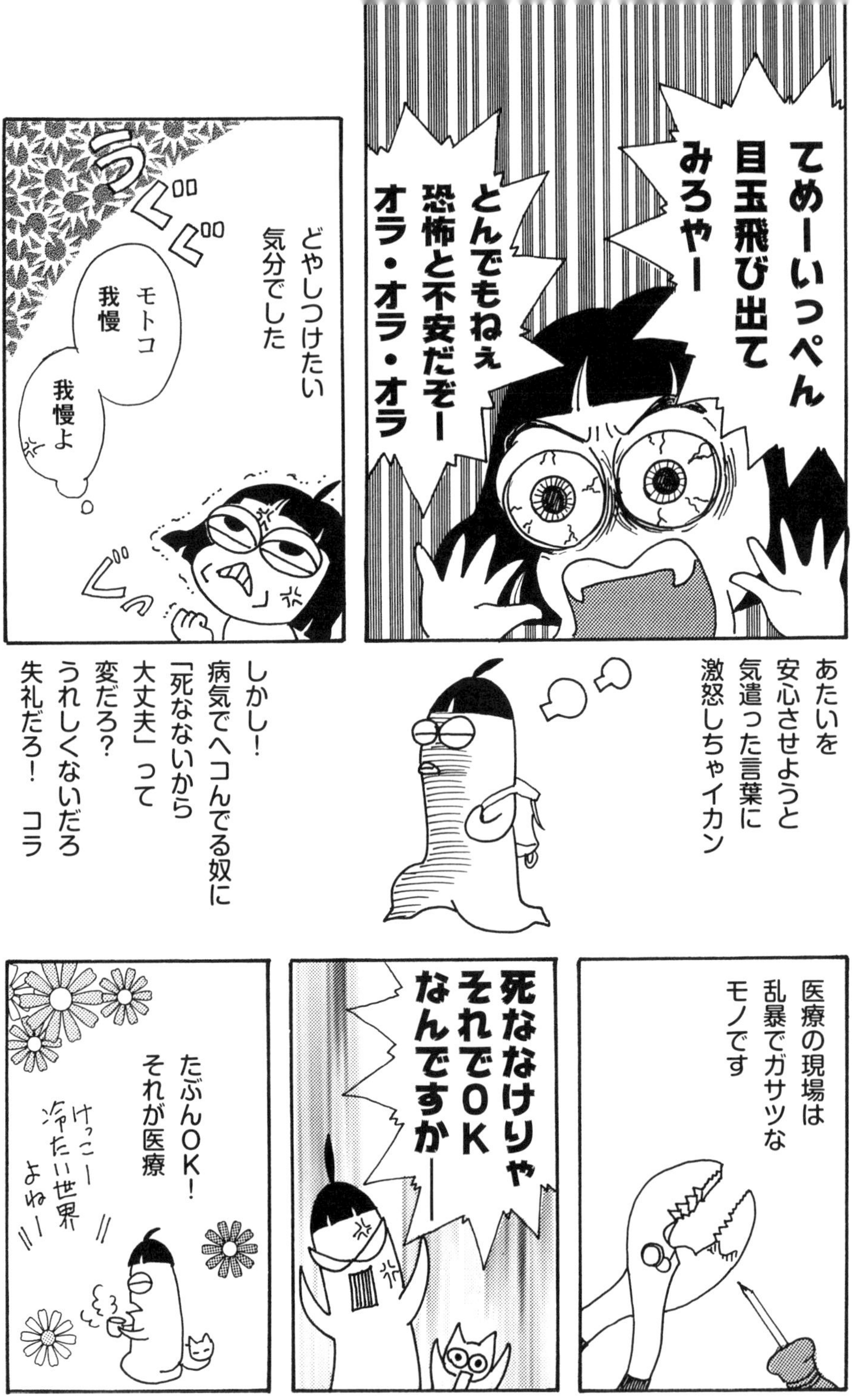
てめーいっぺん
目玉飛び出て
みろやー
とんでもねぇ
恐怖と不安だぞー
オラ・オラ・オラ
どやしつけたい
気分でした
うぐぐ
モトコ
我慢
我慢よ
ぐっ
あたいを
安心させようと
気遣った言葉に
激怒しちゃイカン
しかし!
病気でヘコんでる奴に
「死なないから
大丈夫」って
変だろ?
うれしくないだろ
失礼だろ! コラ
医療の現場は
乱暴でガサツな
モノです
死ななけりゃ
それでOK
なんですかー
たぶんOK!
それが医療
けっこー
冷たい世界
よねー

#13 目の注射、恐怖で痛みを感じない!?

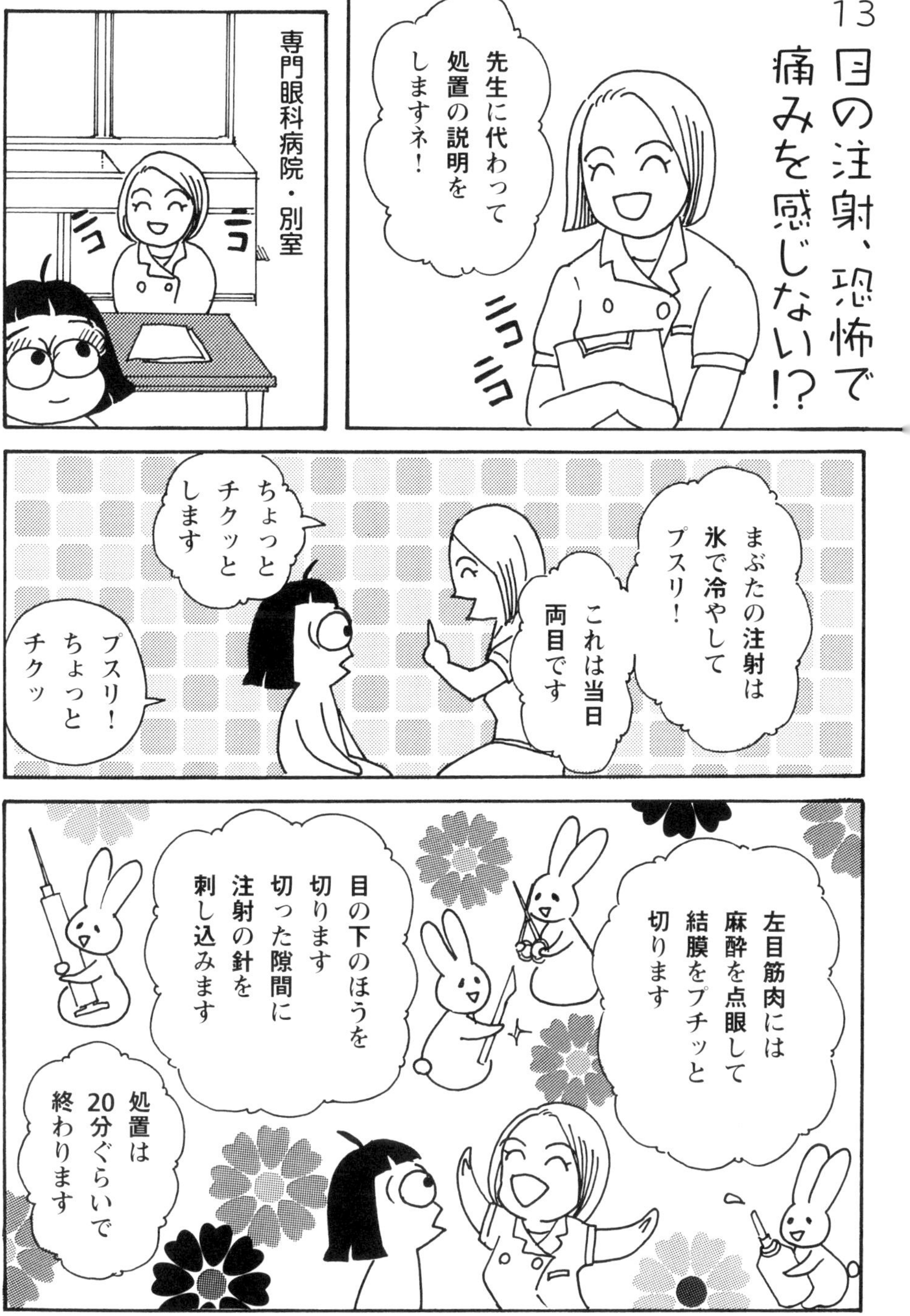
先生に代わって処置の説明をしますネ!
ニコ ニコ
専門眼科病院・別室
ニコ ニコ
まぶたの注射は氷で冷やしてプスリ!
これは当日両目です
ちょっとチクッとします
プスリ!ちょっとチクッ
左目筋肉には麻酔を点眼して結膜をプチッと切ります
目の下のほうを切ります切った隙間に注射の針を刺し込みます
処置は20分ぐらいで終わります

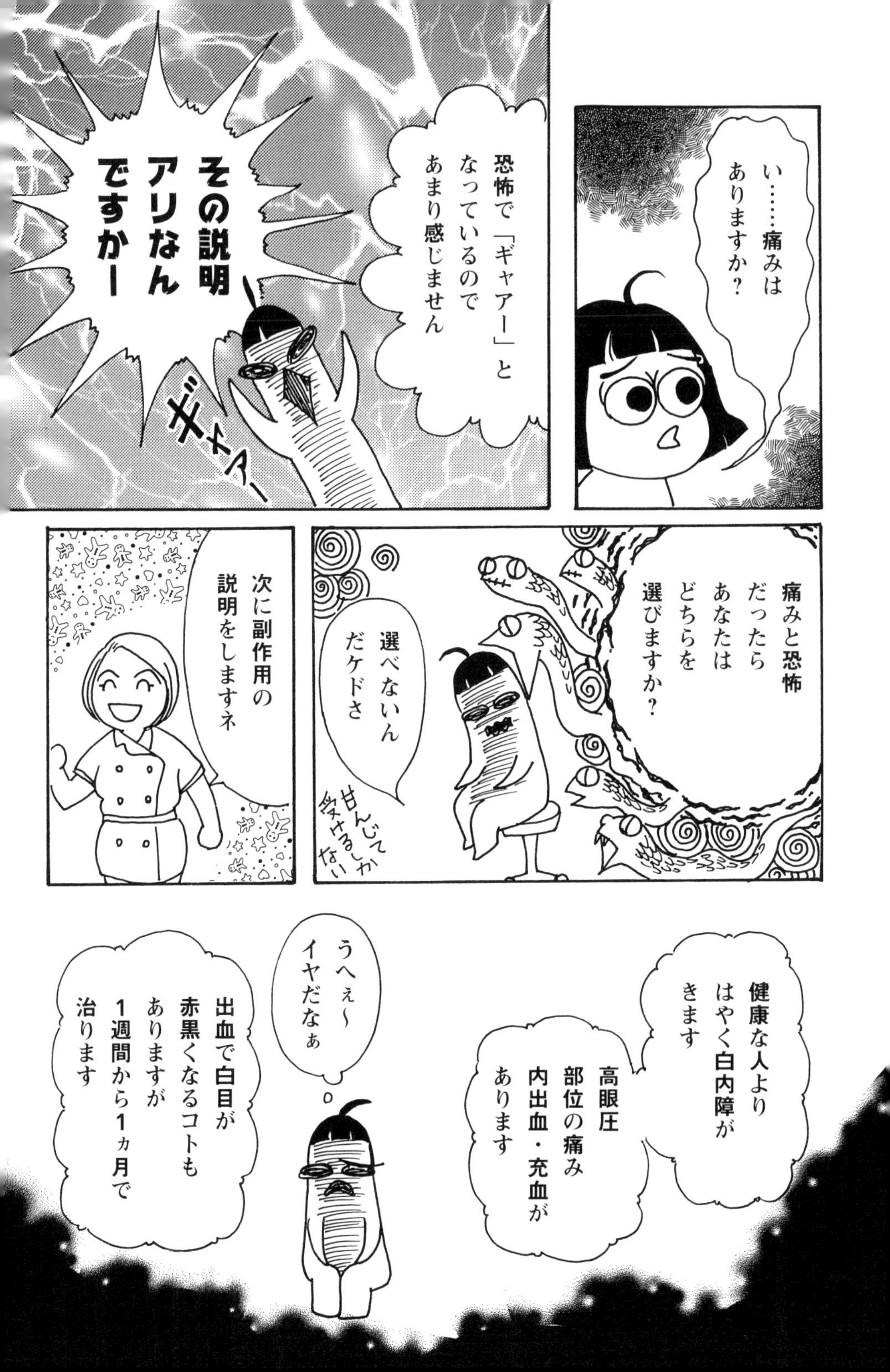

い……痛みはありますか？
恐怖で「ギャアー」となっているのであまり感じません
ギャアー
その説明アリなんですかー
痛みと恐怖だったらあなたはどちらを選びますか？
選べないいんだケドさ
甘んじて受けるしかない
次に副作用の説明をしますネ
健康な人よりはやく白内障がきます
高眼圧 部位の痛み 内出血・充血があります
うへぇ～イヤだなぁ
出血で白目が赤黒くなるコトもありますが1週間から1ヵ月で治ります

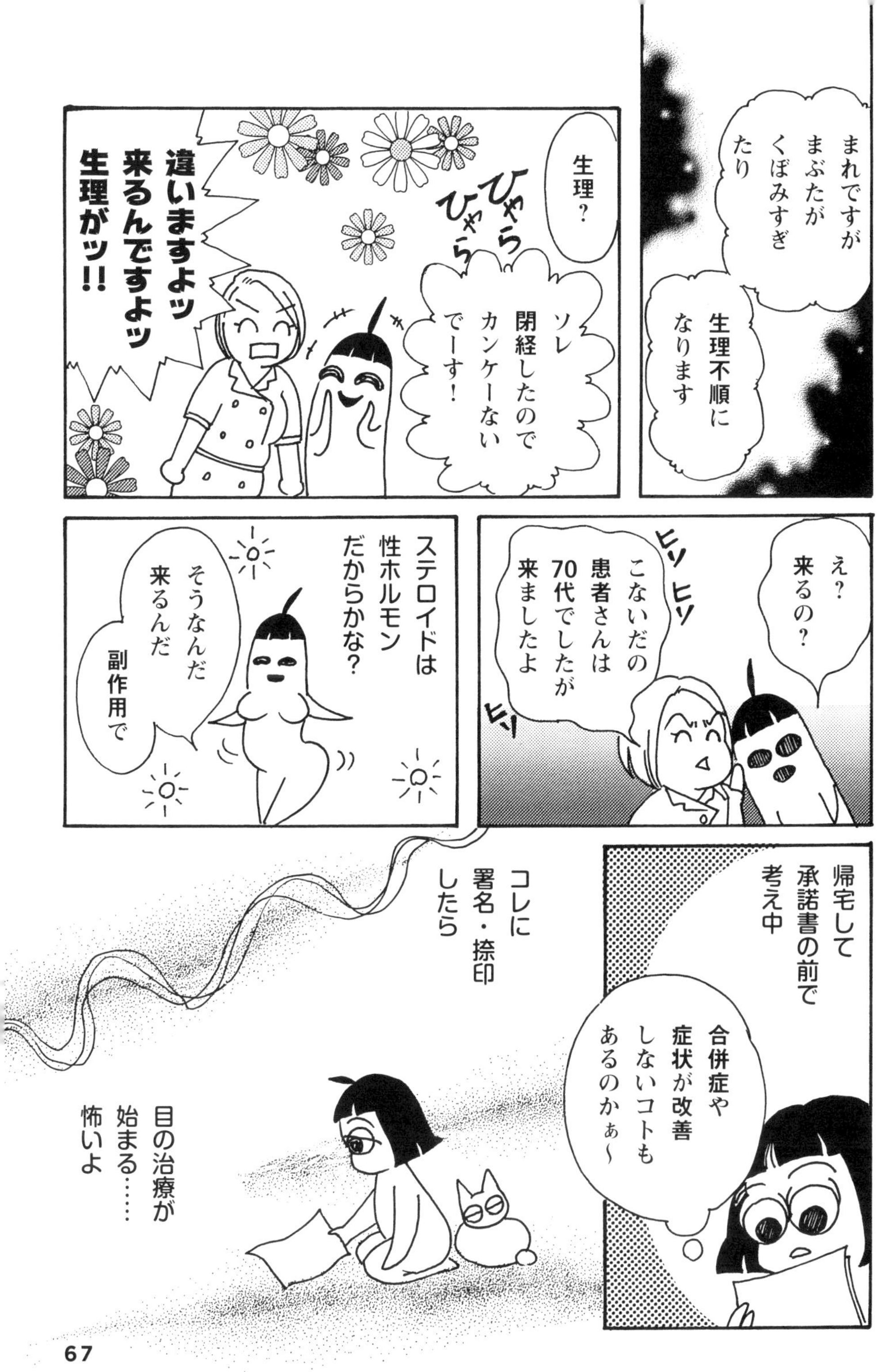

まれですが
まぶたが
くぼみすぎ
たり
生理不順に
なります
生理？
ひゃら
ひゃら
ソレ
閉経したので
カンケーない
でーす！
違いますよッ
来るんですよッ
生理がッ!!
え？
来るの？
こないだの
患者さんは
70代でしたが
来ましたよ
ヒソ ヒソ
ヒソ
ステロイドは
性ホルモン
だからかな？
そうなんだ
来るんだ
副作用で
帰宅して
承諾書の前で
考え中
合併症や
症状が改善
しないコトも
あるのかぁ〜
コレに
署名・捺印
したら
目の治療が
始まる……
怖いよ

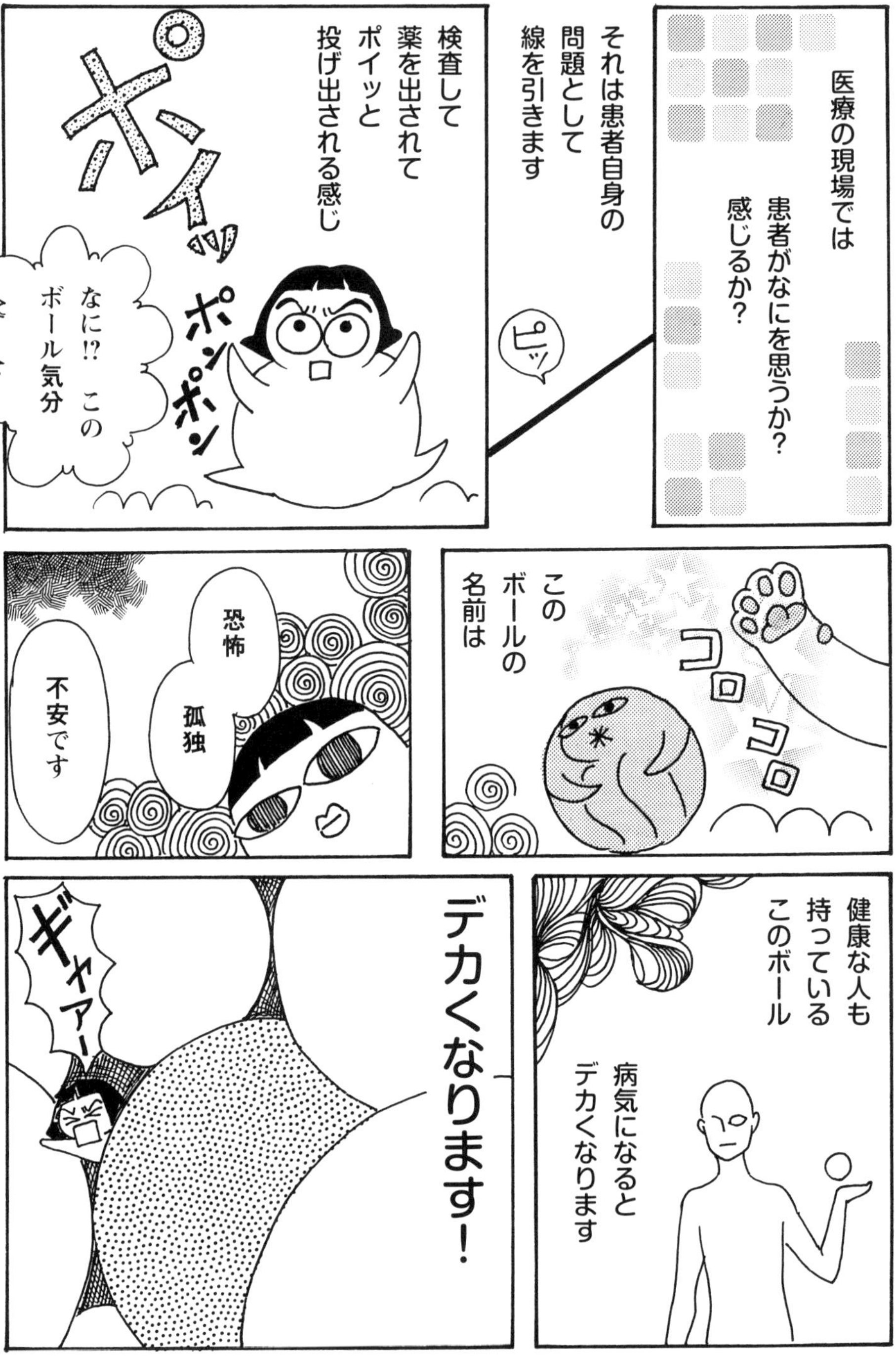
医療の現場では
患者がなにを思うか?
感じるか?
それは患者自身の問題として線を引きます
ピッ
検査して薬を出されてポイッと投げ出される感じ
ポイッ
ポンポン
なに!? このボール気分
このボールの名前は
コロコロ
恐怖
孤独
不安です
健康な人も持っているこのボール
病気になるとデカくなります
デカくなります!
ギャアー

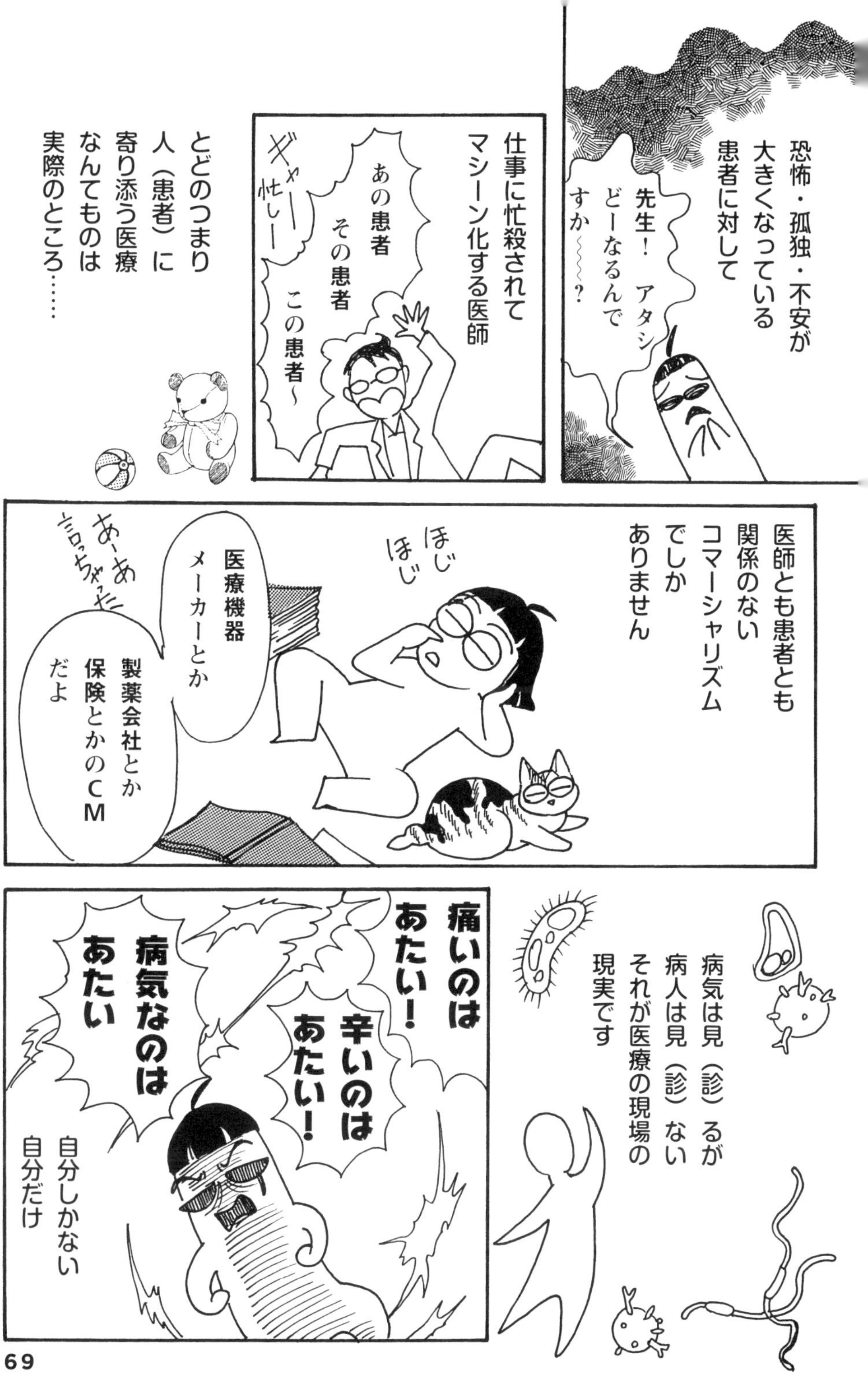
恐怖・孤独・不安が
大きくなっている
患者に対して
先生！ アタシ どーなるんですか〜〜？
仕事に忙殺されて
マシーン化する医師
あの患者 その患者 この患者〜
ギャー 忙しー
とどのつまり
人（患者）に
寄り添う医療
なんてものは
実際のところ……
医師とも患者とも
関係のない
コマーシャリズム
でしか
ありません
ほじほじ
医療機器メーカーとか 製薬会社とか 保険とかのCMだよ
あ〜あ 言っちゃった
病気は見（診）るが
病人は見（診）ない
それが医療の現場の
現実です
痛いのはあたい！
辛いのはあたい！
病気なのはあたい
自分しかない
自分だけ

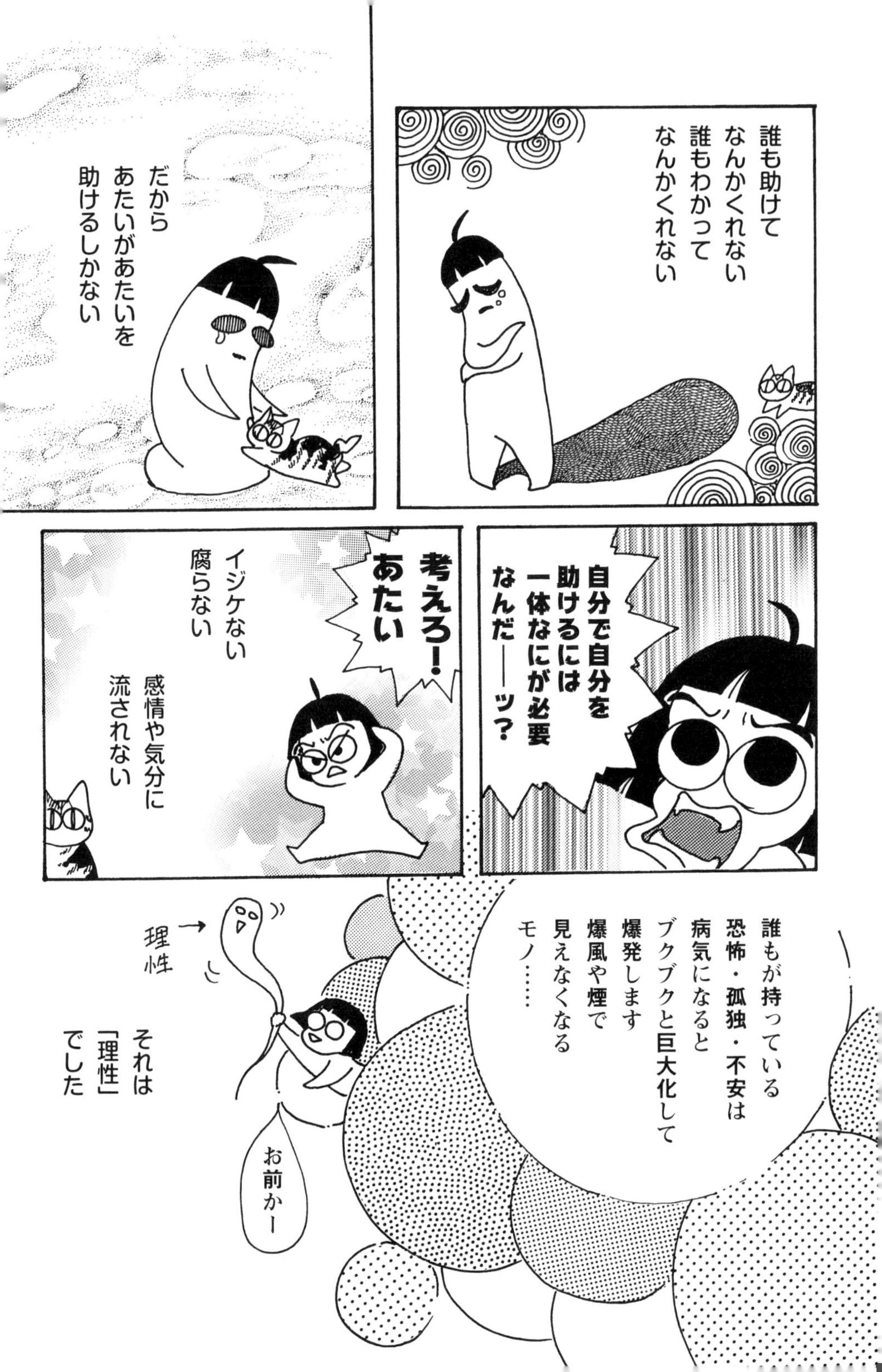
誰も助けて
なんかくれない
誰もわかって
なんかくれない
だから
あたいがあたいを
助けるしかない
自分で自分を
助けるには
一体なにが必要
なんだ——ッ？
考えろ！
あたい
イジケない
腐らない
感情や気分に
流されない
誰もが持っている
恐怖・孤独・不安は
病気になると
ブクブクと巨大化して
爆発します
爆風や煙で
見えなくなる
モノ……
理性
それは
「理性」
でした
お前かー

コラム 言葉の力

言葉 それは 人を殺しも 生かしも しますよね

暴露しますと
モコは毎年1月になると
その年の目標・指針を決めて
手帳に太字で書きつけています

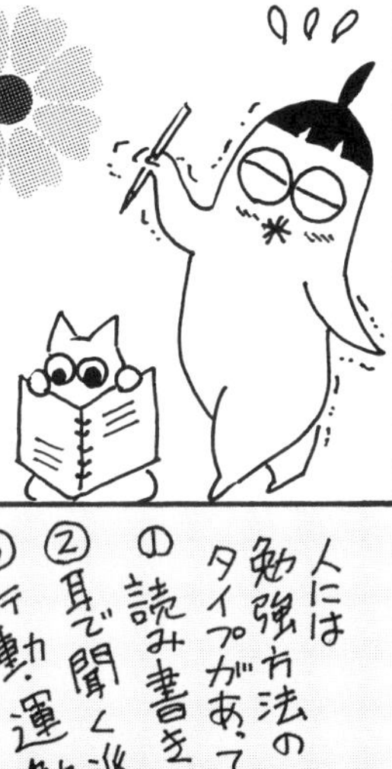
恥ずかしいよう〜

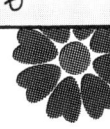

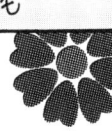

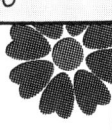

嘆かず怯まず

結果が出るまでやり抜くコト

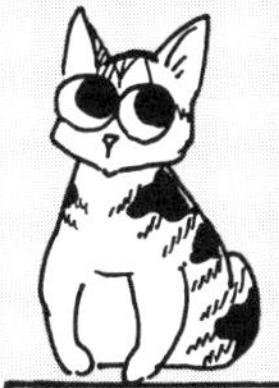
前年
目の治療が
コワすぎて
なにごとも
ビビるヒトに
なっていた
から

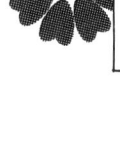

逃げない 負けない・腐らない

慢心せず卑屈にもならず
偏見と先入観を持たない

ああ恥ずかしいったらありゃしない
この目標・指針づくりは
30年続けていまして
年末に密かに5分だけ反省しています

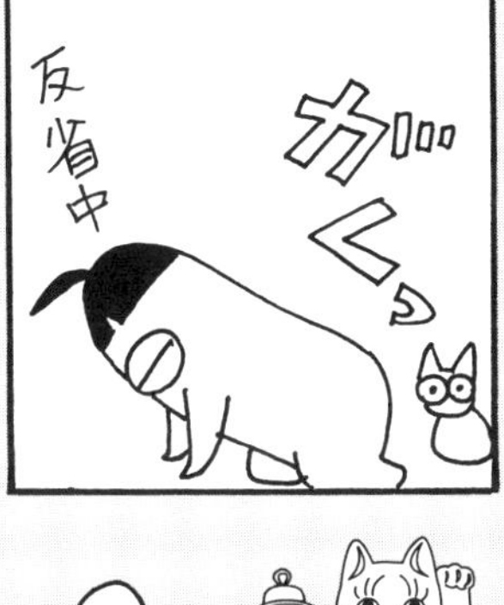
反省中
ガくっ

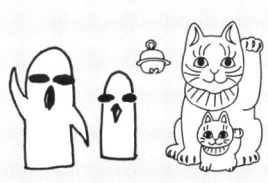

人には
勉強方法の
タイプがあって
①読み書き派
②耳で聞く派
③行動・運動派
があるよ
モコは①

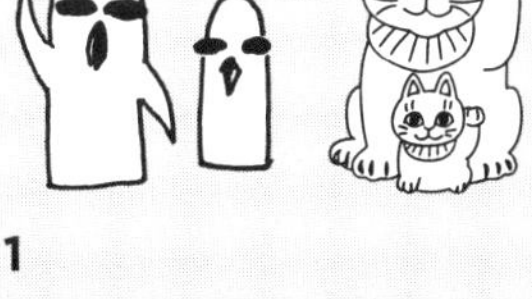

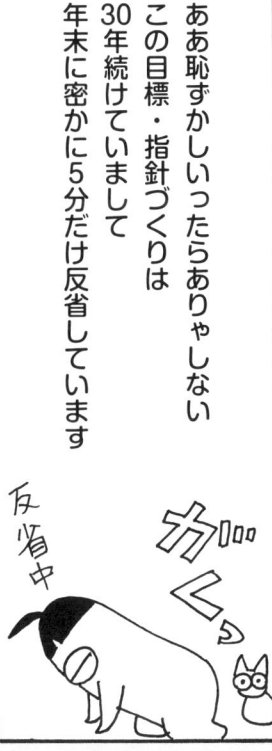

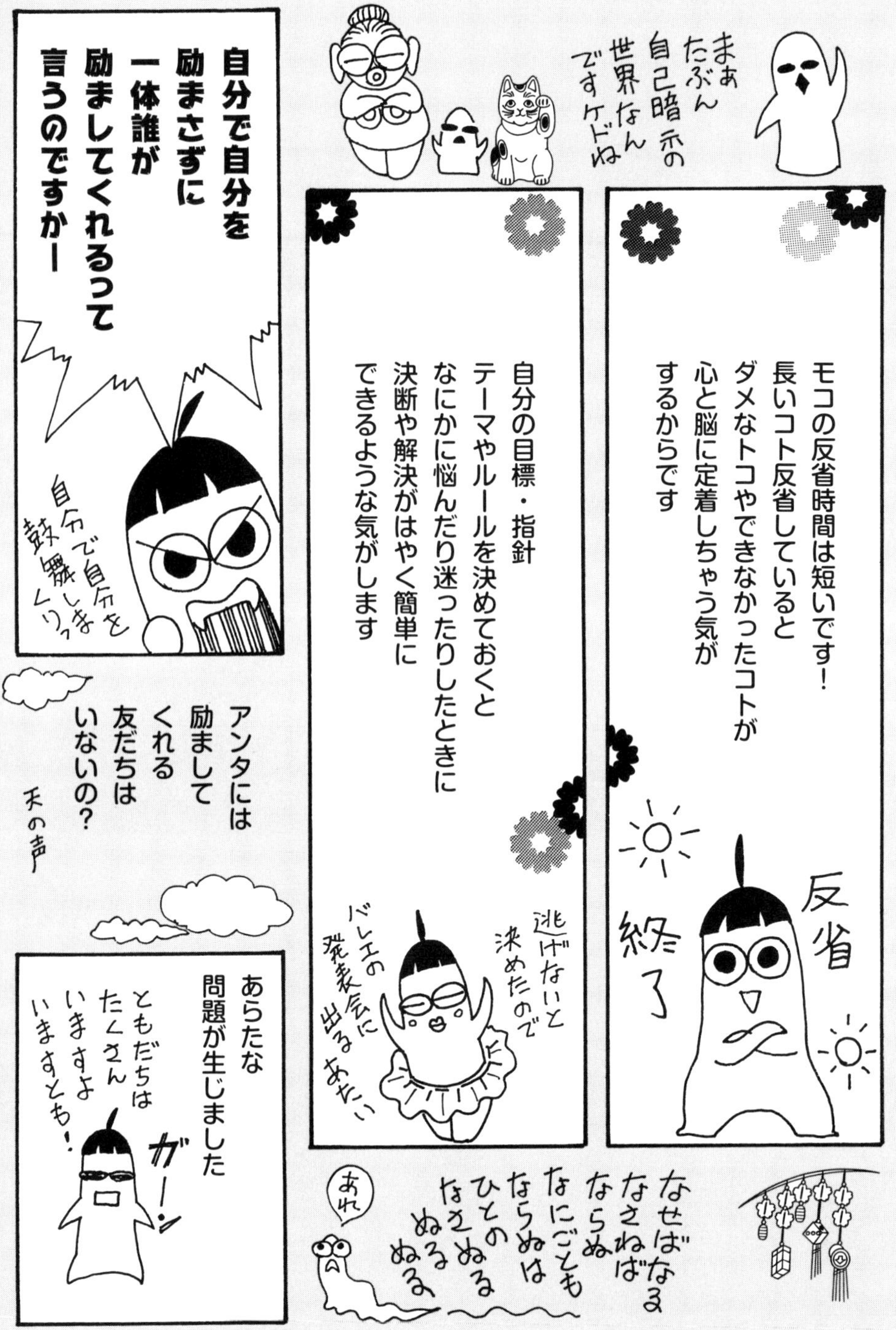
まぁたぶん自己暗示の世界なんですケドね
モコの反省時間は短いです！
長いコト反省していると
ダメなトコやできなかったコトが
心と脳に定着しちゃう気が
するからです
反省終了
自分の目標・指針
テーマやルールを決めておくと
なにかに悩んだり迷ったりしたときに
決断や解決がはやく簡単に
できるような気がします
逃げないと決めたので
バレエの発表会に出るあたい
自分で自分を
励まさずに
一体誰が
励ましてくれるって
言うのですかー
自分で自分を鼓舞しまくりっ
アンタには
励まして
くれる
友だちは
いないの？
天の声
あらたな
問題が生じました
ともだちは
たくさん
いますよ
いますとも！
ガーン
なせばなる
なさねば
ならぬ
なにごとも
ならぬは
ひとの
なさぬるぬる
ぬるぬる
あれ

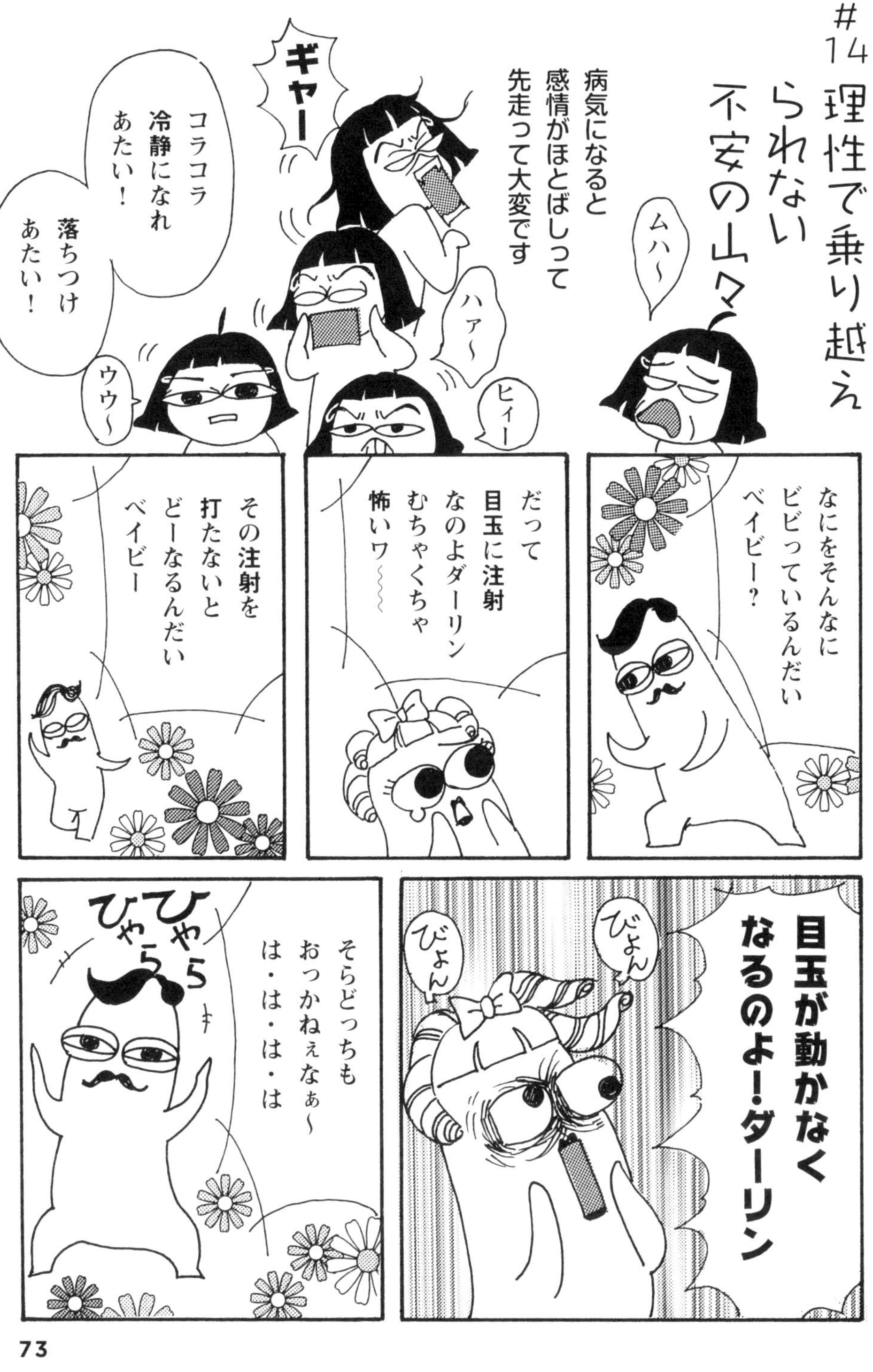
#14 理性で乗り越えられない不安の山々
ムハ〜
病気になると感情がほとばしって先走って大変です
ギャー
コラコラ冷静になれあたい!
落ちつけあたい!
ハァ〜
ヒィー
ウウ〜
なにをそんなにビビっているんだいベイビー?
だって目玉に注射なのよダーリンむちゃくちゃ怖いワ〜〜
その注射を打たないとどーなるんだいベイビー
目玉が動かなくなるのよ!ダーリン
びょん
びょん
そらどっちもおっかねぇなぁ〜 は・は・は・は
ひゃらひゃら

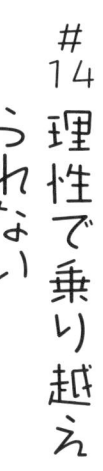

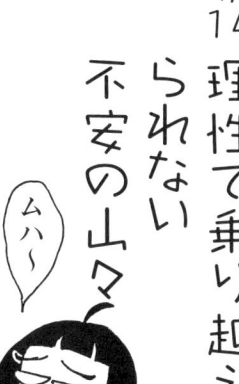

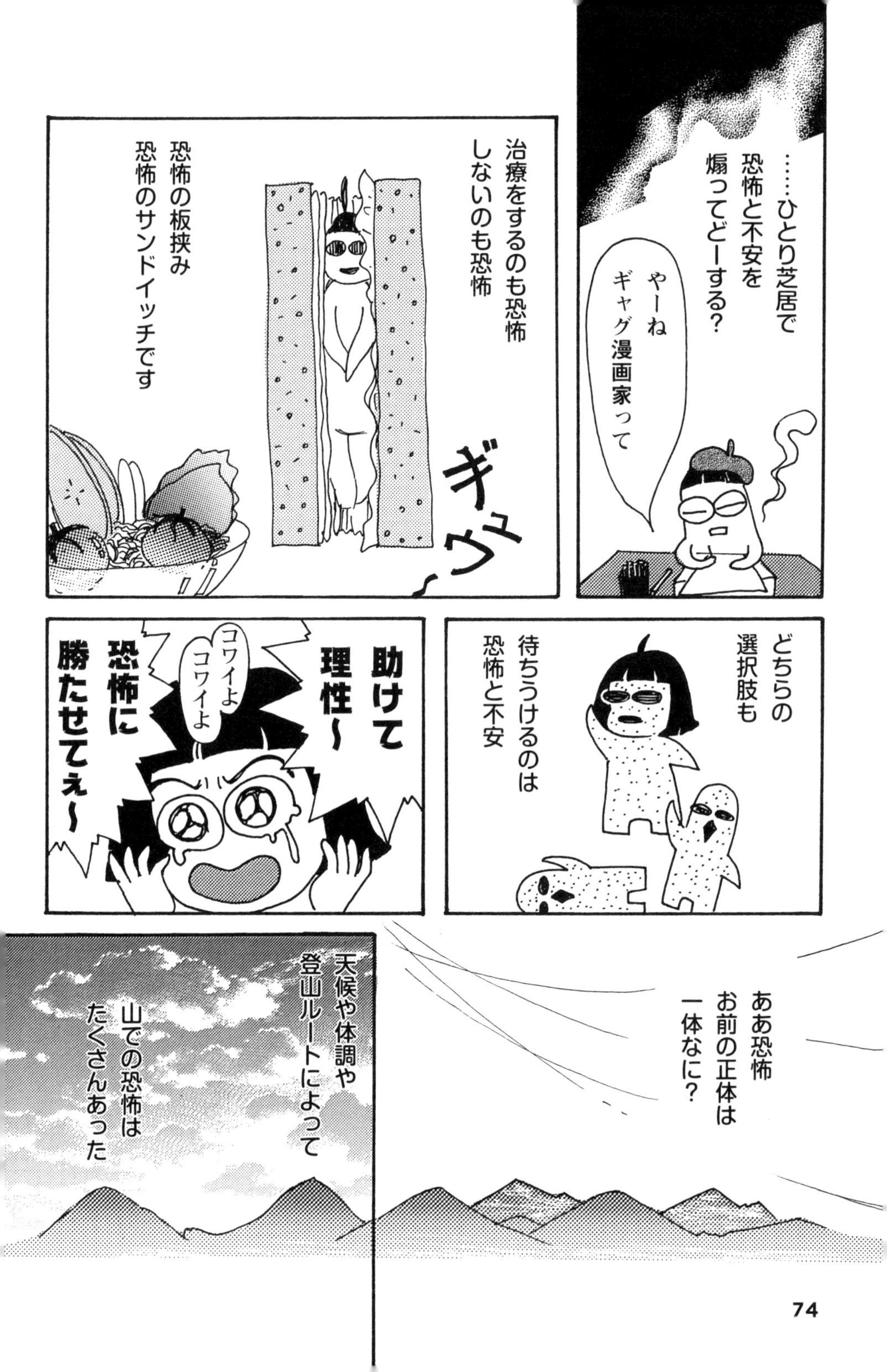
……ひとり芝居で
恐怖と不安を
煽ってどーする?
やーね
ギャグ漫画家って
治療をするのも恐怖
しないのも恐怖
恐怖の板挟み
恐怖のサンドイッチです
ギュウ〜
どちらの
選択肢も
待ちうけるのは
恐怖と不安
助けて
理性〜
コワイよ
コワイよ
恐怖に
勝たせてぇ〜
ああ恐怖
お前の正体は
一体なに?
天候や体調や
登山ルートによって
山での恐怖は
たくさんあった

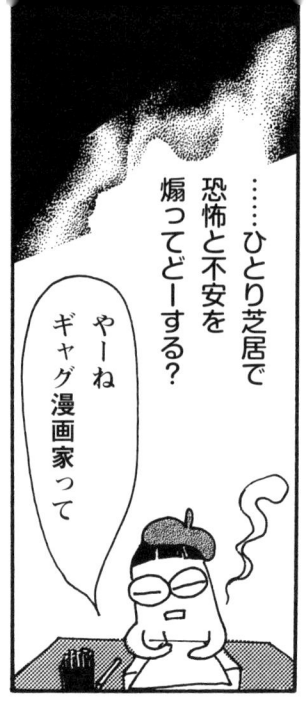

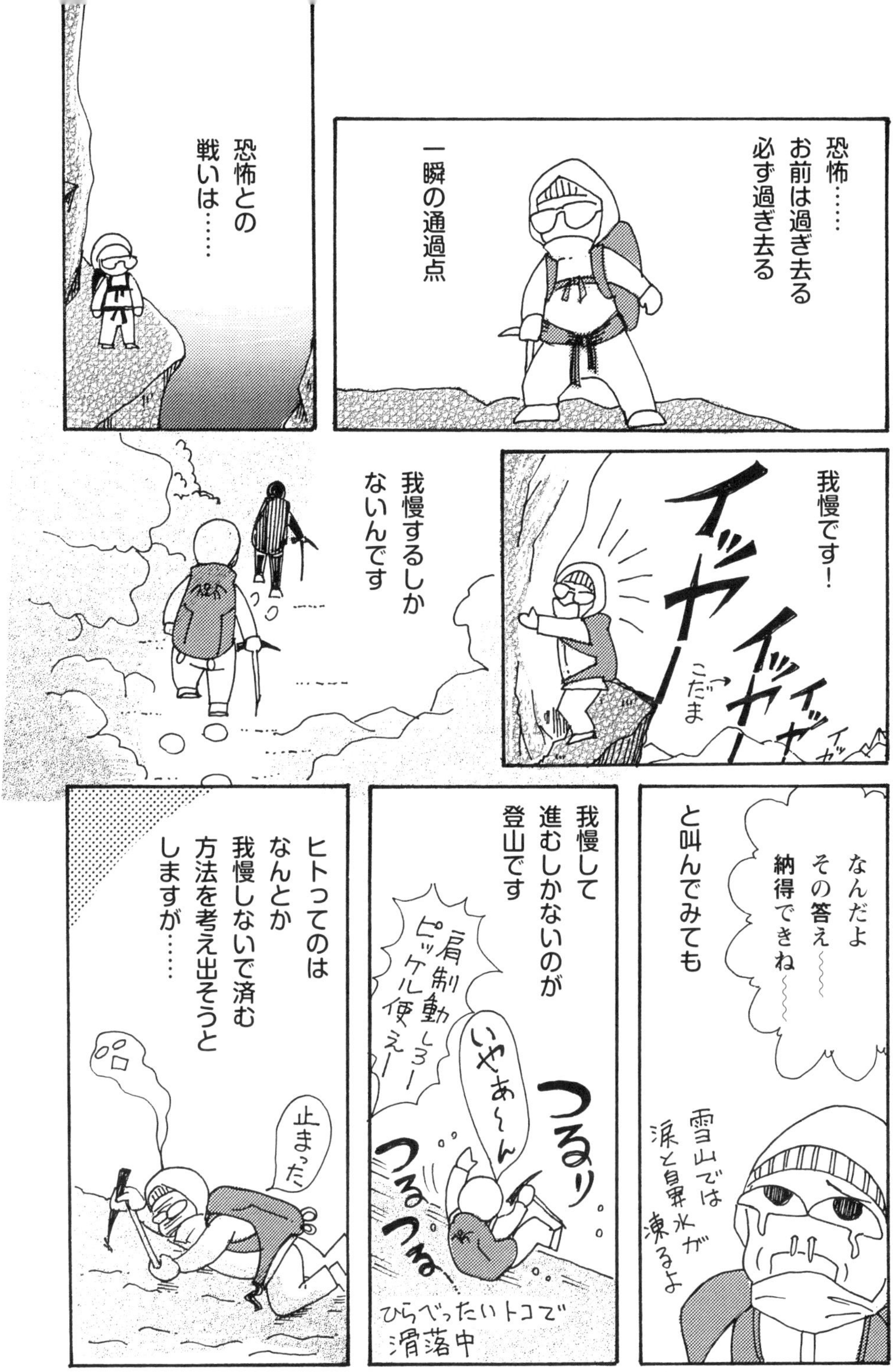

恐怖……
お前は過ぎ去る
必ず過ぎ去る
一瞬の通過点
恐怖との
戦いは……
我慢です！
イッヤー
イッヤー
イッヤー
イッヤ
こだま
我慢するしか
ないんです
なんだよ
その答え～～
納得できね～～
と叫んでみても
雪山では
涙と鼻水が
凍るよ
我慢して
進むしかないのが
登山です
肩制動しろー
ピッケル使えー
いやあ～ん
つるり
つるつる
つる…
ひらべったいトコで
滑落中
ヒトってのは
なんとか
我慢しないで済む
方法を考え出そうと
しますが……
止まった

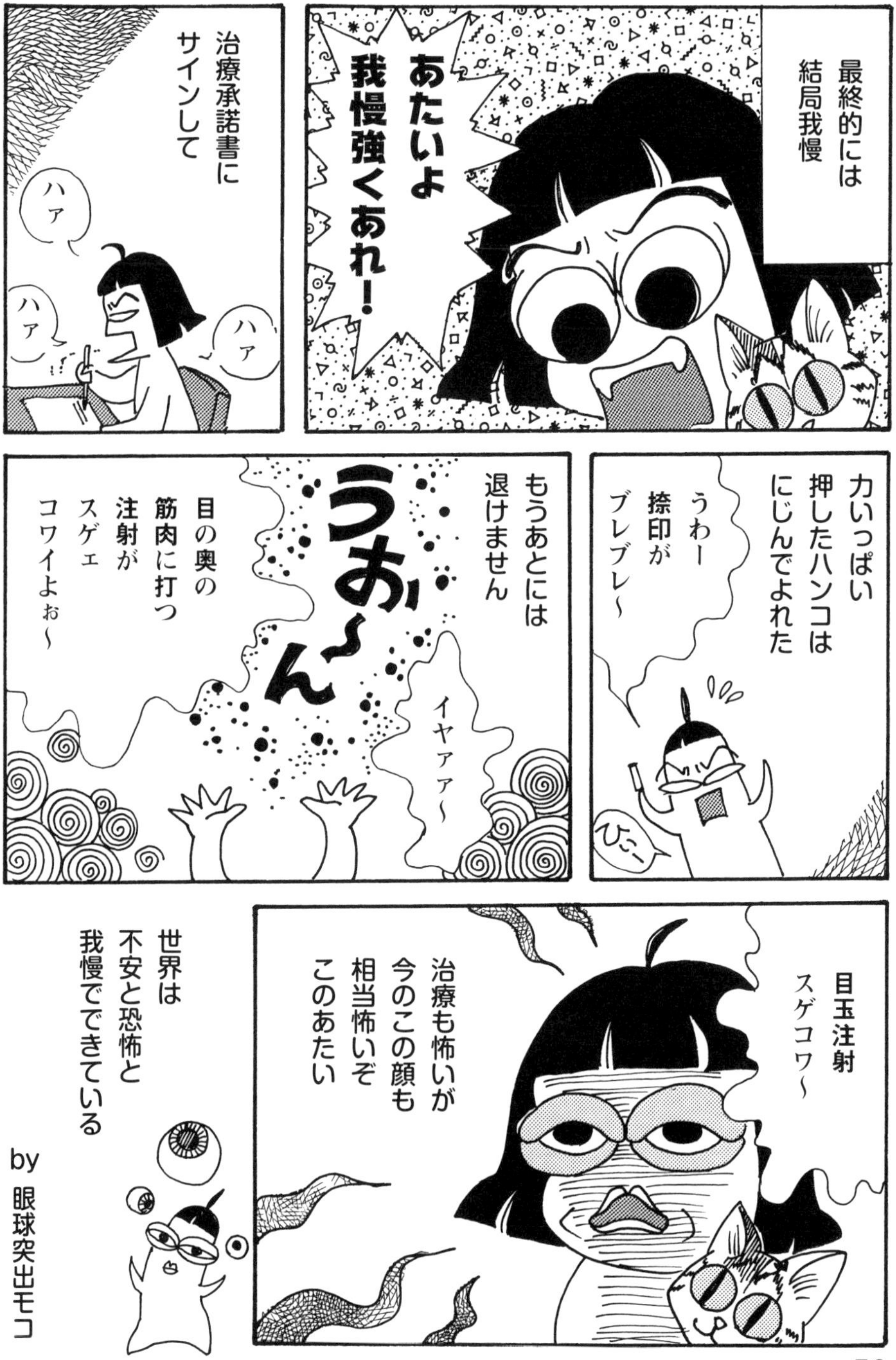
最終的には
結局我慢
あたいよ
我慢強くあれ!
治療承諾書に
サインして
ハア
ハア
ハア
力いっぱい
押したハンコは
にじんでよれた
うわー
捺印が
ブレブレ~
ひぃ~
もうあとには
退けません
うぉ~ん
イヤァァ~
目の奥の
筋肉に打つ
注射が
スゲェ
コワイよぉ~
目玉注射
スゲコワ~
治療も怖いが
今のこの顔も
相当怖いぞ
このあたい
世界は
不安と恐怖と
我慢でできている
by
眼球突出モコ

#15 ついに、ステロイド注射の日

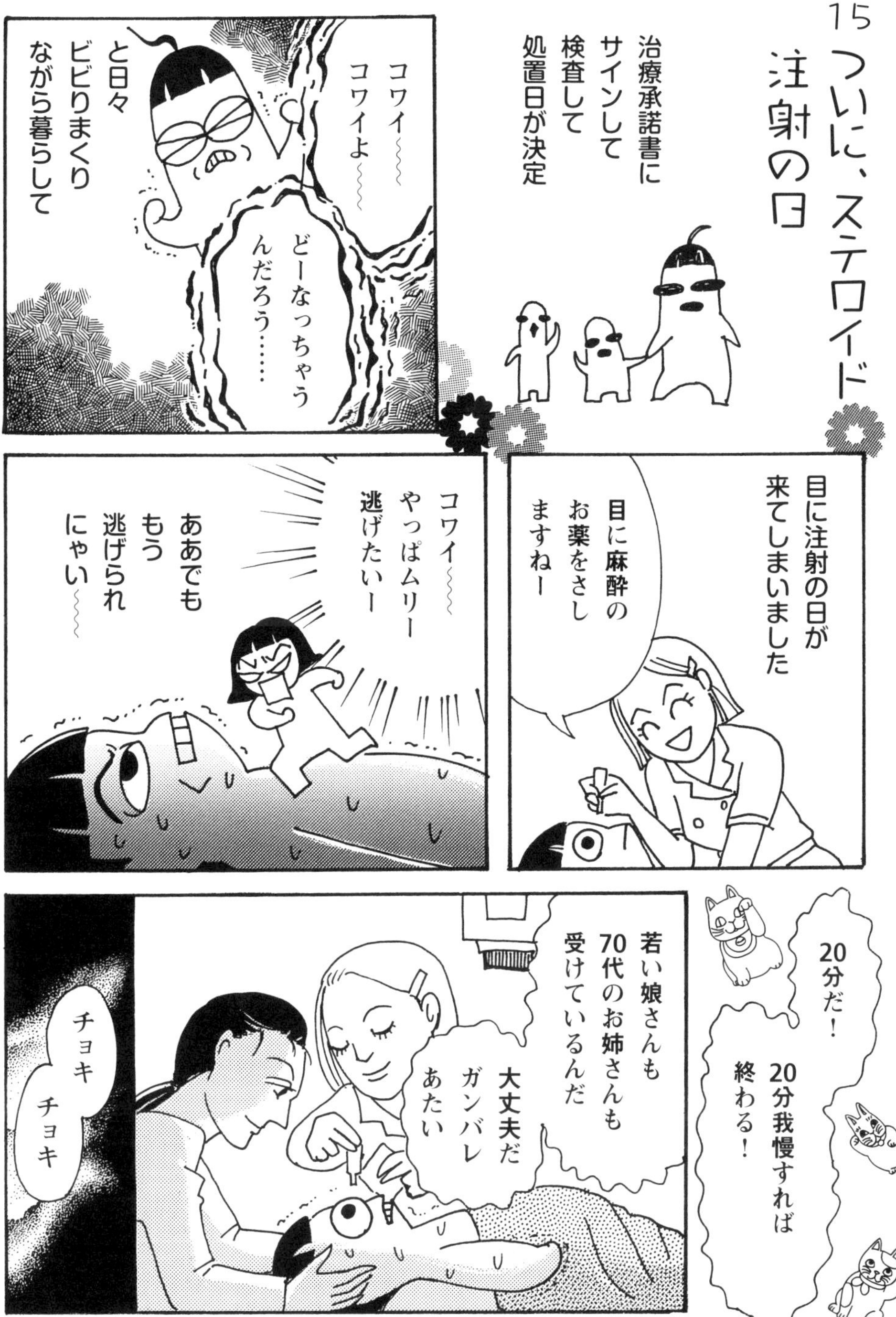
治療承諾書にサインして検査して処置日が決定
コワイ〜コワイよ〜
どーなっちゃうんだろう……
と日々ビビりまくりながら暮らして
目に注射の日が来てしまいました
目に麻酔のお薬をさしますねー
コワイ〜やっぱムリー逃げたいー
ああでももう逃げられにゃい〜
20分だ！
20分我慢すれば終わる！
若い娘さんも70代のお姉さんも受けているんだ
大丈夫だガンバレあたい
チョキ
チョキ

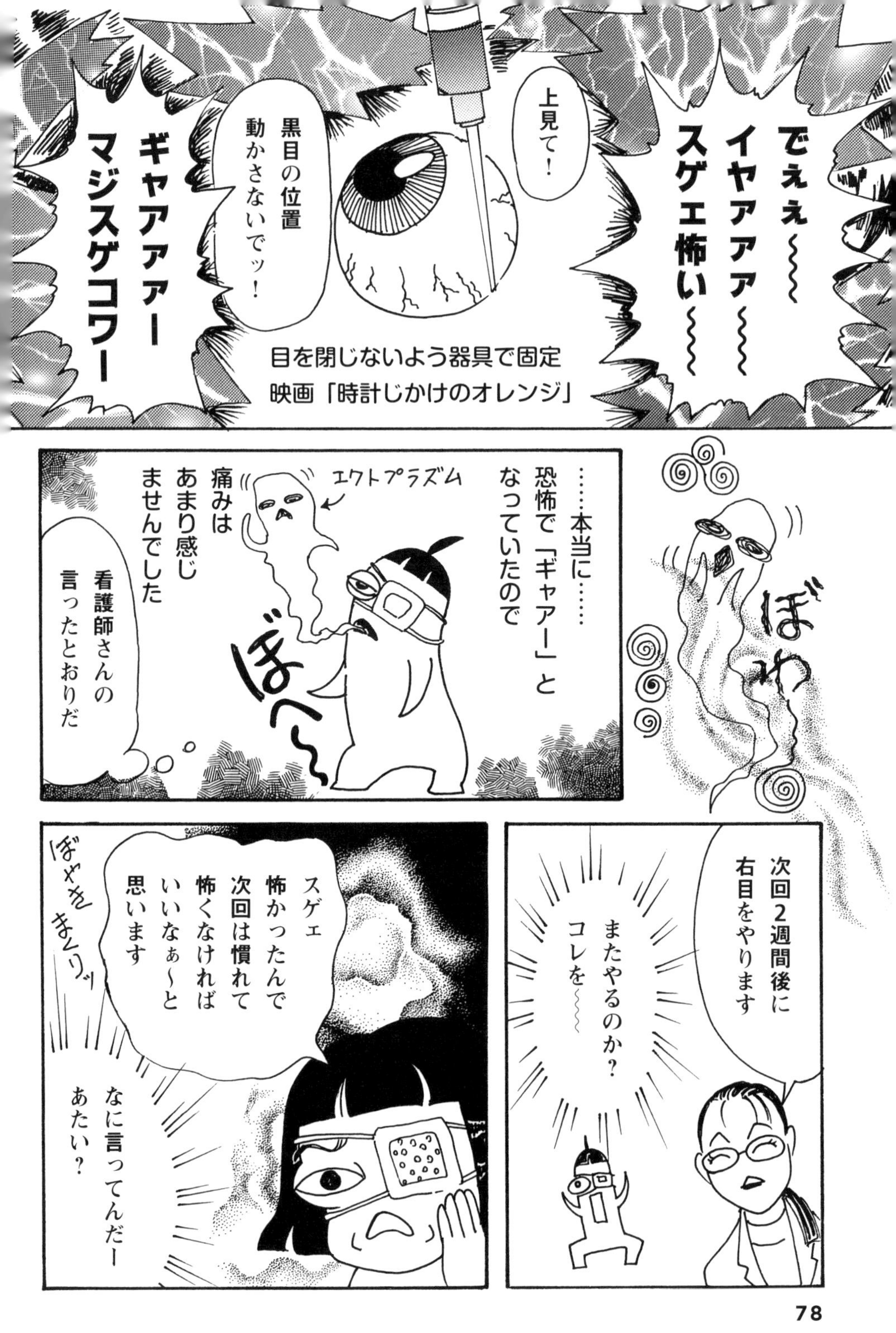
でぇ〜〜〜
イヤァァァ〜〜〜
スゲエ怖い〜〜〜
上見て！
黒目の位置
動かさないでッ！
ギャアァァー
マジスゲコワー
目を閉じないよう器具で固定
映画「時計じかけのオレンジ」
ぼわ
……本当に……
恐怖で「ギャアー」と
なっていたので
痛みは
あまり感じ
ませんでした
エクトプラズム
ぼへ〜
看護師さんの
言ったとおりだ
次回2週間後に
右目をやります
またやるのか？
コレを〜〜
スゲエ
怖かったんで
次回は慣れて
怖くなければ
いいなぁ〜と
思います
ぼやきまくりッ
なに言ってんだー
あたい？

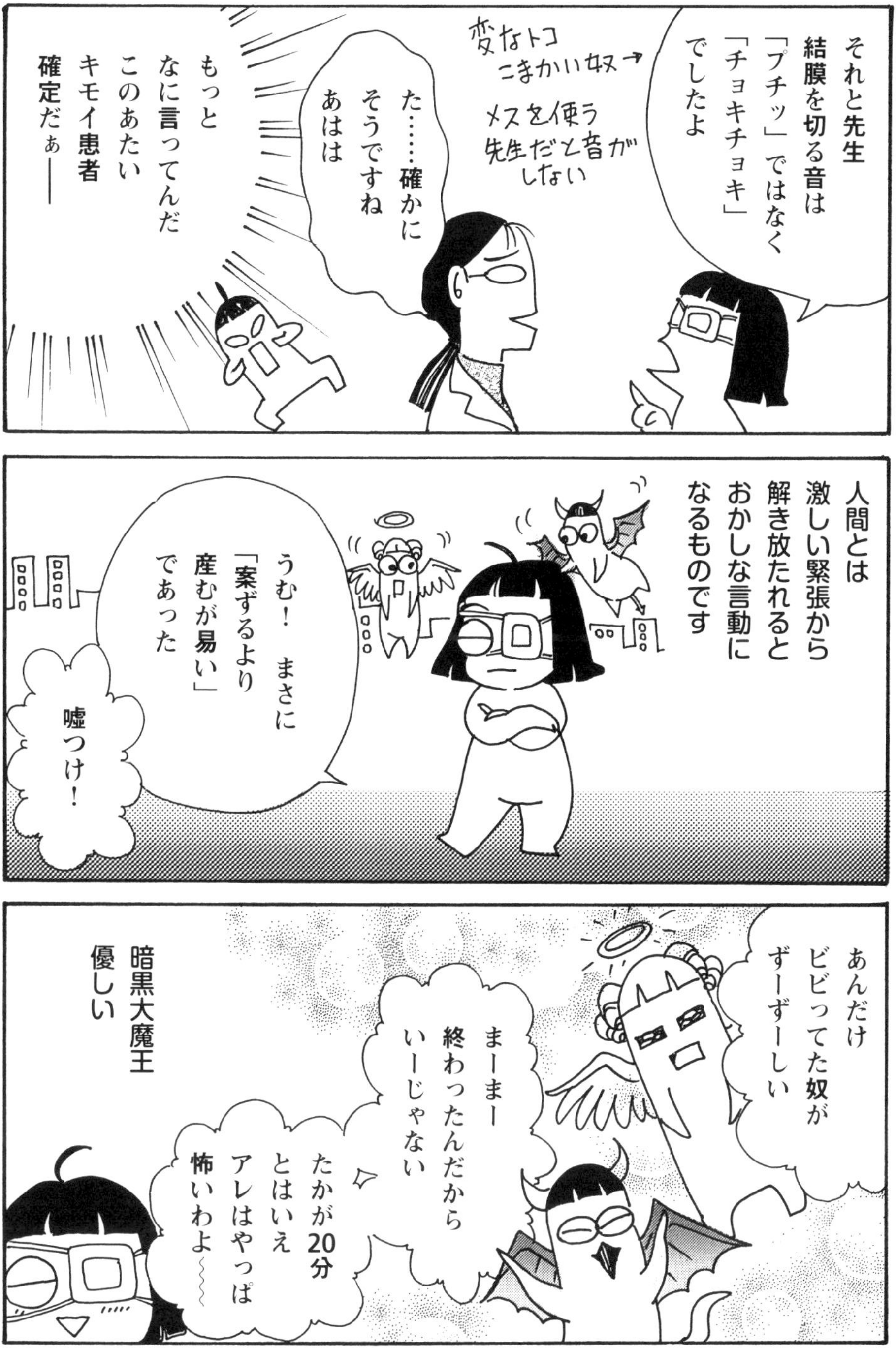

それと先生 結膜を切る音は 「プチッ」ではなく 「チョキチョキ」でしたよ
変なトコ こまかい奴→
メスを使う先生だと音がしない
た……確かに そうですね あはは
もっと なに言ってんだ このあたい キモイ患者 確定だぁ——
人間とは 激しい緊張から 解き放たれると おかしな言動に なるものです
うむ！ まさに 「案ずるより 産むが易い」 であった
嘘つけ！
あんだけ ビビってた奴が ずーずーしい
まーまー 終わったんだから いーじゃない
たかが20分 とはいえ アレはやっぱ 怖いわよ〜〜〜
暗黒大魔王 優しい

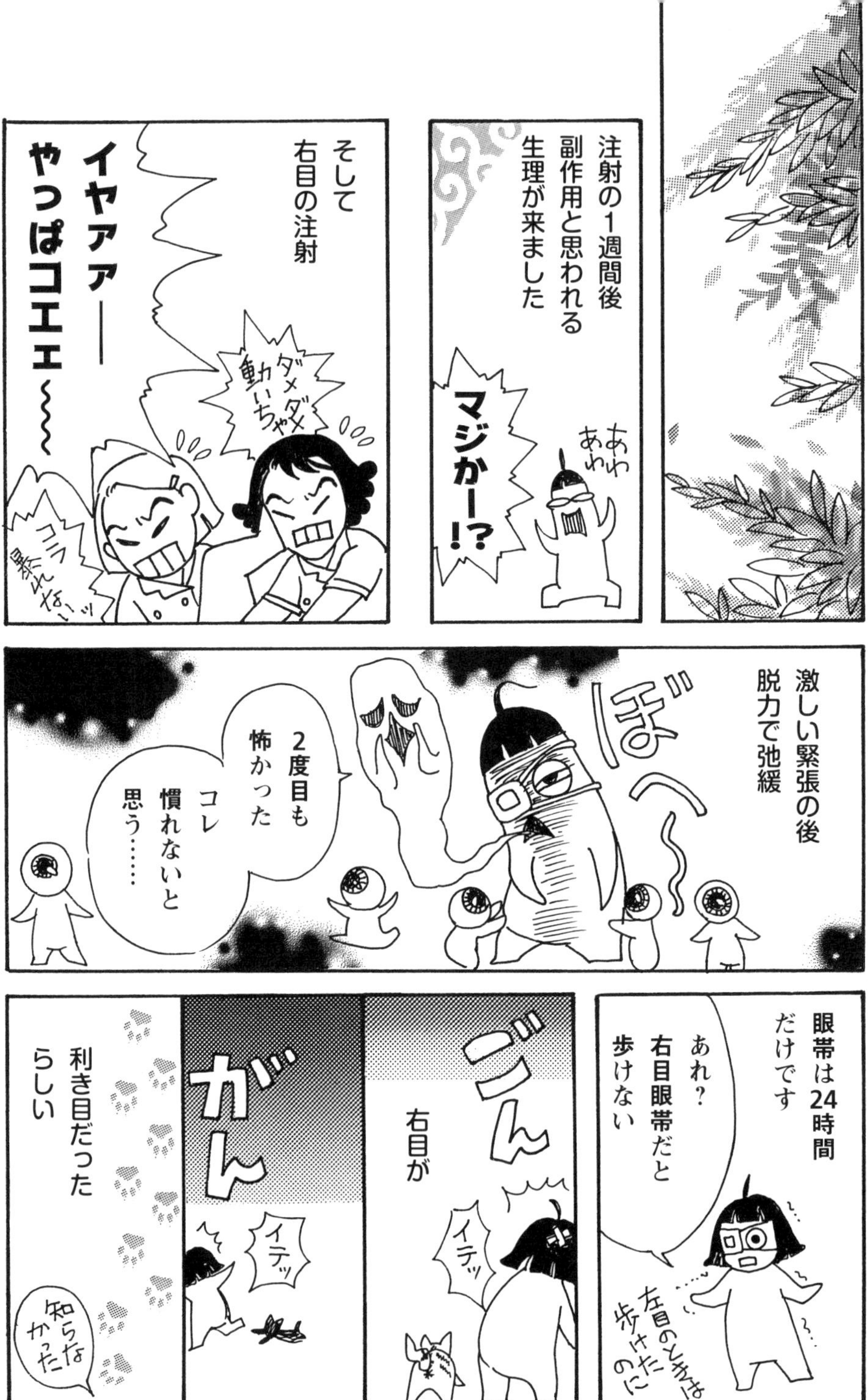
注射の1週間後
副作用と思われる
生理が来ました
マジかー!?
あわあわ
そして
右目の注射
ダメダメ動いちゃ
イヤァァーー
やっぱコエエ〜〜〜
コラ暴れな…ッ
激しい緊張の後
脱力で弛緩
ぽへ〜
2度目も
怖かった
コレ
慣れないと
思う……
眼帯は24時間
だけです
あれ?
右目眼帯だと
歩けない
左目のときは
歩けたのに
ごん
右目が
イテッ
がん
イテッ
利き目だった
らしい
知らなかった

#16 黒目がちどころか全部黒目になる

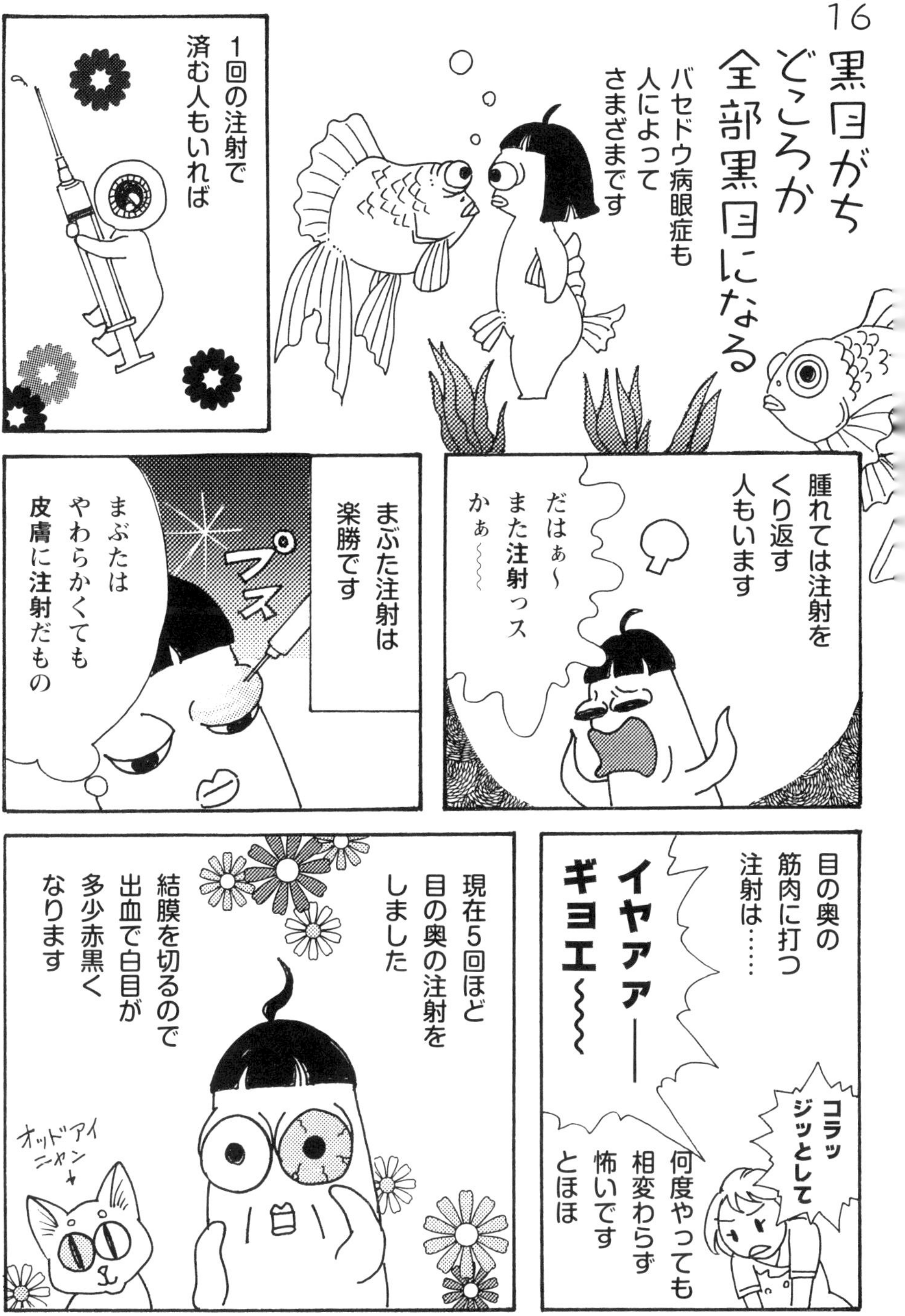
バセドウ病眼症も
人によって
さまざまです
1回の注射で
済む人もいれば
腫れては注射を
くり返す
人もいます
だはぁ～
また注射っス
かぁ～～～
まぶた注射は
楽勝です
プス
まぶたは
やわらかくても
皮膚に注射だもの
目の奥の
筋肉に打つ
注射は……
イヤァァーー
ギョエ～～～
コラッ
ジッとして
何度やっても
相変わらず
怖いです
とほほ
現在5回ほど
目の奥の注射を
しました
結膜を切るので
出血で白目が
多少赤黒く
なります
オッドアイ
ニャン

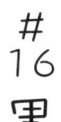

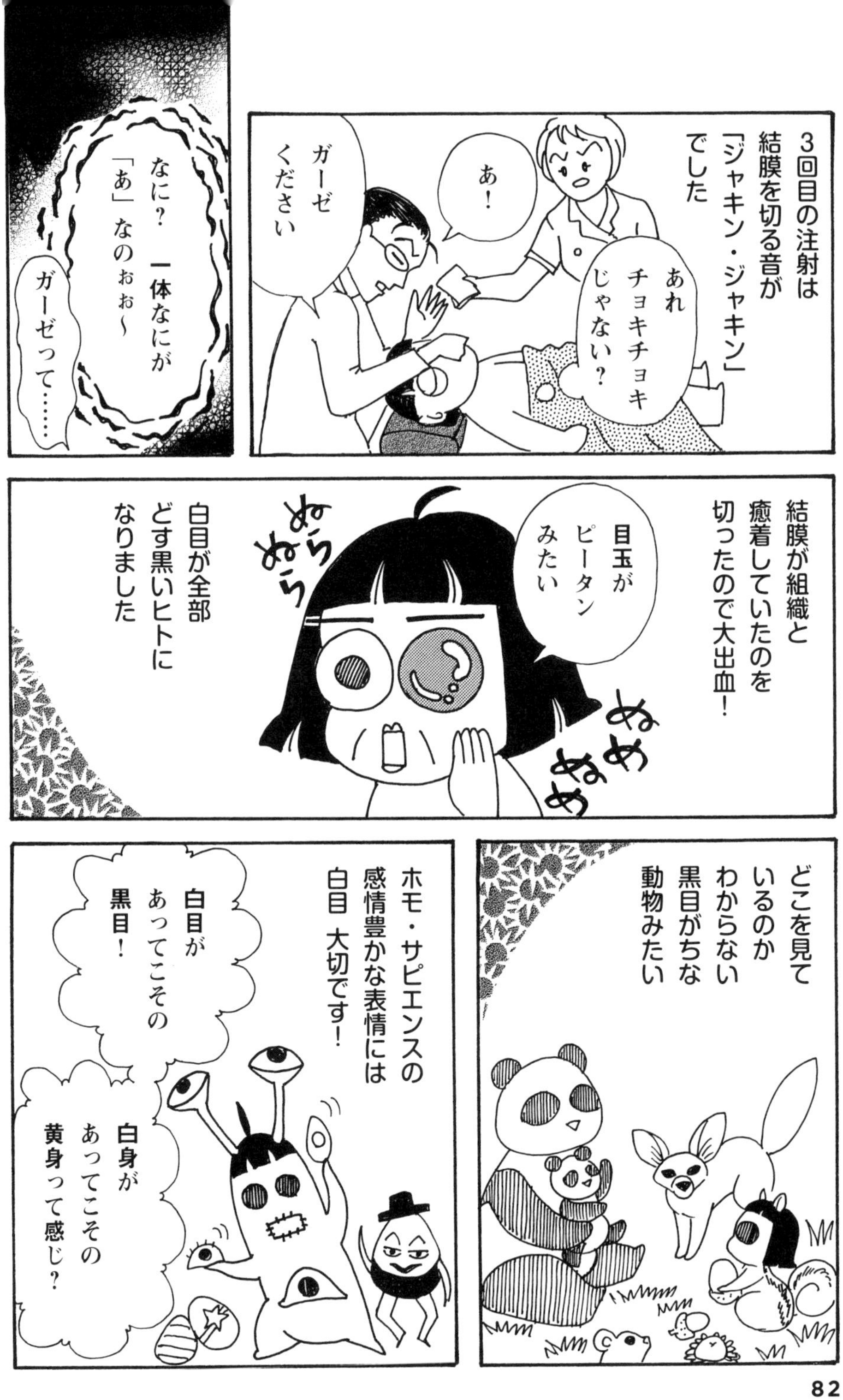
3回目の注射は
結膜を切る音が
「ジャキン・ジャキン」
でした
あれ
チョキチョキ
じゃない？
あ！
ガーゼ
ください
なに？ 一体なにが
「あ」なのぉぉ～
ガーゼって……
結膜が組織と
癒着していたのを
切ったので大出血！
目玉が
ピータン
みたい
ぬめぬめ
ぬらぬら
白目が全部
どす黒いヒトに
なりました
どこを見て
いるのか
わからない
黒目がちな
動物みたい
ホモ・サピエンスの
感情豊かな表情には
白目 大切です！
白目が
あってこその
黒目！
白身が
あってこその
黄身って感じ？

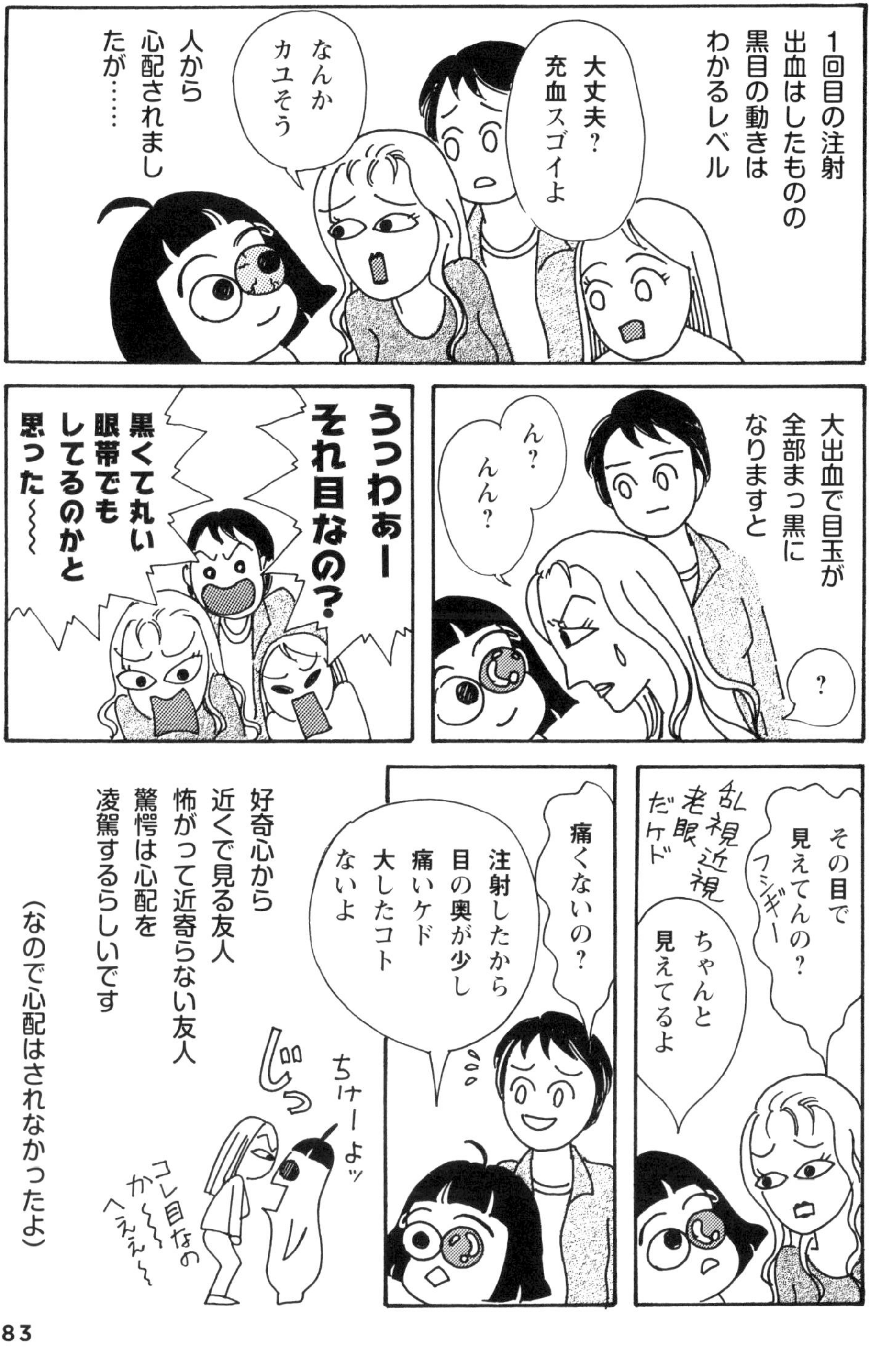
1回目の注射 出血はしたものの 黒目の動きは わかるレベル
大丈夫? 充血スゴイよ
なんか カユそう
人から 心配されまし たが……
大出血で目玉が 全部まっ黒に なりますと
ん? んん?
?
うっわぁー それ目なの?
黒くて丸い 眼帯でも してるのかと 思った〜〜〜
その目で 見えてんの? フシギー
乱視 近視 老眼 だケド
ちゃんと 見えてるよ
痛くないの?
注射したから 目の奥が少し 痛いケド 大したコト ないよ
好奇心から 近くで見る友人 怖がって近寄らない友人 驚愕は心配を 凌駕するらしいです
ちけーよッ
じっ
コレ目なの か〜〜 へえぇ〜〜
(なので心配はされなかったよ)

#17 下を向いて歩く人になりました

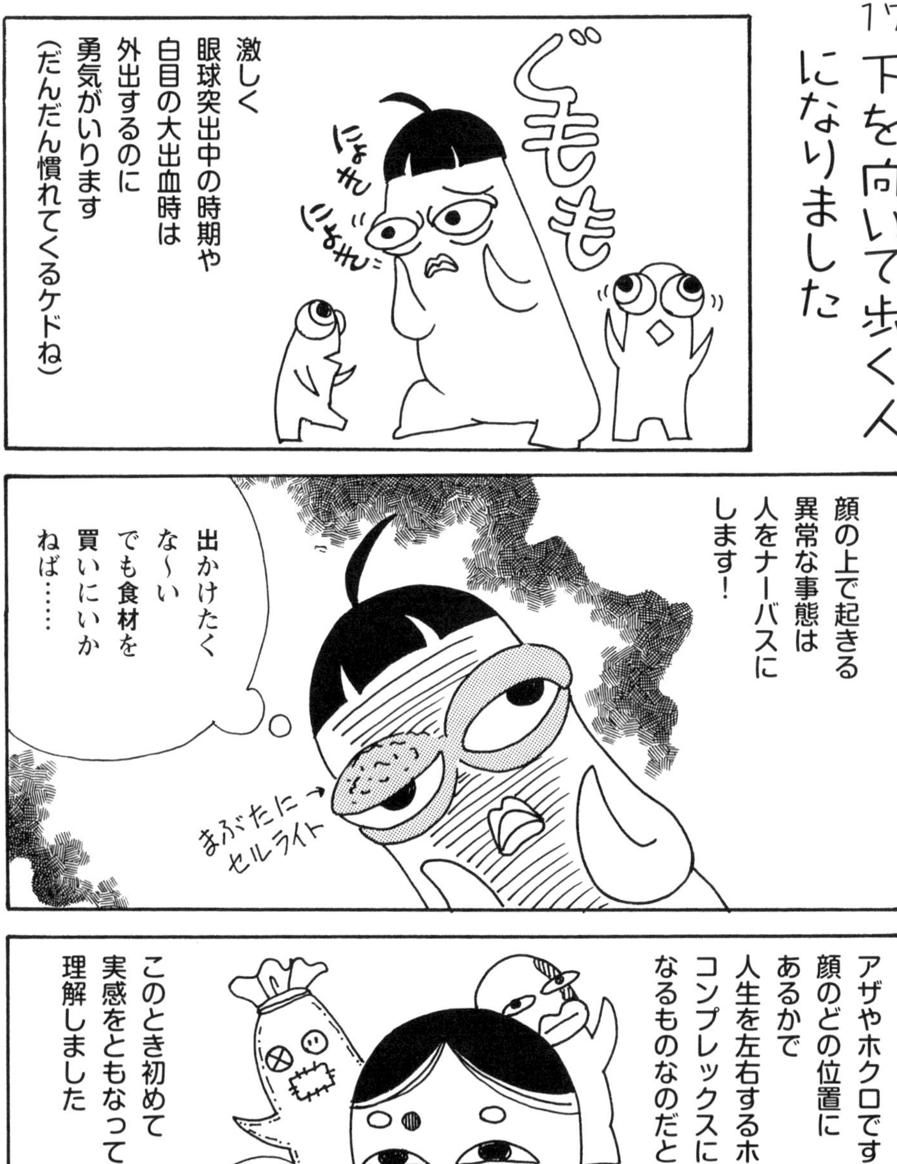
ぐもも
にょれ
にょれ
激しく
眼球突出中の時期や
白目の大出血時は
外出するのに
勇気がいります
（だんだん慣れてくるケドね）
顔の上で起きる
異常な事態は
人をナーバスに
します！
出かけたく
な～い
でも食材を
買いにいか
ねば……
まぶたに→
セルライト
アザやホクロですら
顔のどの位置に
あるかで
人生を左右するホドの
コンプレックスに
なるものなのだと
このとき初めて
実感をともなって
理解しました
顔に出る
アトピーもね

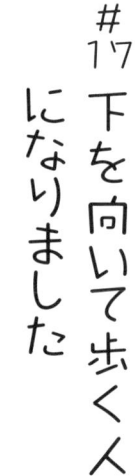

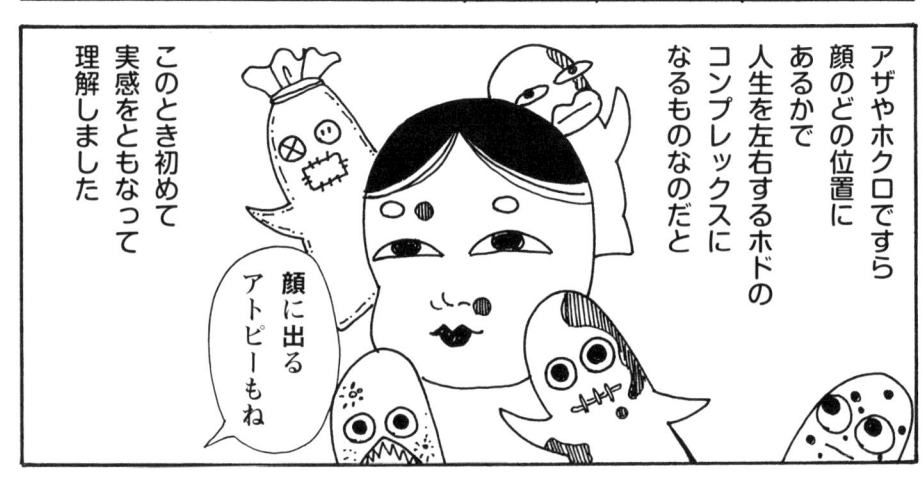

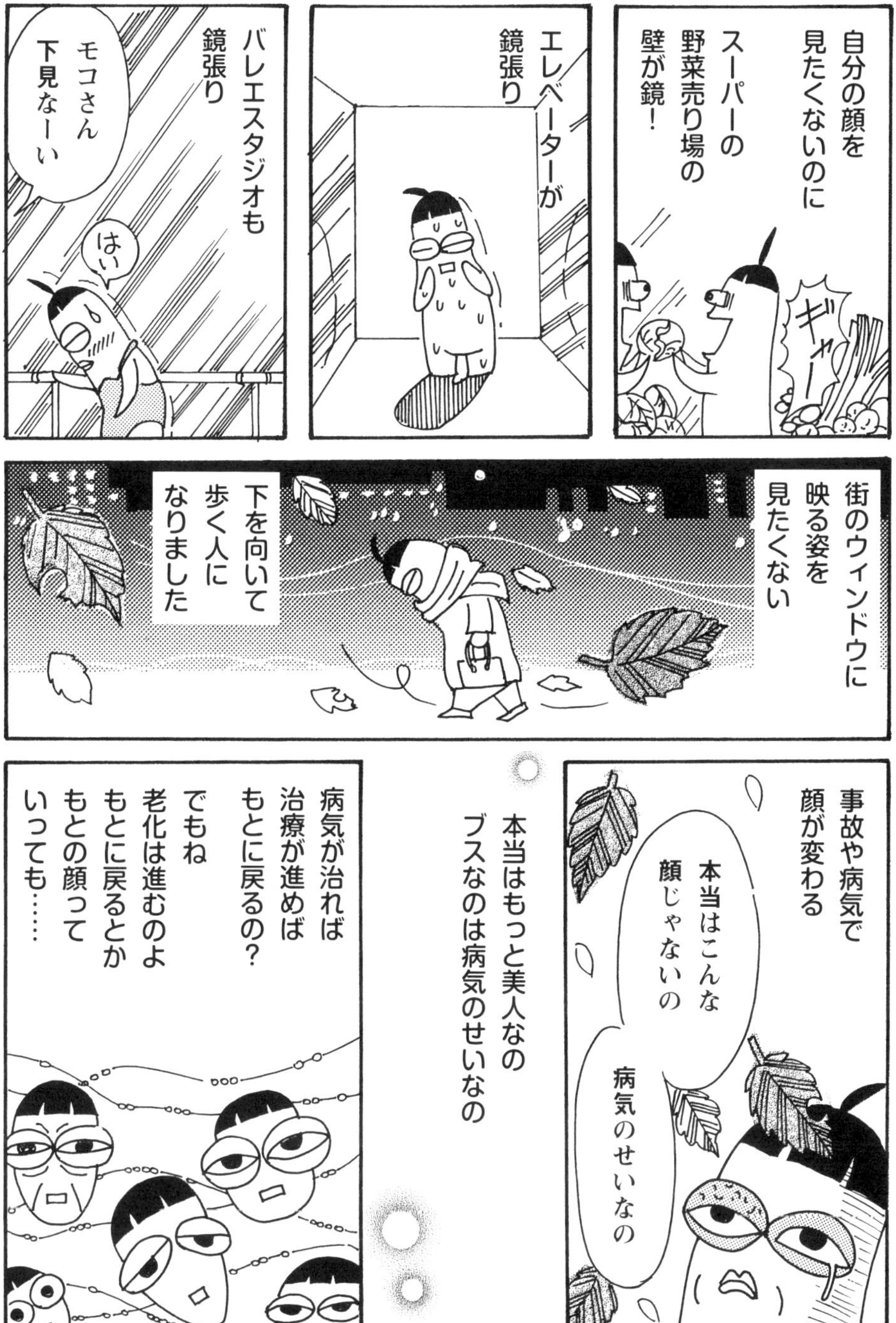
自分の顔を
見たくないのに
スーパーの
野菜売り場の
壁が鏡！
ギャー
エレベーターが
鏡張り
バレエスタジオも
鏡張り
モコさん
下見なーい
はい
街のウィンドウに
映る姿を
見たくない
下を向いて
歩く人に
なりました
事故や病気で
顔が変わる
本当はこんな
顔じゃないの
病気のせいなの
本当はもっと美人なの
ブスなのは病気のせいなの
病気が治れば
治療が進めば
もとに戻るの？
でもね
老化は進むのよ
もとに戻るとか
もとの顔って
いっても……

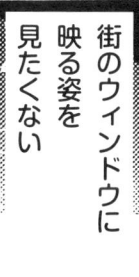

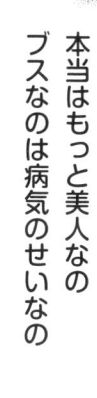

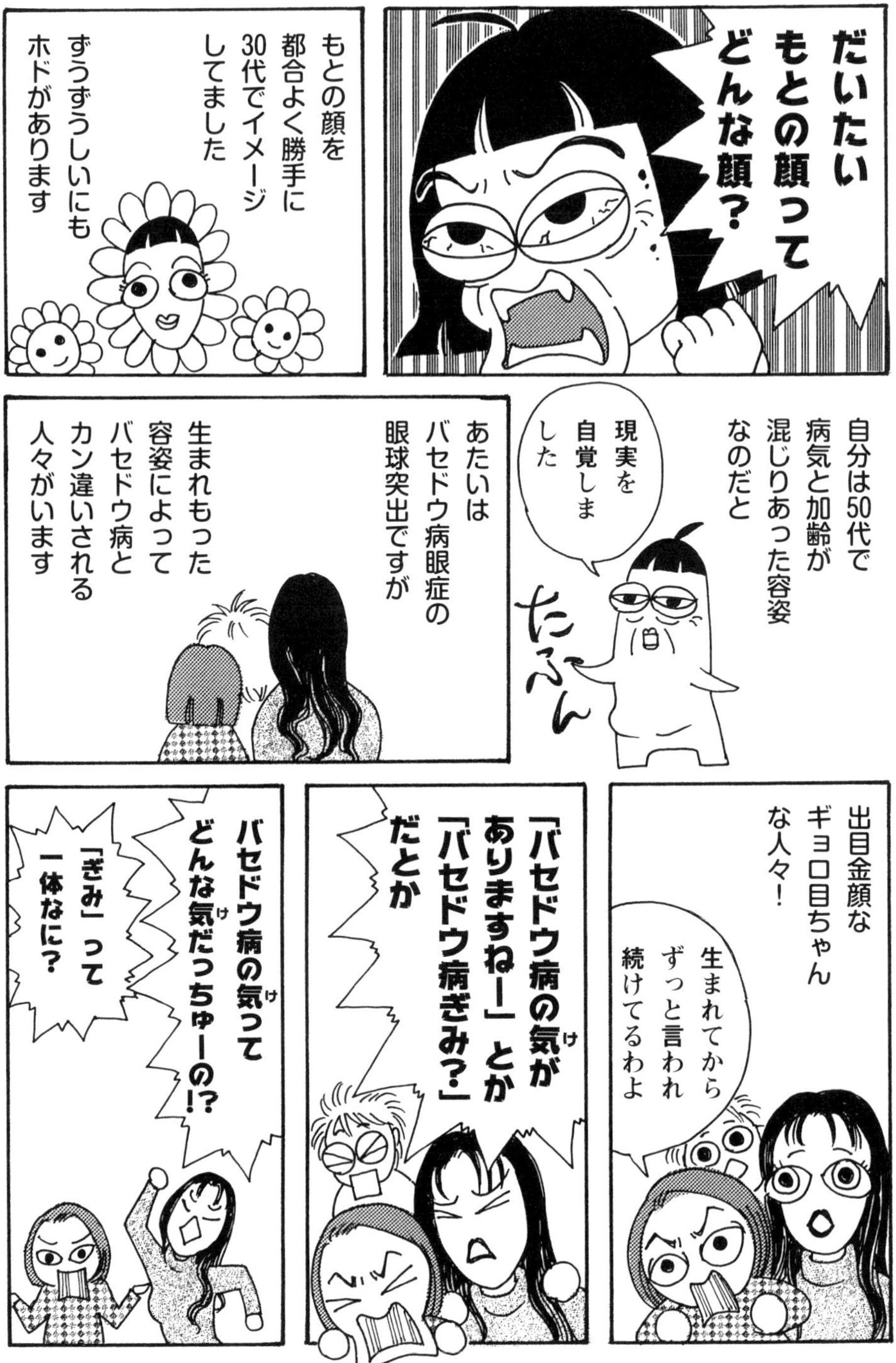
だいたいもとの顔ってどんな顔？
もとの顔を都合よく勝手に30代でイメージしてました
ずうずうしいにもホドがあります
自分は50代で病気と加齢が混じりあった容姿なのだと
現実を自覚しました
たふん
あたいはバセドウ病眼症の眼球突出ですが
生まれもった容姿によってバセドウ病とカン違いされる人々がいます
出目金顔なギョロ目ちゃんな人々！
生まれてからずっと言われ続けてるわよ
「バセドウ病の気《け》がありますねー」とか「バセドウ病ぎみ？」だとか
バセドウ病の気《け》ってどんな気《け》だっちゅーの!?
「ぎみ」って一体なに？

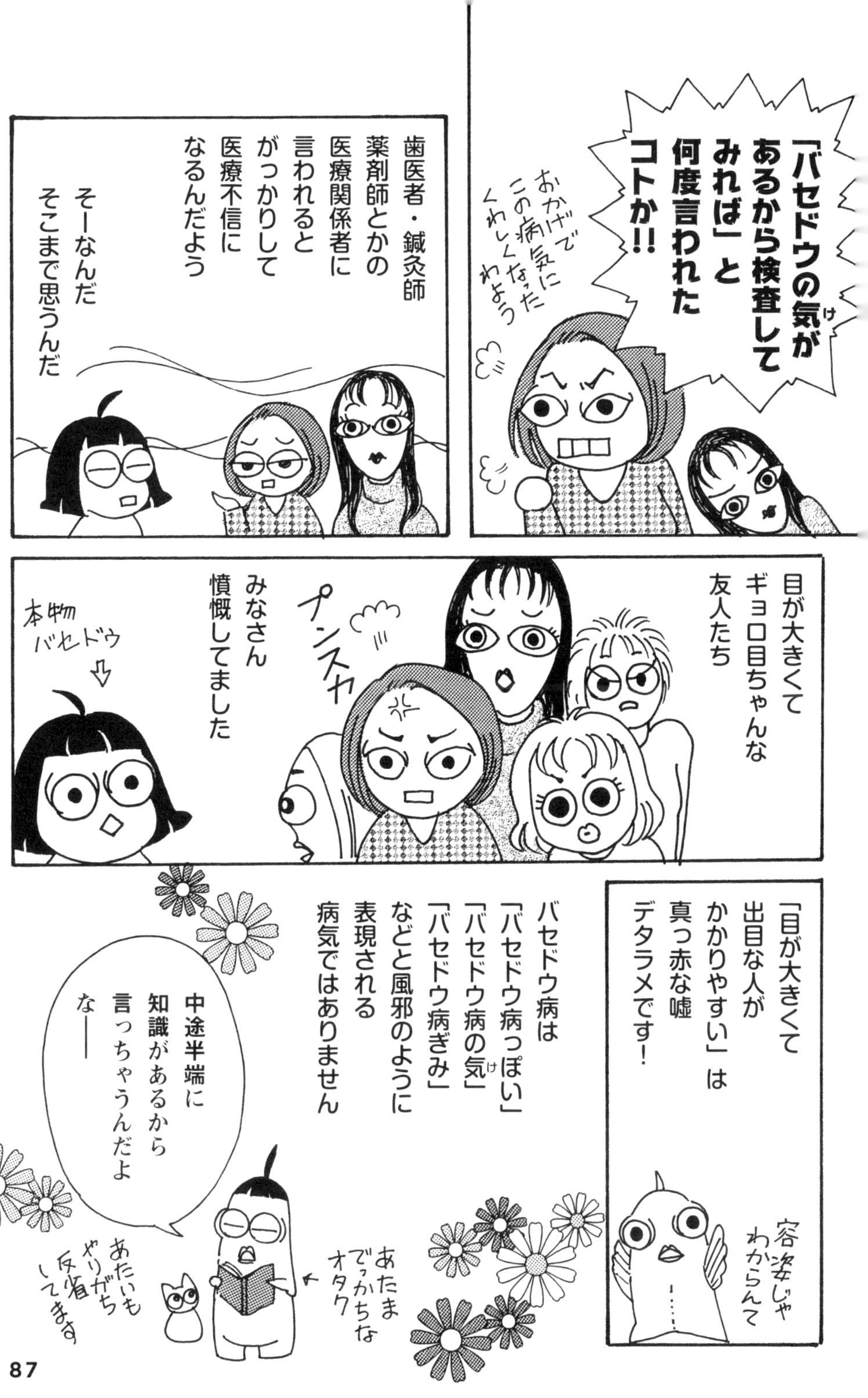
「バセドウの気《け》があるから検査してみれば」と何度言われたコトか!!
おかげでこの病気にくわしくなったわよう
歯医者・鍼灸師 薬剤師とかの医療関係者に言われるとがっかりして医療不信になるんだよう
そーなんだ そこまで思うんだ
目が大きくてギョロ目ちゃんな友人たち
プンスカ
みなさん憤慨してました
本物バセドウ
「目が大きくて出目な人がかかりやすい」は真っ赤な嘘 デタラメです!
容姿じゃわからんて
……
バセドウ病は「バセドウ病っぽい」「バセドウ病の気《け》」「バセドウ病ぎみ」などと風邪のように表現される病気ではありません
中途半端に知識があるから言っちゃうんだよなー――
あたまでっかちなオタク
あたいもやりがち反省してます

#18 ヘーキで「一生そのまま」と言うな

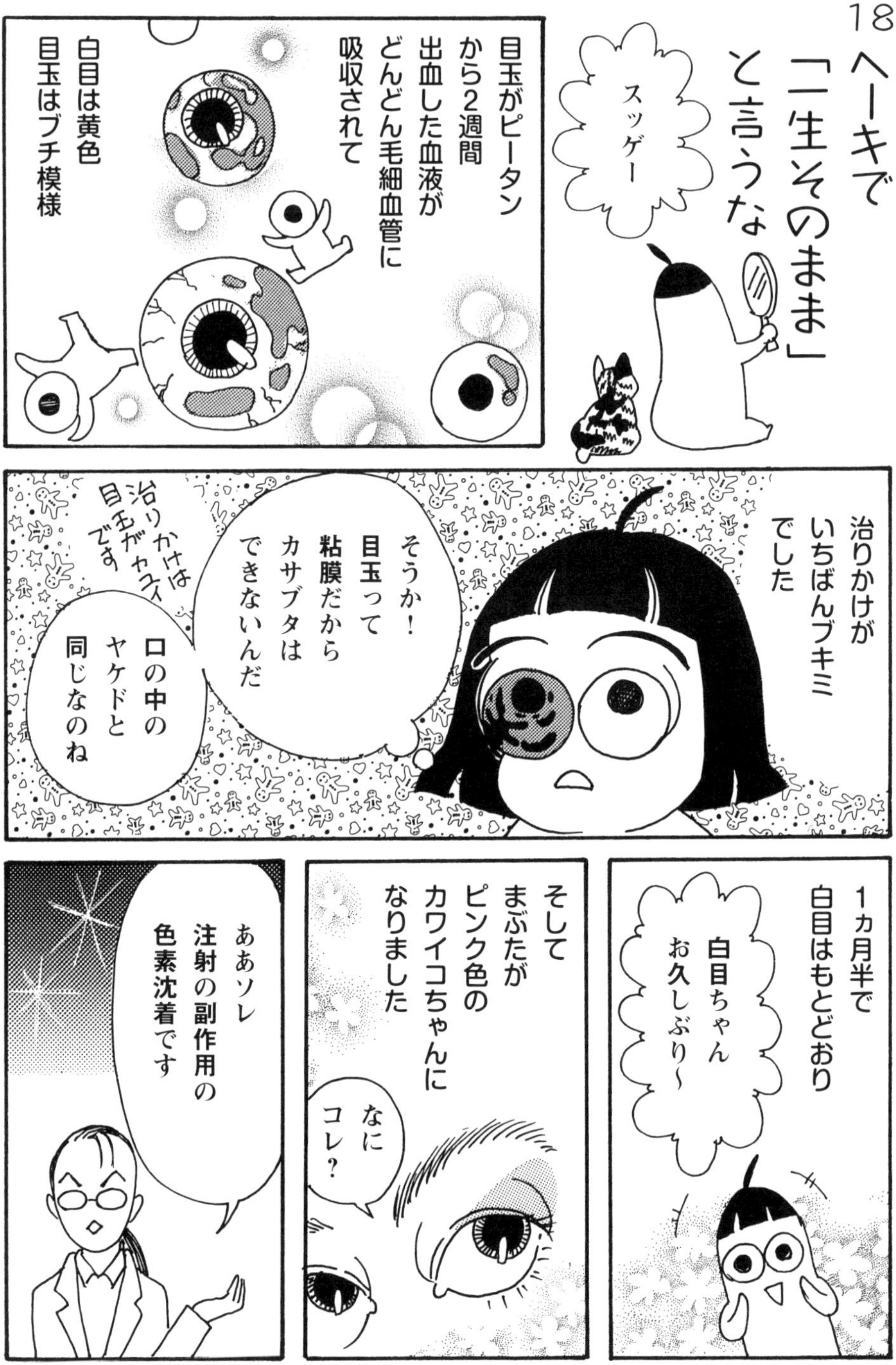
スッゲー
目玉がピータンから2週間出血した血液がどんどん毛細血管に吸収されて
白目は黄色目玉はブチ模様
治りかけがいちばんブキミでした
そうか！目玉って粘膜だからカサブタはできないんだ
治りかけは目玉がカユイです
口の中のヤケドと同じなのね
1ヵ月半で白目はもとどおり
白目ちゃんお久しぶり～
そしてまぶたがピンク色のカワイコちゃんになりました
なにコレ？
ああソレ注射の副作用の色素沈着です

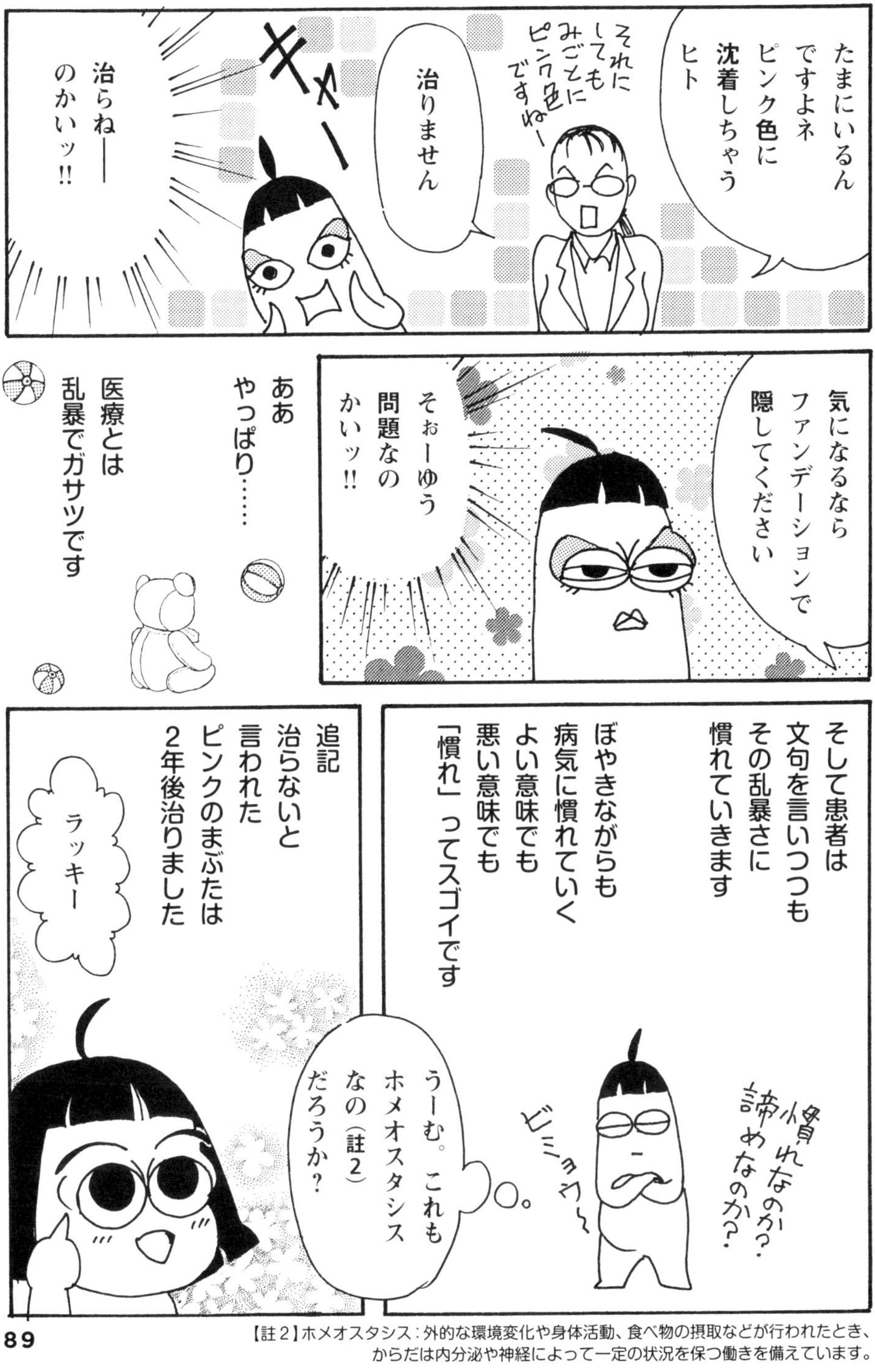
たまにいるんですよネ
ピンク色に沈着しちゃうヒト
それにしてもみごとにピンク色ですねー
治りません
キャー
治らね――のかいッ!!
気になるならファンデーションで隠してください
そぉーゆう問題なのかいッ!!
ああやっぱり……
医療とは乱暴でガサツです
そして患者は文句を言いつつもその乱暴さに慣れていきます
ぼやきながらも病気に慣れていく
よい意味でも悪い意味でも「慣れ」ってスゴイです
慣れなのか？諦めなのか？
ビミョウ～
うーむ。これもホメオスタシスなの（註2）だろうか？
追記
治らないと言われたピンクのまぶたは2年後治りました
ラッキー

【註2】ホメオスタシス：外的な環境変化や身体活動、食べ物の摂取などが行われたとき、からだは内分泌や神経によって一定の状況を保つ働きを備えています。

#19 不調の連鎖を断ち切るには

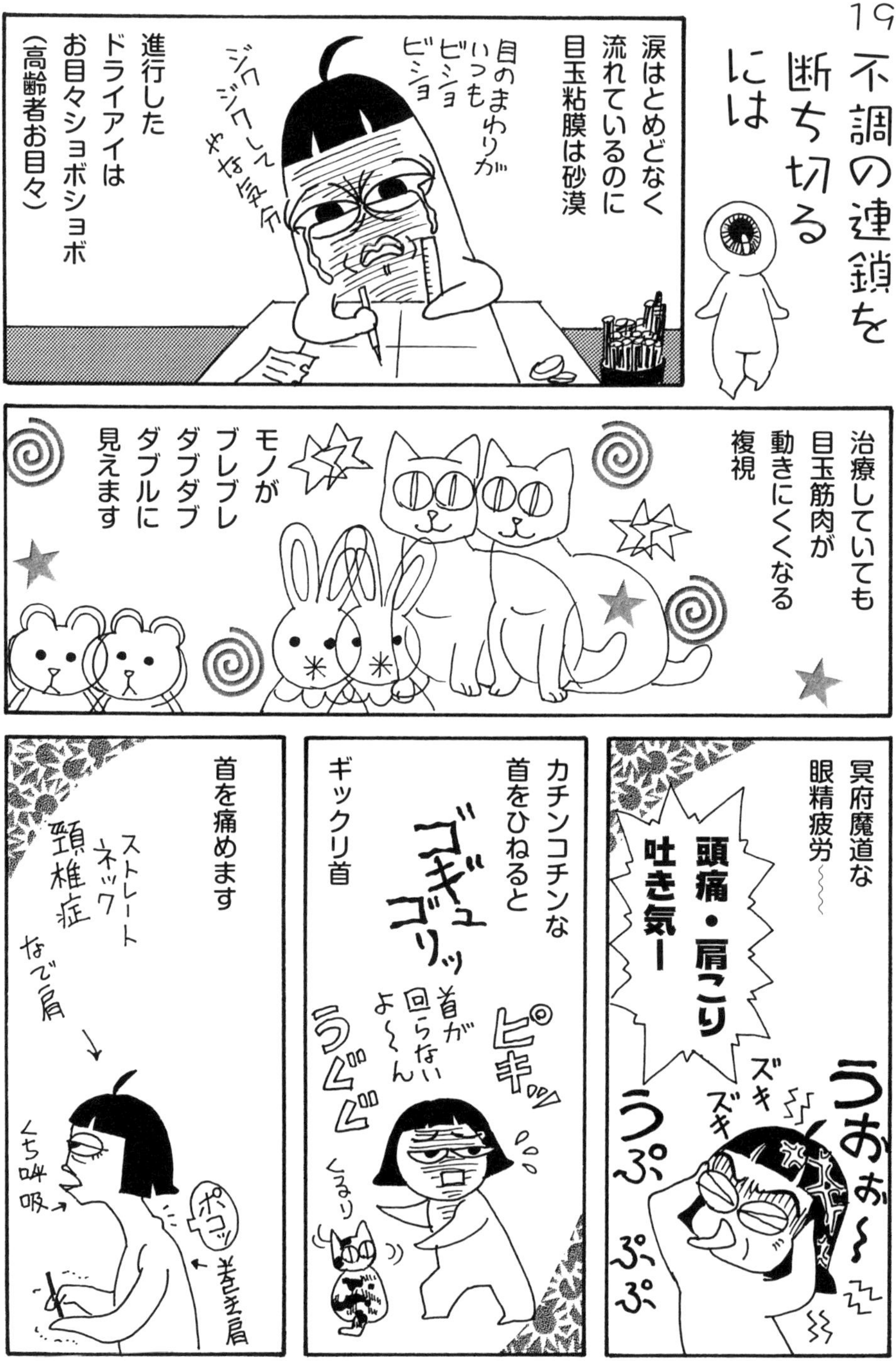
涙はとめどなく流れているのに目玉粘膜は砂漠
目のまわりがいつもビジョビジョ
ジクジクしてやな気分
進行したドライアイはお目々ショボショボ
(高齢者お目々)
治療していても目玉筋肉が動きにくくなる複視
モノがブレブレダブダブダブルに見えます
冥府魔道な眼精疲労〜〜〜
頭痛・肩こり
吐き気ー
うぉぉ〜
ズキズキ
うぷ
ぷぷ
カチンコチンな首をひねると
ゴギュゴリッ
ギックリ首
ピキッ
首が回らないよ〜ん
うぐぐ
くるり
首を痛めます
ストレートネック
頸椎症
なで肩
くち呼吸
ポコッ
巻き肩

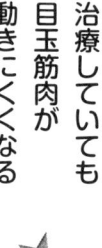

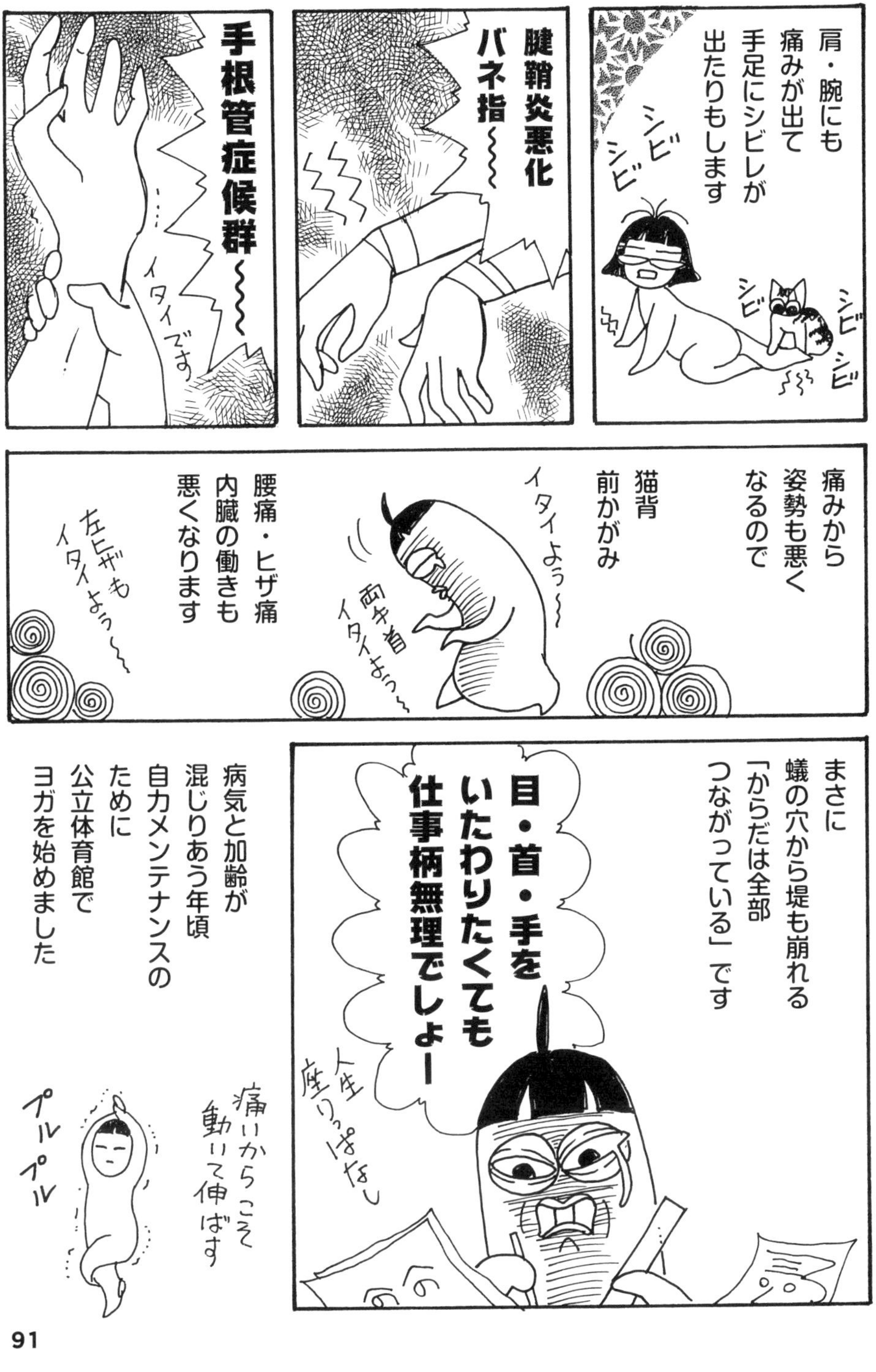

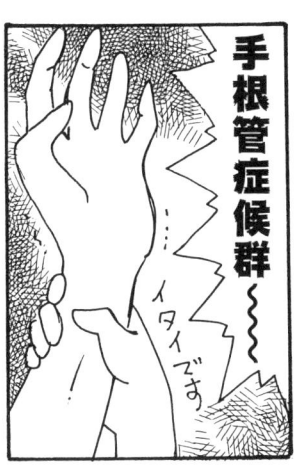

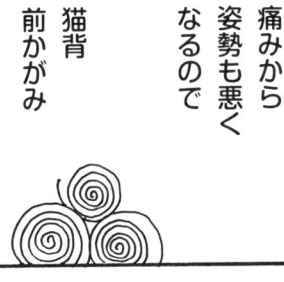

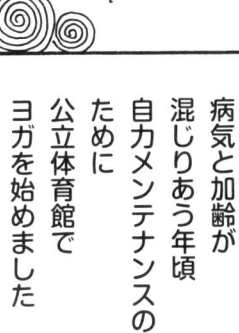

肩・腕にも
痛みが出て
手足にシビレが
出たりもします
シビシビ
シビ
シビシビ
腱鞘炎悪化
バネ指〜〜
手根管症候群〜〜〜
イタイです
痛みから
姿勢も悪く
なるので
猫背
前かがみ
イタイよう〜
両手首
イタイよう〜
腰痛・ヒザ痛
内臓の働きも
悪くなります
左ヒザも
イタイよう〜
まさに
蟻の穴から堤も崩れる
「からだは全部
つながっている」です
目・首・手を
いたわりたくても
仕事柄無理でしょー
人生
座りっぱなし
病気と加齢が
混じりあう年頃
自力メンテナンスの
ために
公立体育館で
ヨガを始めました
痛いからこそ
動いて伸ばす
プルプル

#20 1年後、バセドウ病と真逆の病気に!!

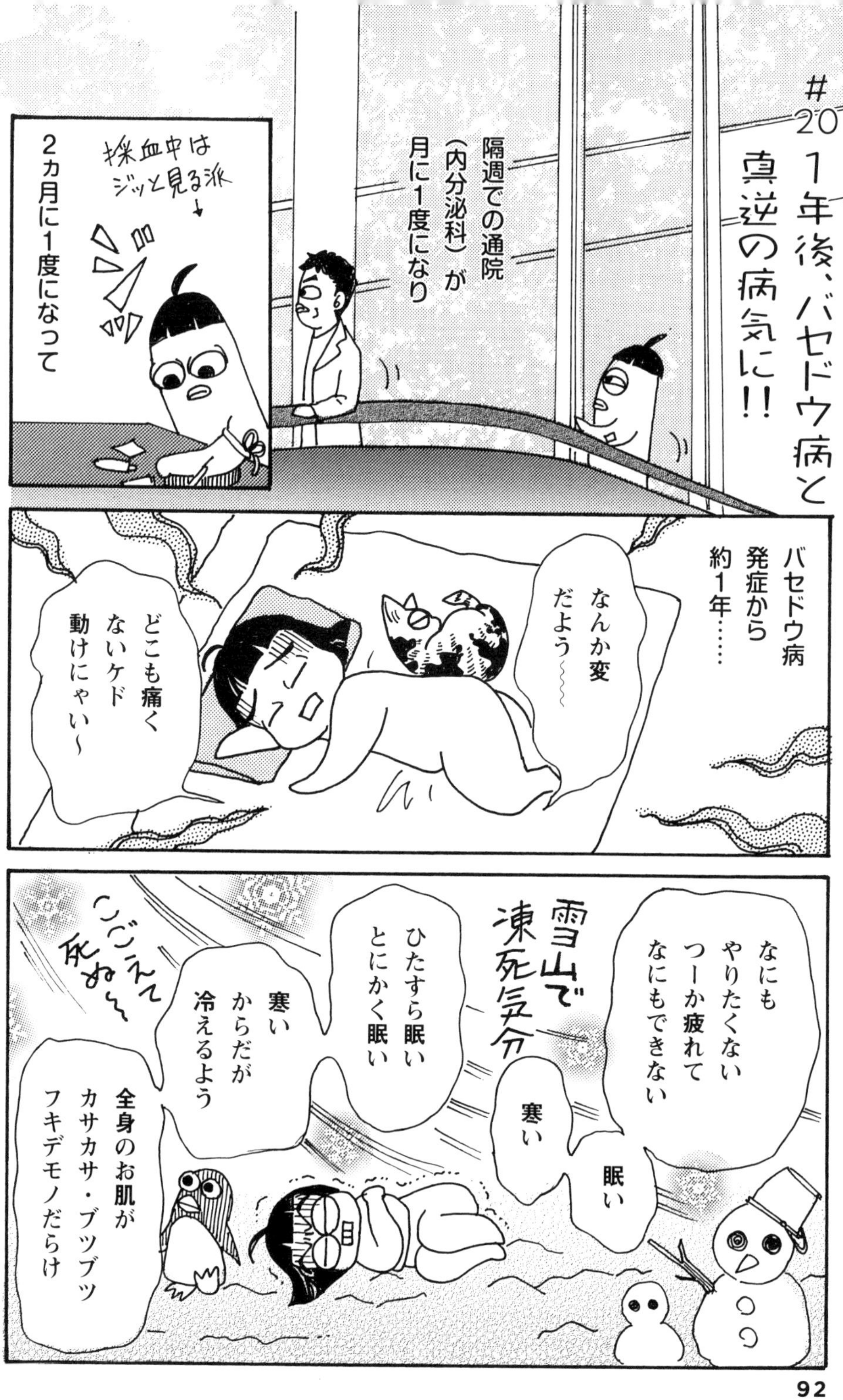

隔週での通院(内分泌科)が月に1度になり
採血中はジッと見る派
2カ月に1度になって
バセドウ病発症から約1年……
なんか変だよう〜〜
どこも痛くないケド動けにゃい〜
なにもやりたくないつーか疲れてなにもできない
雪山で凍死気分
ひたすら眠いとにかく眠い
寒い
寒いからだが冷えるよう
眠い
こごえて死ぬ〜
全身のお肌がカサカサ・ブツブツフキデモノだらけ

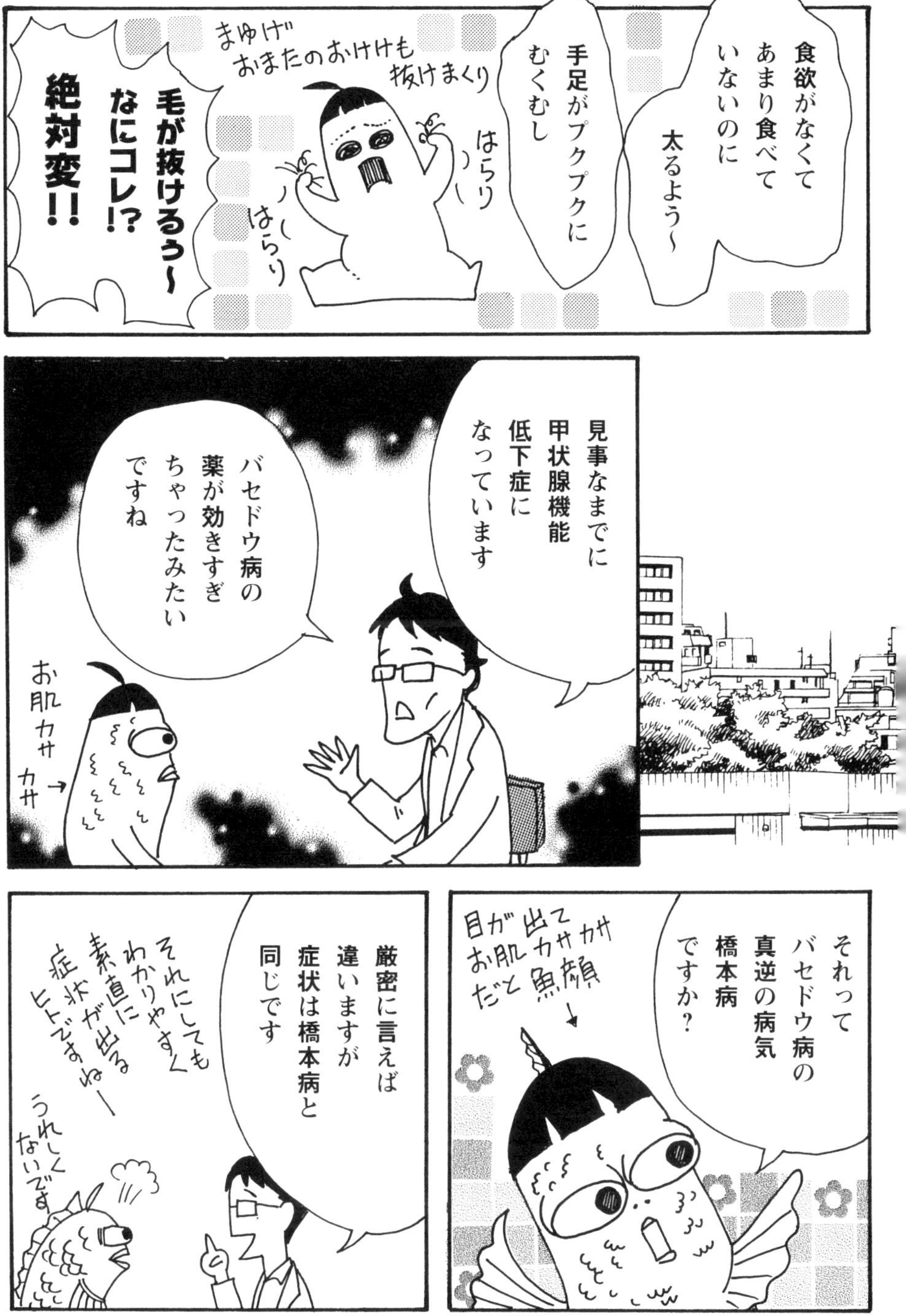
食欲がなくてあまり食べていないのに
太るよう〜
手足がプクプクにむくむし
まゆげ おまたのおけけも抜けまくり
はらり
はらり
毛が抜けるぅ〜
なにコレ!?
絶対変!!
見事なまでに甲状腺機能低下症になっています
バセドウ病の薬が効きすぎちゃったみたいですね
お肌カサカサ
それってバセドウ病の真逆の病気橋本病ですか?
目が出てお肌カサカサだと魚顔
厳密に言えば違いますが症状は橋本病と同じです
それにしても素直にわかりやすく症状が出るヒトですね〜
うれしくないです

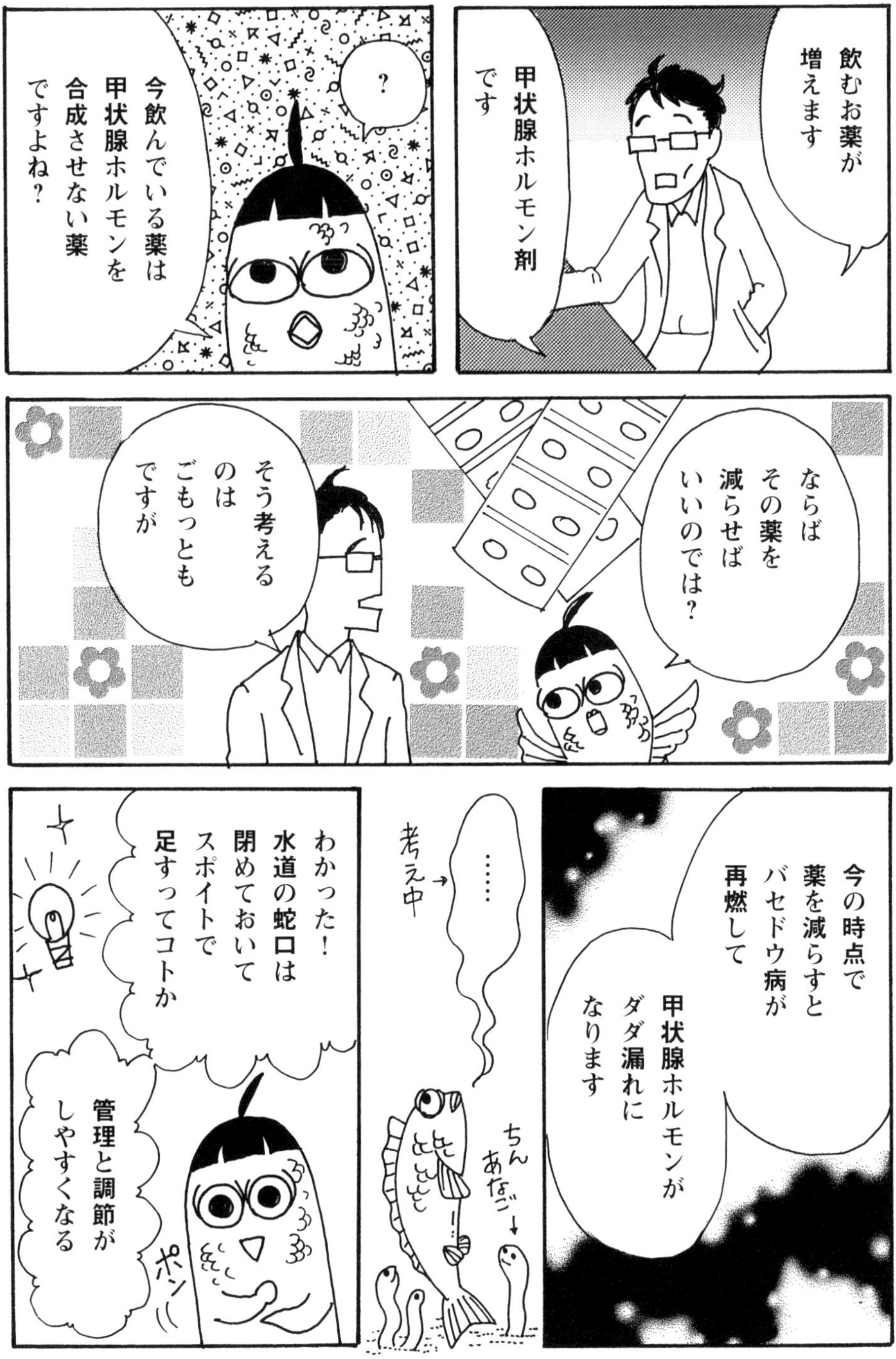
飲むお薬が増えます
甲状腺ホルモン剤です
？
今飲んでいる薬は甲状腺ホルモンを合成させない薬ですよね？
ならばその薬を減らせばいいのでは？
そう考えるのはごもっともですが
今の時点で薬を減らすとバセドウ病が再燃して
甲状腺ホルモンがダダ漏れになります
考え中
……
ちんあなご
わかった！水道の蛇口は閉めておいてスポイトで足すってコトか
管理と調節がしやすくなる
ポン

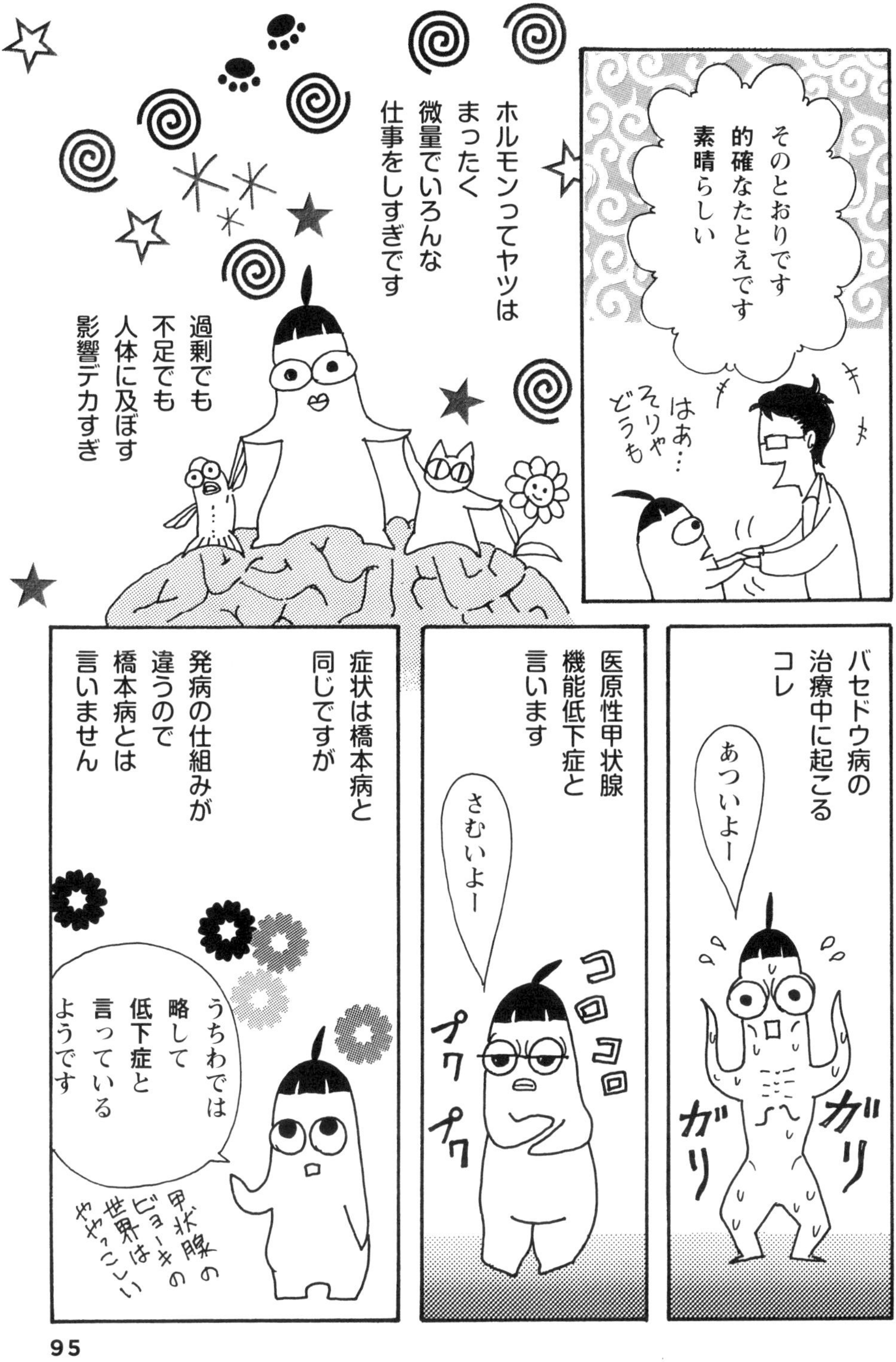
そのとおりです
的確なたとえです
素晴らしい
はぁ…
そりゃどうも
ホルモンってヤツは
まったく
微量でいろんな
仕事をしすぎです
過剰でも
不足でも
人体に及ぼす
影響デカすぎ
バセドウ病の
治療中に起こる
コレ
あついよー
ガリ
ガリ
医原性甲状腺
機能低下症と
言います
さむいよー
コロコロ
プクプク
症状は橋本病と
同じですが
発病の仕組みが
違うので
橋本病とは
言いません
うちわでは
略して
低下症と
言っている
ようです
甲状腺の
ビョーキの
世界は
ややっこしい

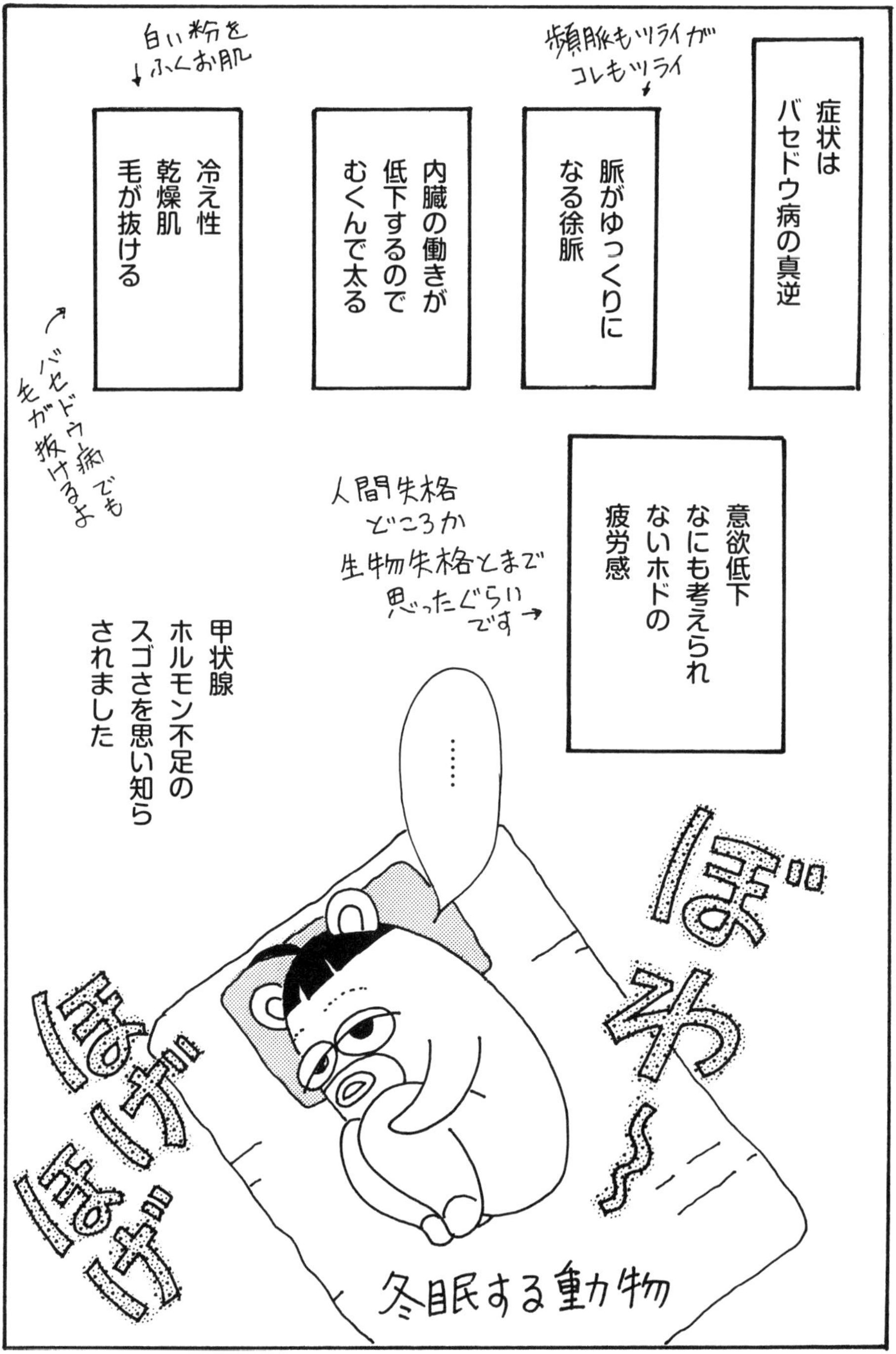
症状は
バセドウ病の真逆
頻脈もツライが
コレもツライ
脈がゆっくりになる徐脈
内臓の働きが低下するのでむくんで太る
白い粉をふくお肌
冷え性
乾燥肌
毛が抜ける
バセドウ病でも毛が抜けるよ
意欲低下
なにも考えられないホドの疲労感
人間失格どころか生物失格とまで思ったぐらいです
甲状腺ホルモン不足のスゴさを思い知らされました
……
ぼや〜
ほげほげ
冬眠する動物

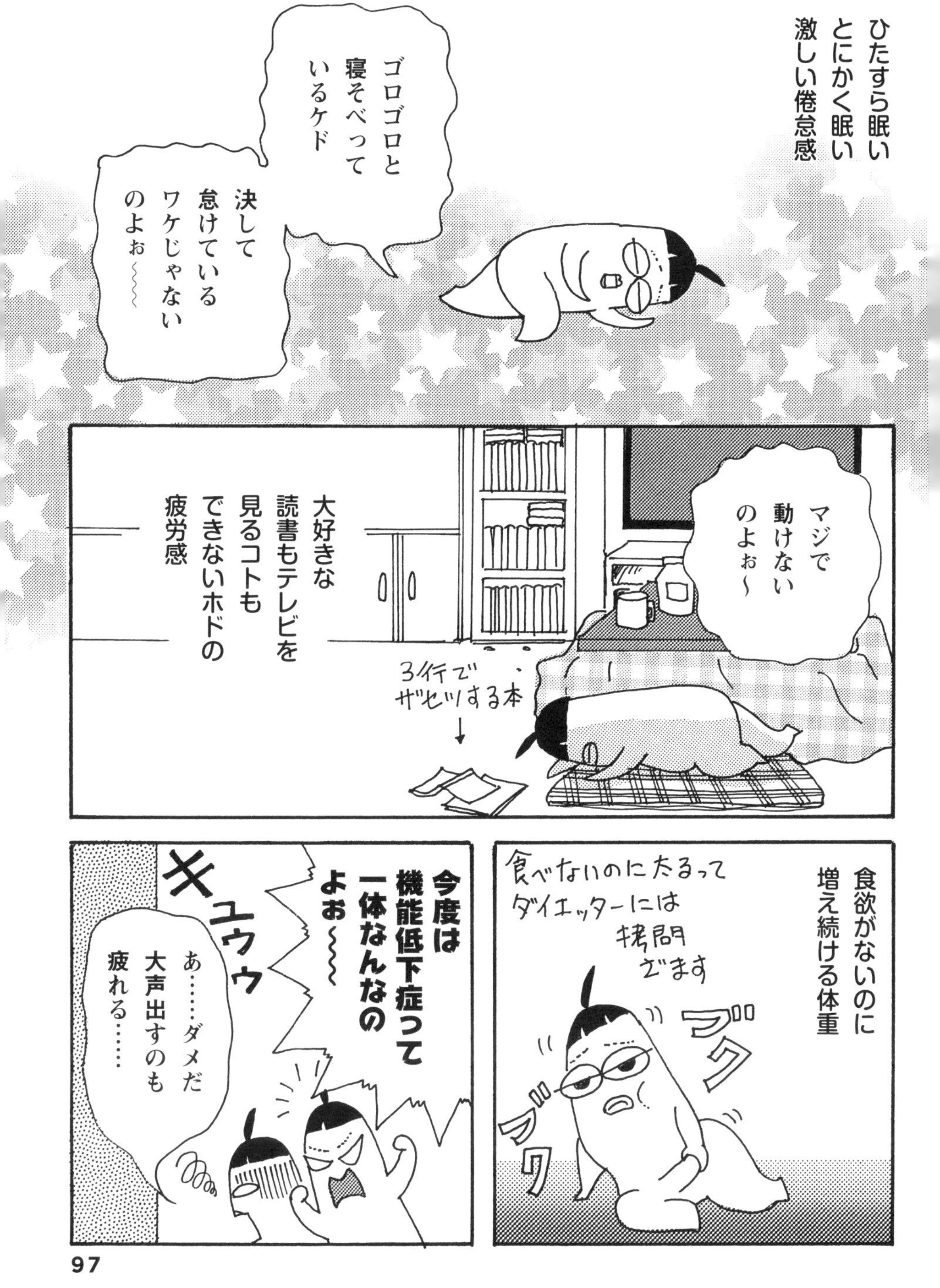
ひたすら眠い
とにかく眠い
激しい倦怠感
ゴロゴロと寝そべっているケド
決して怠けているワケじゃないのよぉ〜〜〜
マジで動けないのよぉ〜
大好きな読書もテレビを見るコトもできないホドの疲労感
3行でザセツする本
食欲がないのに増え続ける体重
食べないのに太るってダイエッターには拷問ざます
ブクブク
今度は機能低下症って一体なんなのよぉ〜〜〜
キュウウ
あ……ダメだ大声出すのも疲れる……

コラム

ホルモンと女体

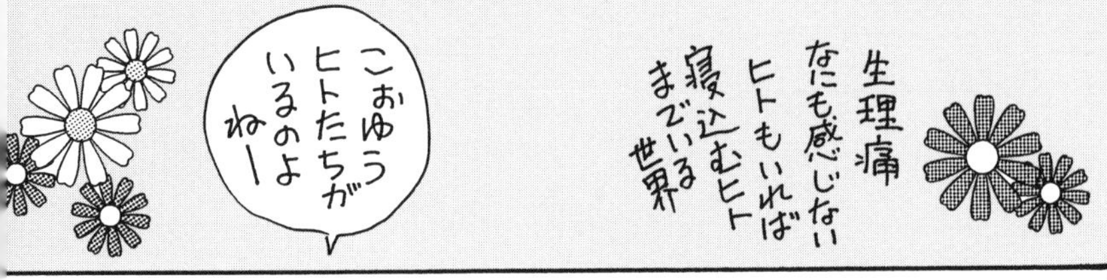
生理痛
なにも感じない
ヒトもいれば
寝込むヒト
までいる
世界
こぉゆう
ヒトたちが
いるのよ
ねー

とにかく女体は
個人差がありすぎですヨ！
10代ボディで始まる
生理（月経）にしろ
40代ボディで始まる
更年期（閉経準備）にしろ
症状の重い軽いのこの差は
一体なんなのよー！　です

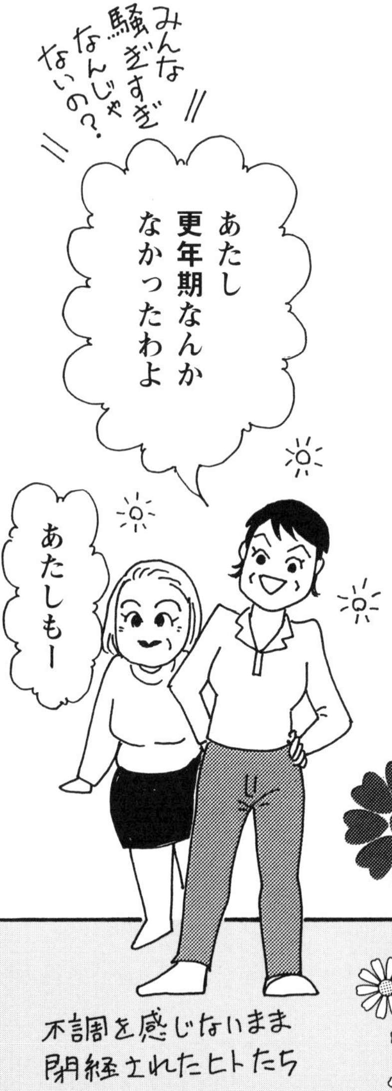
みんな
騒ぎすぎ
なんじゃ
ないの？
あたし
更年期なんか
なかったわよ
あたしもー
不調を感じないまま
閉経されたヒトたち

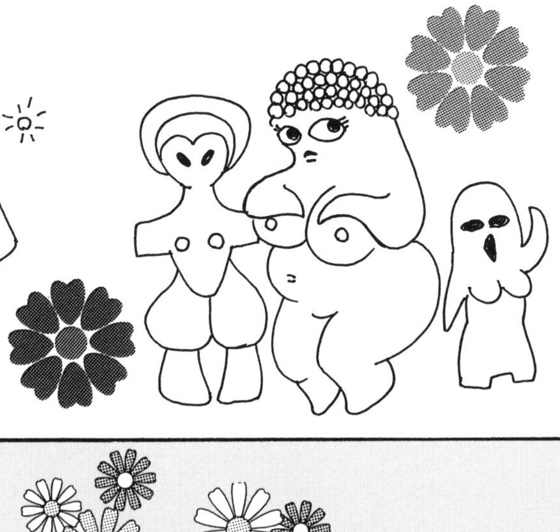

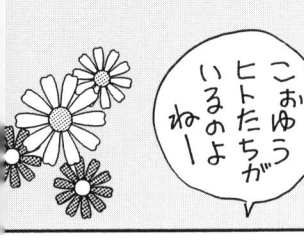

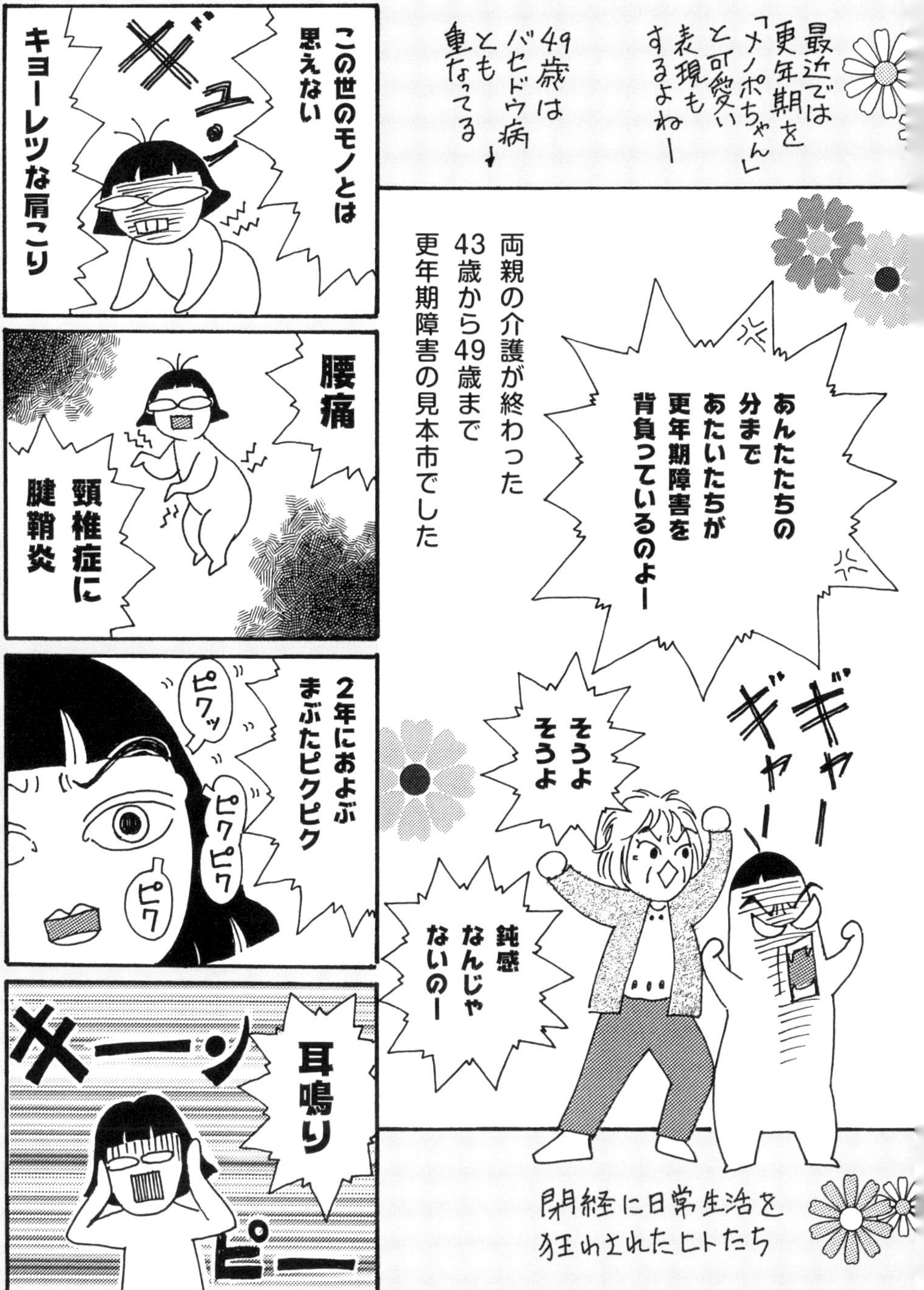
最近では更年期を「メノポちゃん」と可愛い表現もするよねー
49歳はバセドウ病とも重なってる
両親の介護が終わった
43歳から49歳まで
更年期障害の見本市でした
あんたたちの分まであたいたちが更年期障害を背負っているのよー
ギャーギャー
そうよそうよ
鈍感なんじゃないのー
閉経に日常生活を狂わされたヒトたち
この世のモノとは思えない
キョーレツな肩こり
腰痛
頸椎症に
腱鞘炎
2年におよぶまぶたピクピク
ピクッ
ピクピク
ピク
耳鳴り
ピー

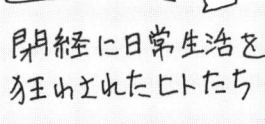

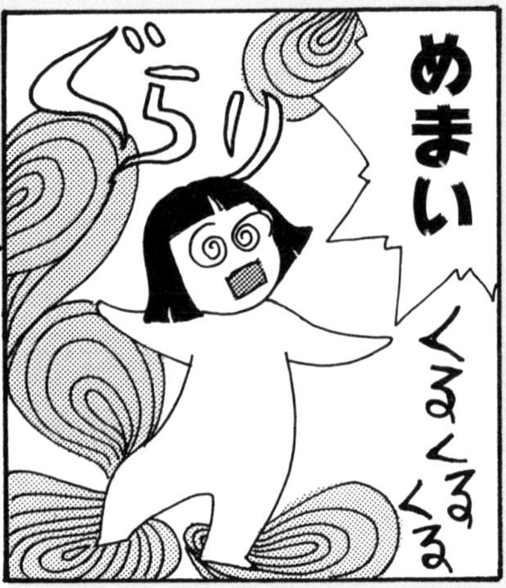
めまい
ぐら〜り
くるくるくる

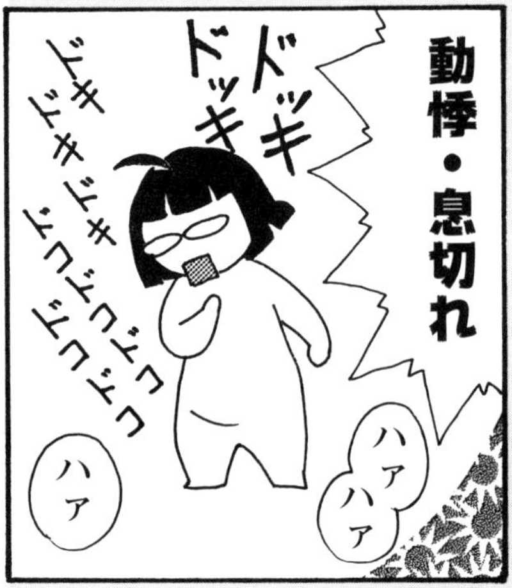
動悸・息切れ
ドッキ ドッキ
ドキドキドキ ドキドキドキ
ドクドクドク ドクドクドク
ハァ ハァ
ハァ

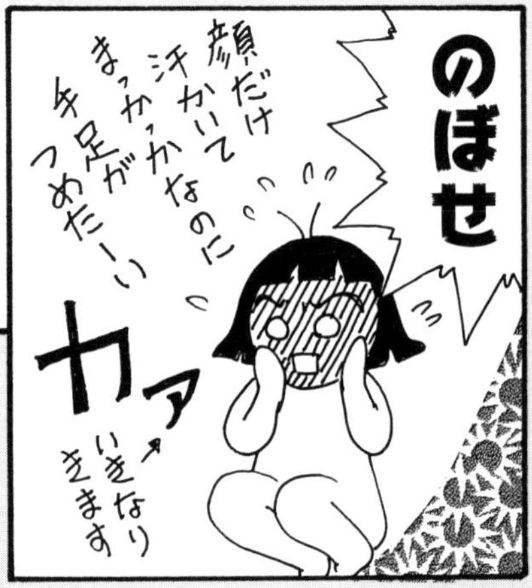
のぼせ
顔だけ汗かいてまっかっかなのに
手足がつめたーい
カァ
いきなりきます

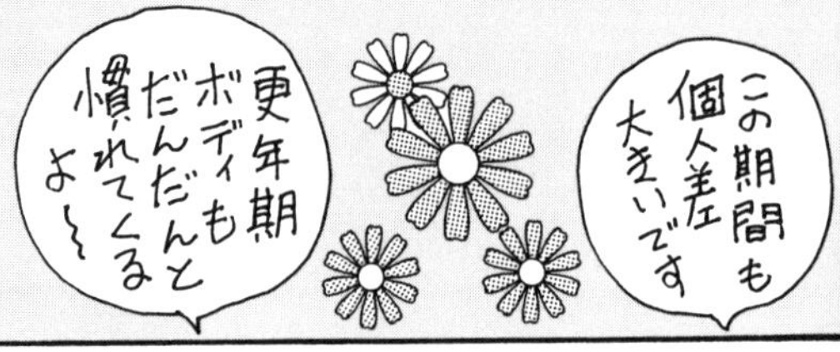
この期間も個人差大きいです
更年期ボディもだんだんと慣れてくるよ〜

こんな症状に6〜7年も
苦しめられました
バセドウ病と更年期障害は
似た症状がありますが
この経験のおかげで
「違う」とわかりました

更年期障害は
病気ボディの予習だった
とさえ思える今日この頃です

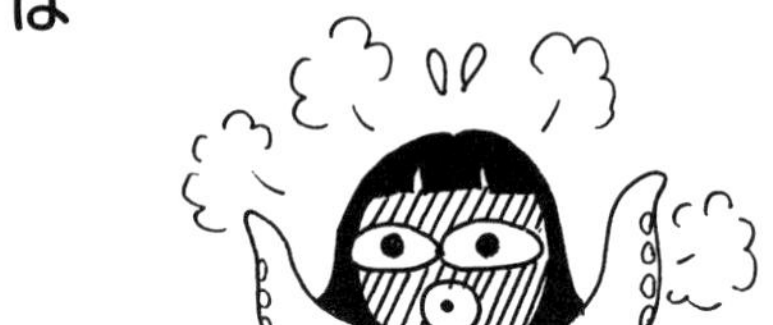
うじゅる
うじゅる

更年期は
バレエと
登山で
気を紛らして
いました

からだを使う
趣味は
絶対必要
大切ですぞ！
ジッとするより
動きまわろう

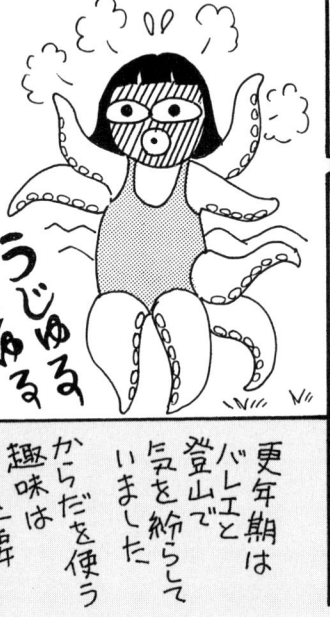

#21 あっけなく、人って壊れる

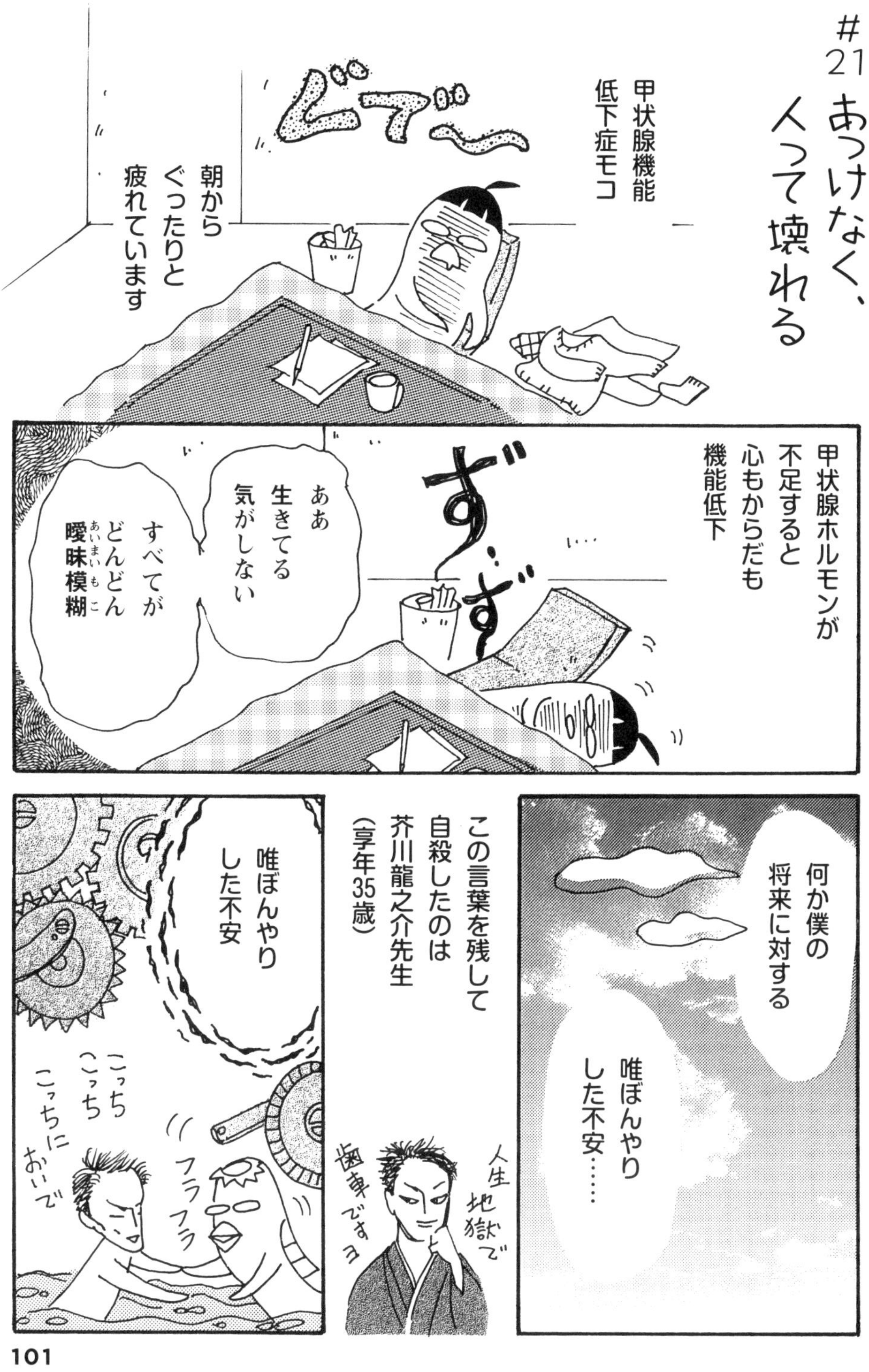
甲状腺機能低下症モコ
ぐで〜
朝からぐったりと疲れています
甲状腺ホルモンが不足すると心もからだも機能低下
ずず
…
ああ生きてる気がしない
すべてがどんどん曖昧模糊《あいまいもこ》
何か僕の将来に対する
唯ぼんやりした不安……
この言葉を残して自殺したのは芥川龍之介先生（享年35歳）
人生地獄で
歯車ですヨ
唯ぼんやりした不安
こっちこっちこっちにおいで
フラフラ

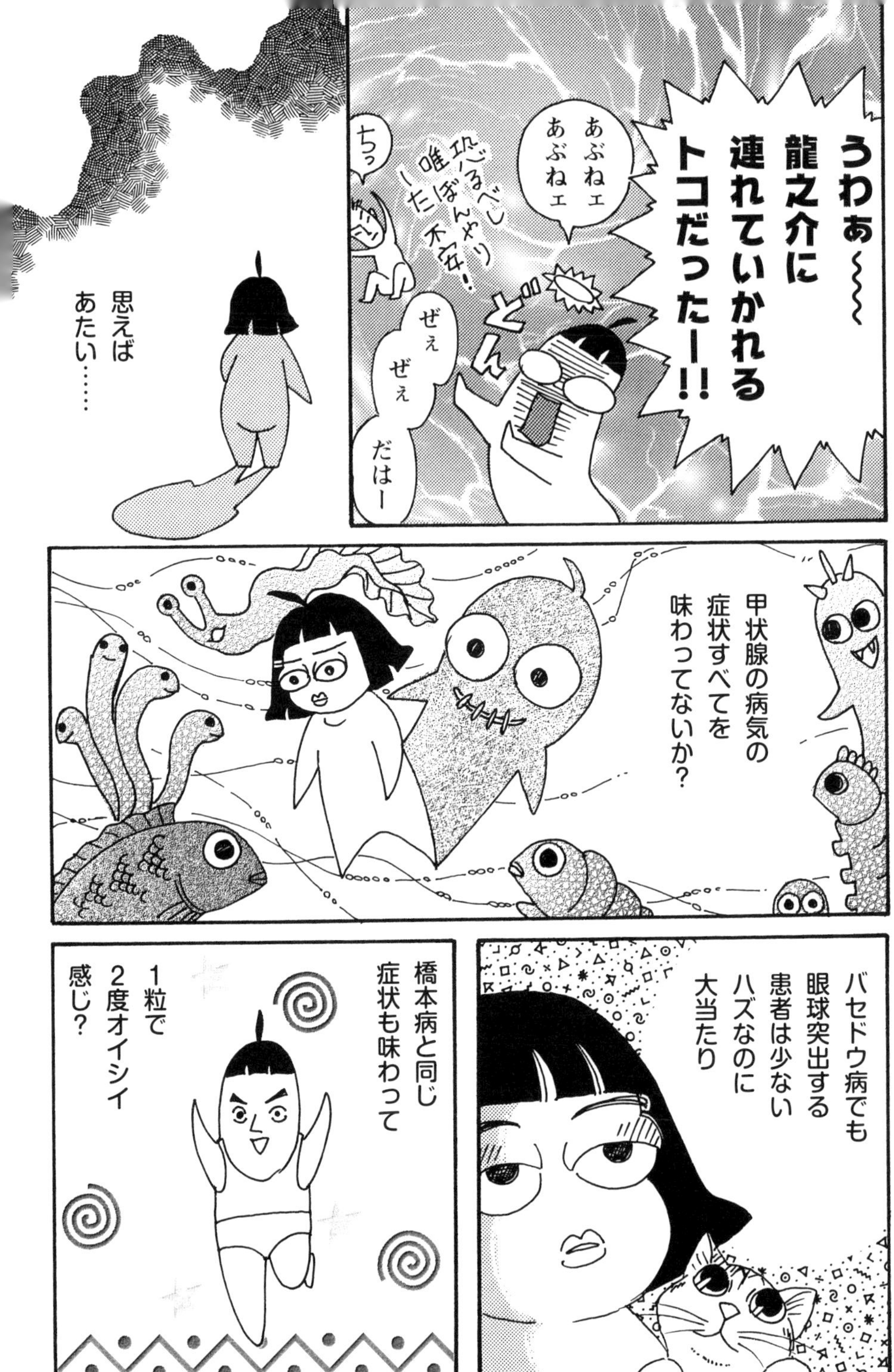
うわぁ〜〜〜
龍之介に連れていかれるトコだったー!!
あぶねェ
あぶねェ
どん
恐るべし
唯ぼんやりした不安!
ちっ
ぜぇ
ぜぇ
だはー
思えば
あたい……
甲状腺の病気の
症状すべてを
味わってないか?
バセドウ病でも
眼球突出する
患者は少ない
ハズなのに
大当たり
橋本病と同じ
症状も味わって
1粒で
2度オイシイ
感じ?

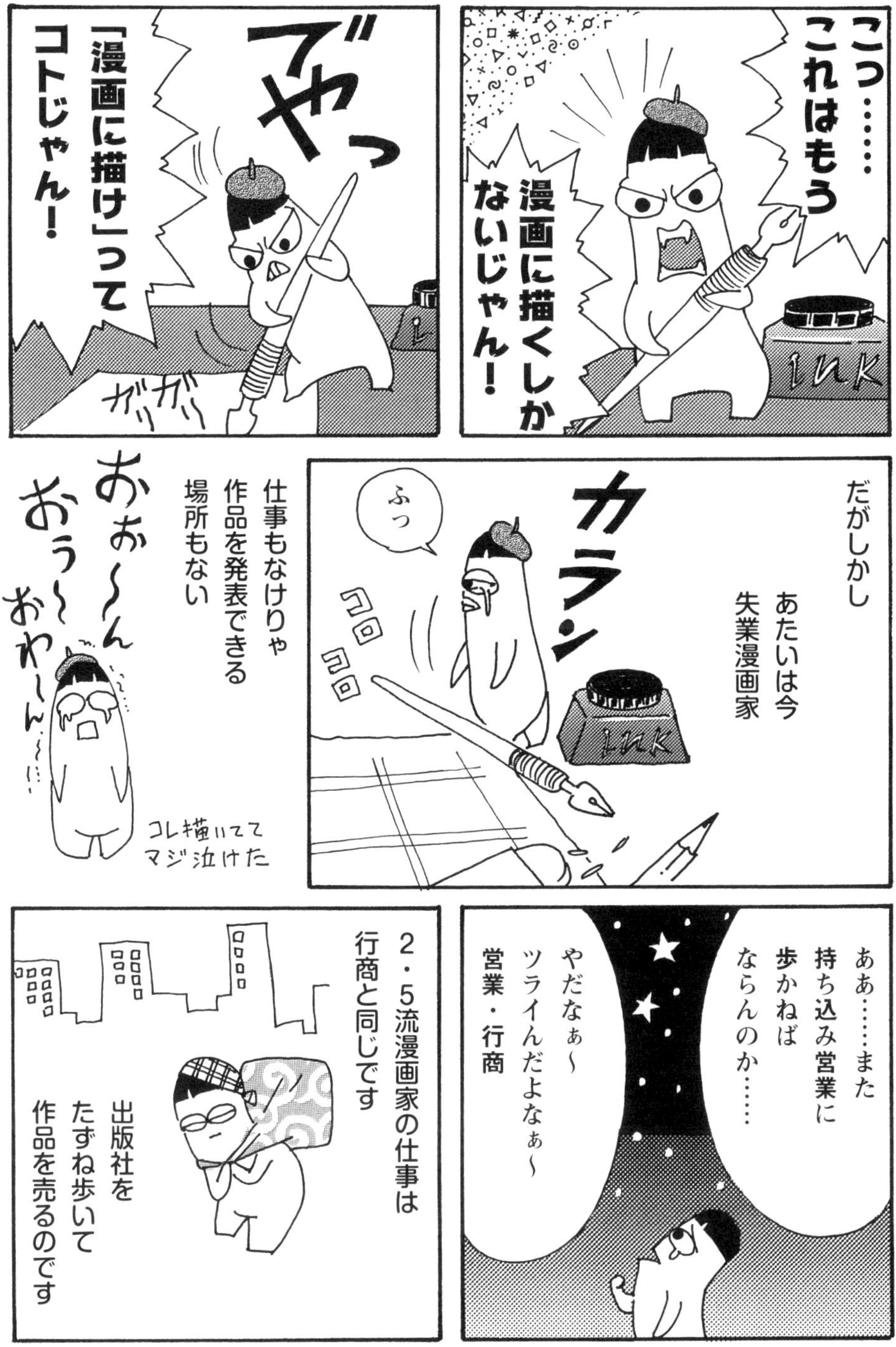
こっ……
これはもう
漫画に描くしかないじゃん！
でやっ
「漫画に描け」ってコトじゃん！
ガリガリ
だがしかし
あたいは今
失業漫画家
カラン
ふっ
コロ
コロ
INK
仕事もなけりゃ
作品を発表できる
場所もない
おぉ～ん
おぅ～
おゎ～ん～
コレ描いててマジ泣けた
ああ……また
持ち込み営業に
歩かねば
ならんのか……
やだなぁ～
ツライんだよなぁ～
営業・行商
2・5流漫画家の仕事は
行商と同じです
出版社を
たずね歩いて
作品を売るのです

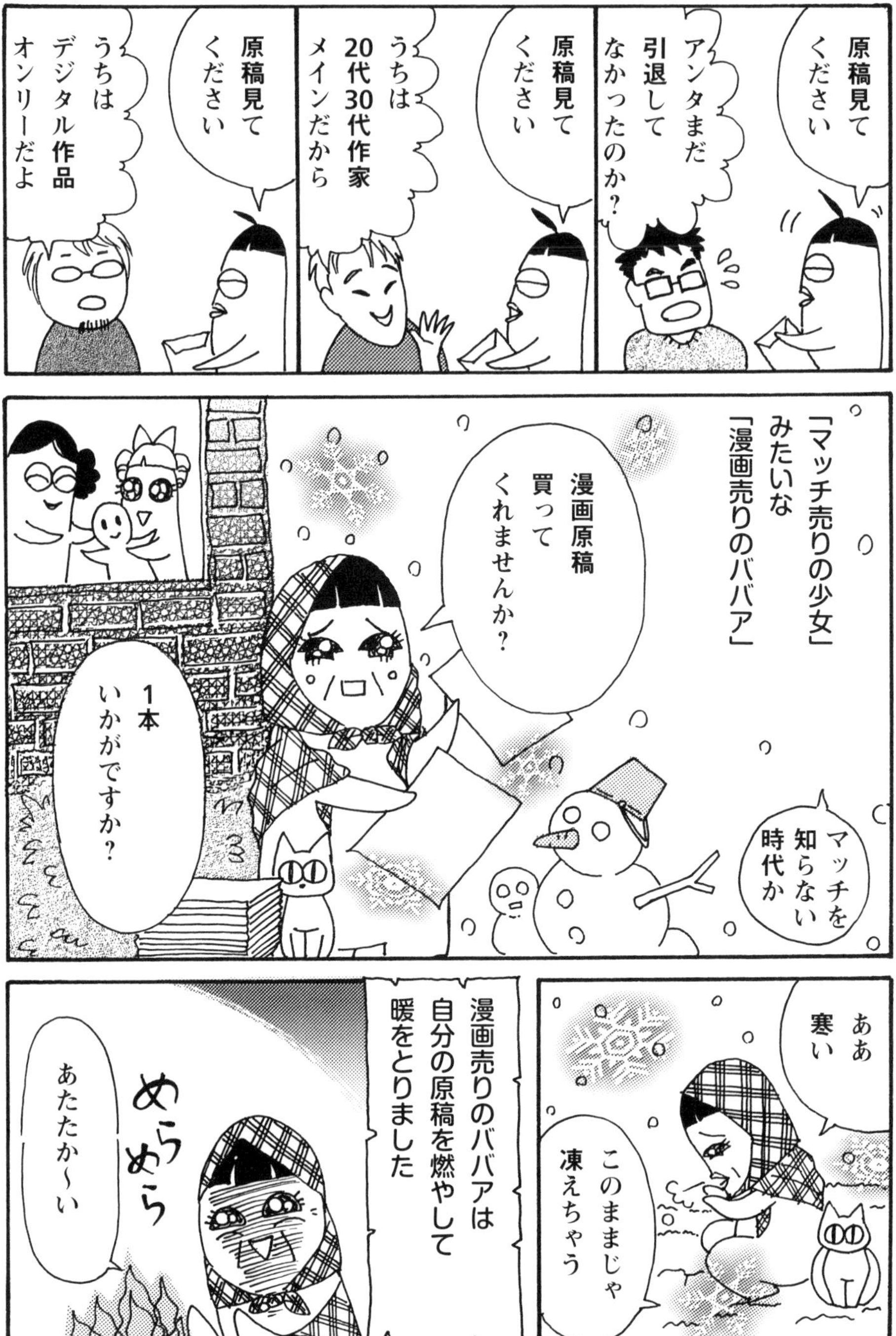

原稿見てください
アンタまだ引退してなかったのか？
原稿見てください
うちは20代30代作家メインだから
原稿見てください
うちはデジタル作品オンリーだよ
「マッチ売りの少女」みたいな「漫画売りのババア」
漫画原稿買ってくれませんか？
マッチを知らない時代か
1本いかがですか？
ああ寒い
このままじゃ凍えちゃう
漫画売りのババアは自分の原稿を燃やして暖をとりました
めらめら
あたたか〜い

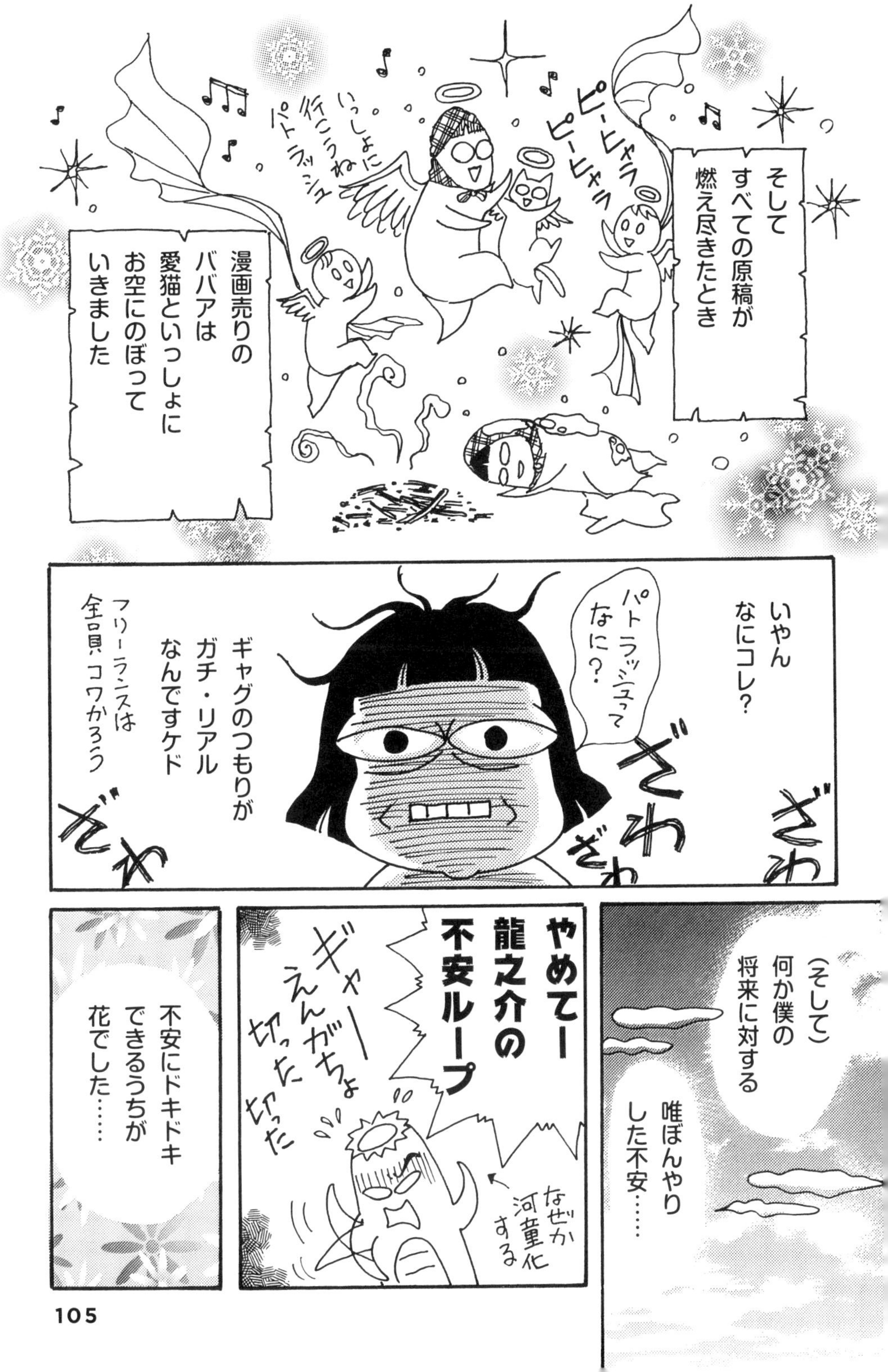
そして
すべての原稿が
燃え尽きたとき
ピーヒャラ
ピーヒャラ
いっしょに
行こうね
パトラッシュ
漫画売りの
ババアは
愛猫といっしょに
お空にのぼって
いきました
いやん
なにコレ?
パトラッシュってなに?
ざわ
ざわ
ざわ
ざわ
ギャグのつもりが
ガチ・リアル
なんですケド
フリーランスは
全員コワかろう
ざわ
(そして)
何か僕の
将来に対する
唯ぼんやり
した不安……
やめてー
龍之介の
不安ループ
ギャー
えんがちょ
切った
切った
なぜか
河童化
する
不安にドキドキ
できるうちが
花でした……

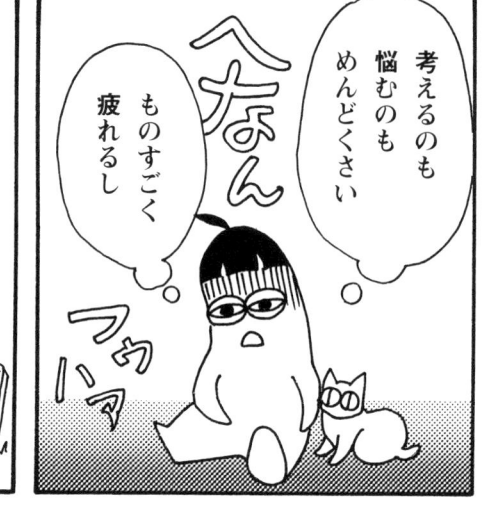

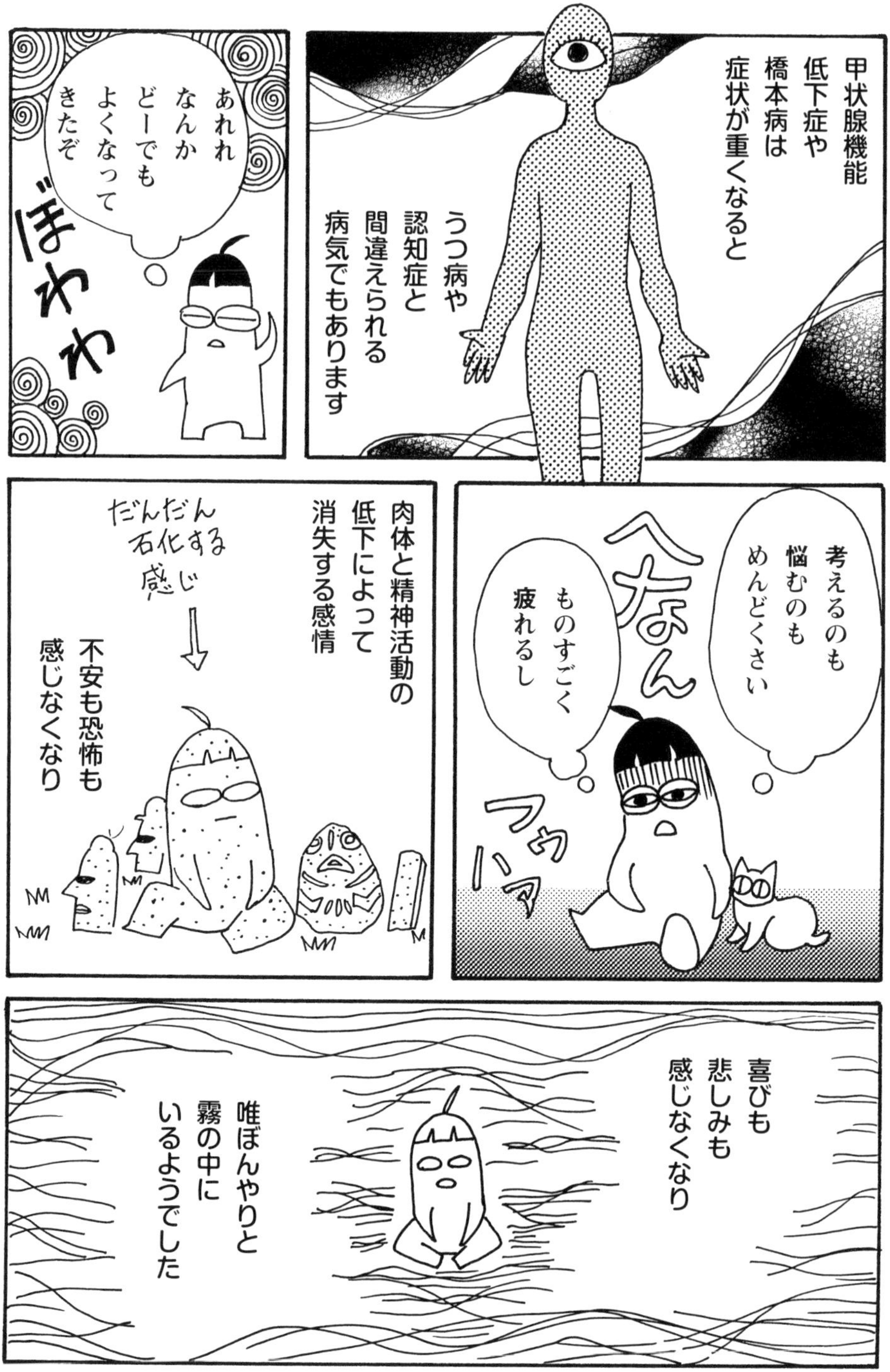
甲状腺機能低下症や橋本病は症状が重くなると
うつ病や認知症と間違えられる病気でもあります
あれれなんかどーでもよくなってきたぞ
ぼわわ
考えるのも悩むのもめんどくさい
ものすごく疲れるし
へなん
フゥハァ
肉体と精神活動の低下によって消失する感情
だんだん石化する感じ
不安も恐怖も感じなくなり
喜びも悲しみも感じなくなり
唯ぼんやりと霧の中にいるようでした

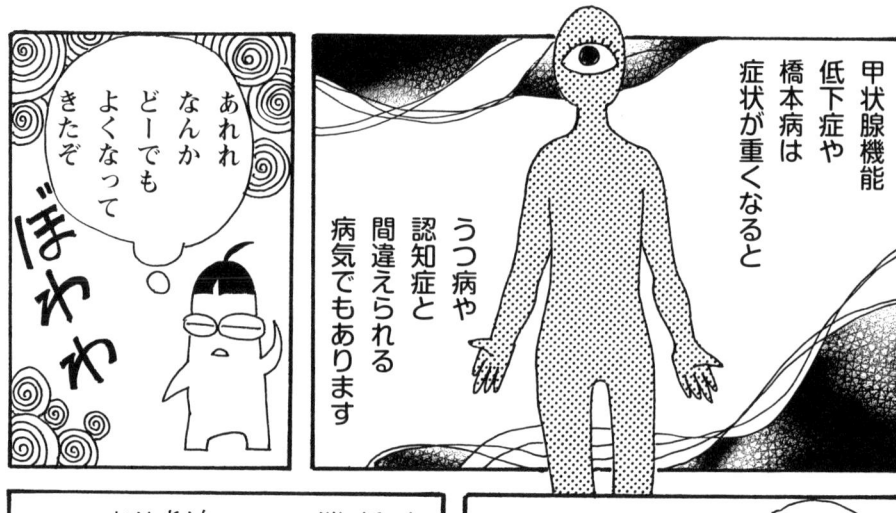

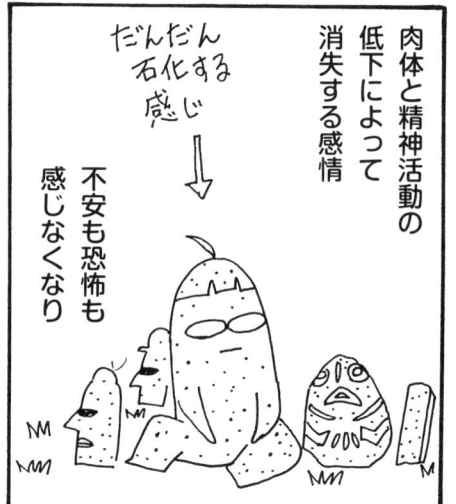

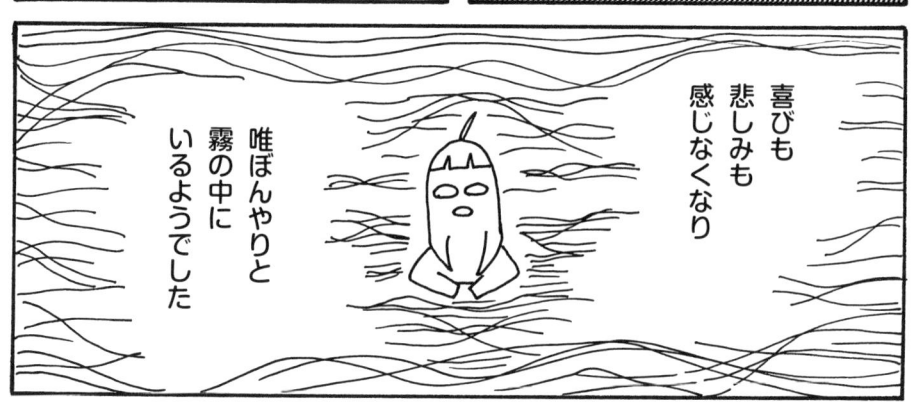

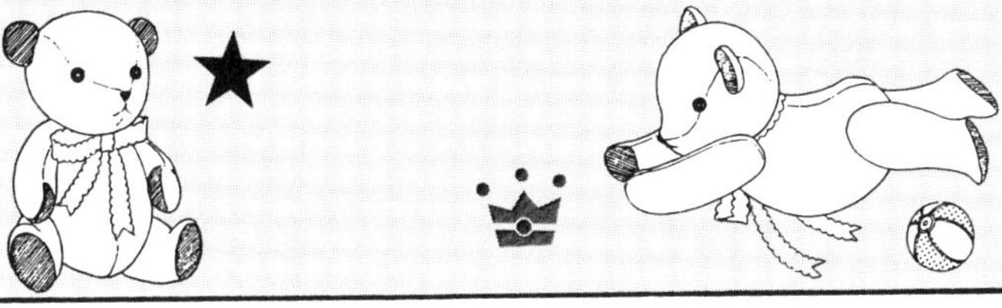

コラム

疑似うつでうつの気持ちを理解した

友人にうつ病の人が多いので
知ってるつもりでいましたが

すいません！
ごめんなさい！
なにもわかっちゃいませんでしたーッ

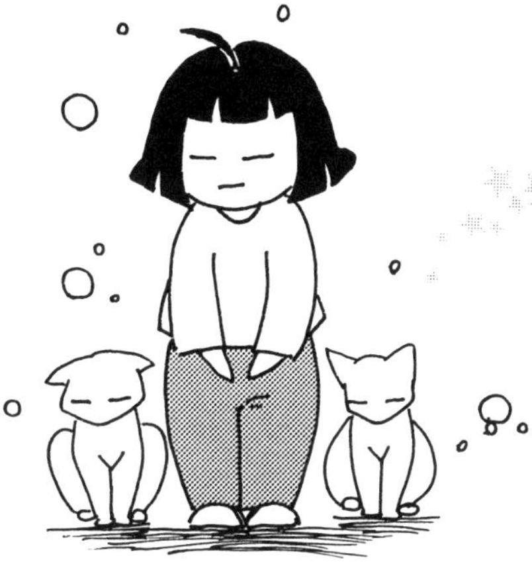

不安にドキドキ・オドオド
するのも辛いものですが

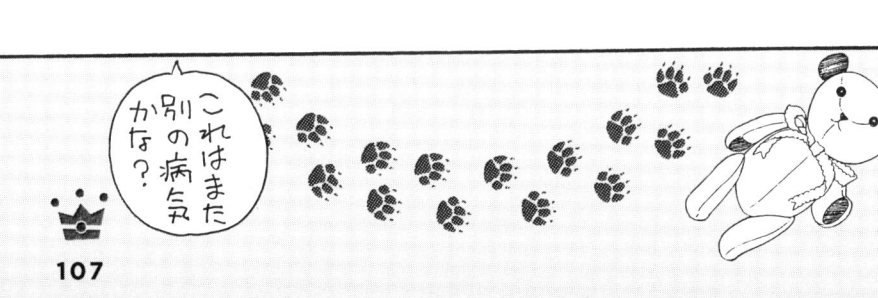

介護終盤
オヤジも
こんな感じに
見えました

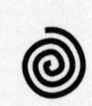

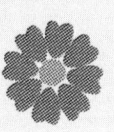

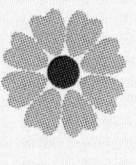

なにも考えられない
なにも感じられない
不安も恐怖も喜びも
悲しみもない世界

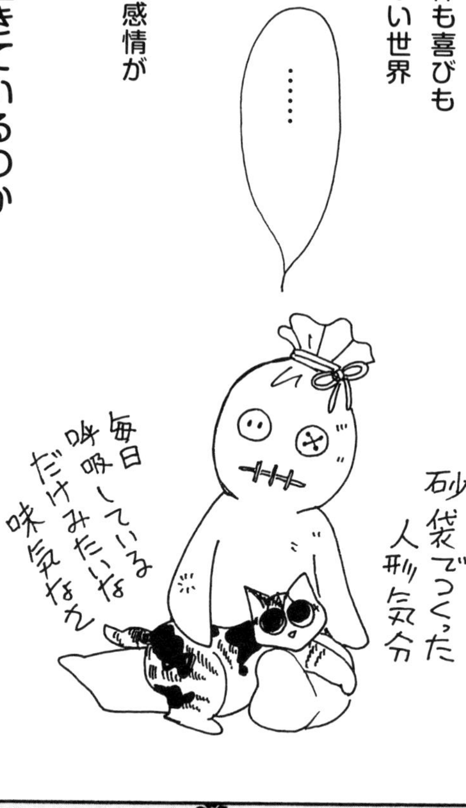
……
砂袋でつくった
人形気分
毎日
呼吸している
だけみたいな
味気なさ

喜怒哀楽の感情が
薄くなると

なんで生きているのか
わからなくなります

かといって死にたいわけはないのです
正直に言うと死ぬのも面倒くさいのです

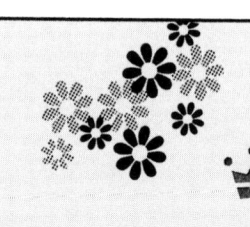

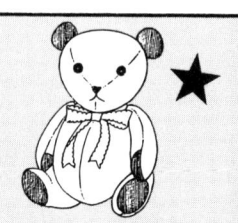

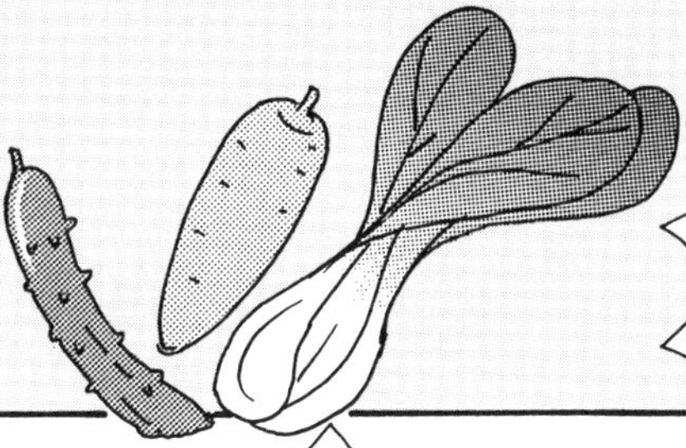

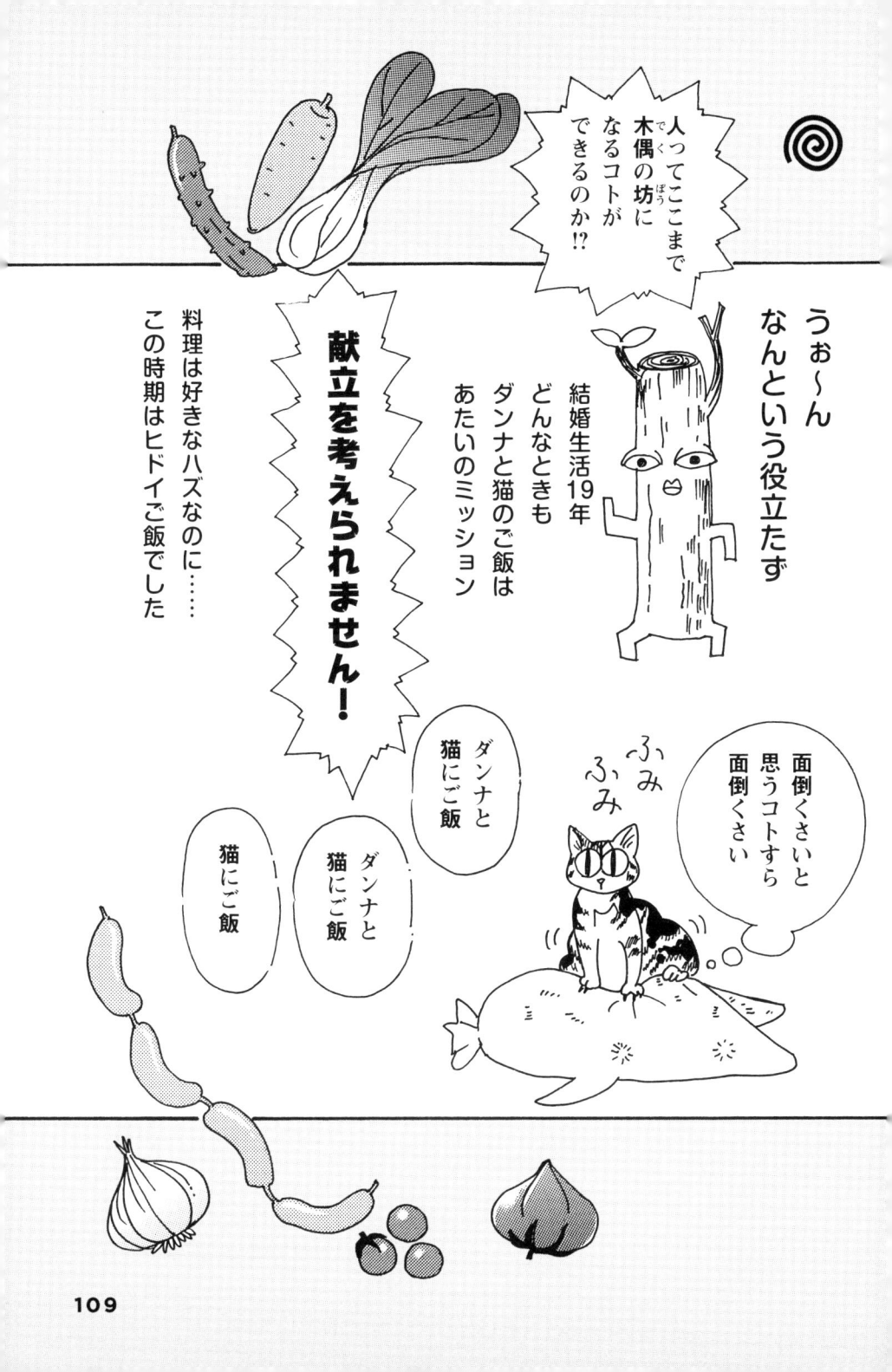

人ってここまで
木偶《でく》の坊《ぼう》に
なるコトが
できるのか!?

うぉ~ん
なんという役立たず

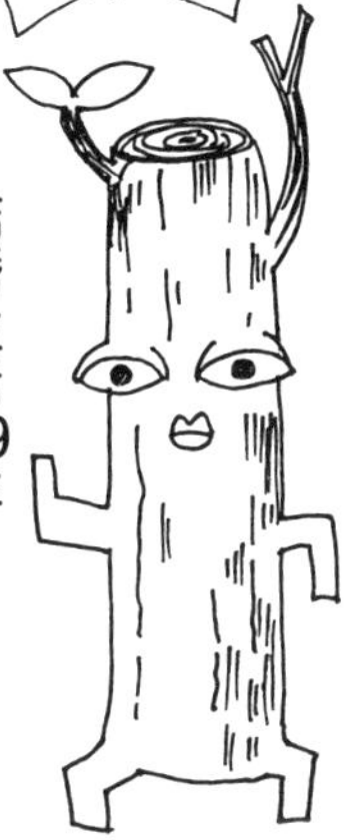

結婚生活19年
どんなときも
ダンナと猫のご飯は
あたいのミッション

献立を考えられません!

料理は好きなハズなのに……
この時期はヒドイご飯でした

面倒くさいと
思うコトすら
面倒くさい

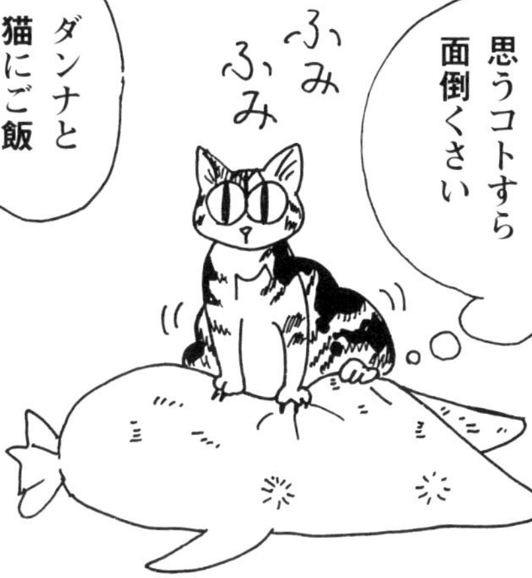

ダンナと
猫にご飯

ダンナと
猫にご飯

猫にご飯

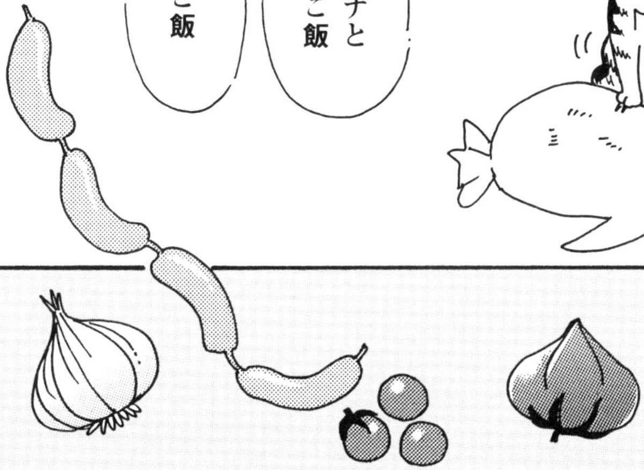

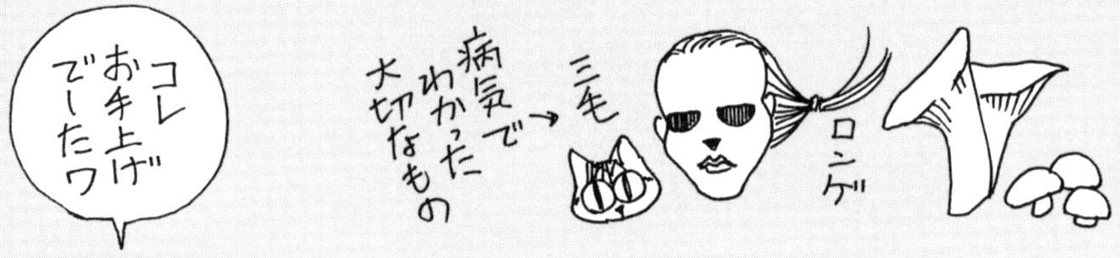
ロンゲ
三毛
病気でわかった大切なもの
コレお手上げでしたワ

なにもかも
面倒くさくて顔も洗わず
風呂にも入らなくなっている
あたいが

ダンナと猫にご飯

という義務と使命を
感じていたのは驚きでした

いや〜人ってのは
脳内物質やホルモンの量で
あっけなく簡単に壊れるものだと
身をもって理解しましたヨ〜〜
知力・気力・体力・努力に根性の
使い道なしの状況ってのがあるんだねえ

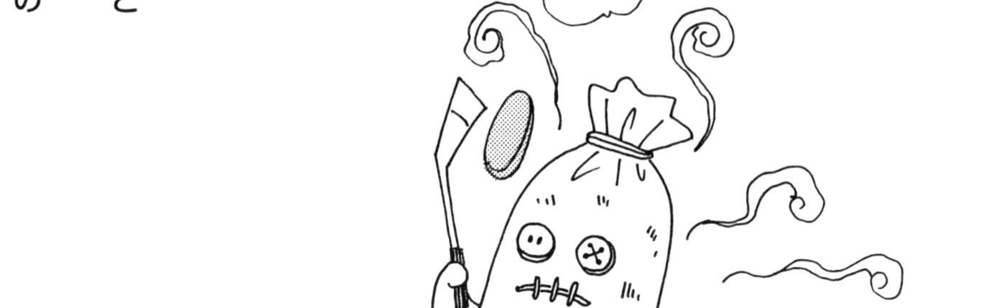

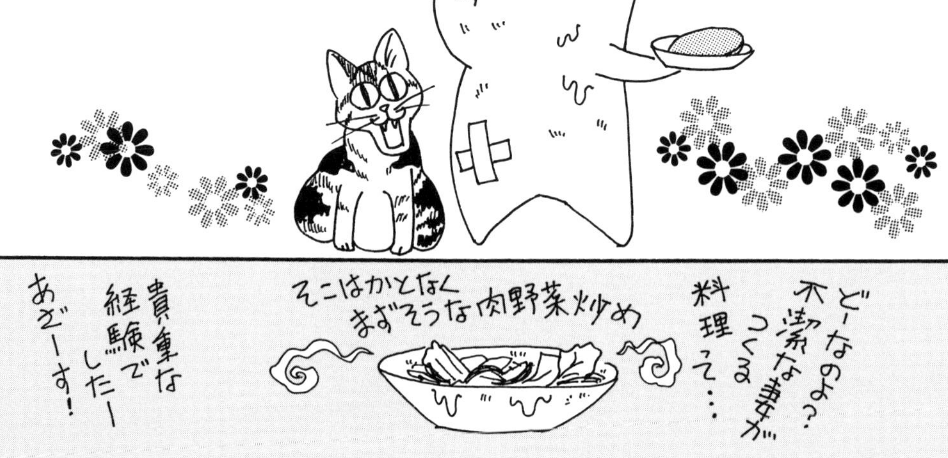
どーなのよ？不潔な妻がつくる料理って…
そこはかとなくまずそうな肉野菜炒め
貴重な経験でしたー
あざーす！

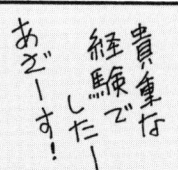

#22 カラフル

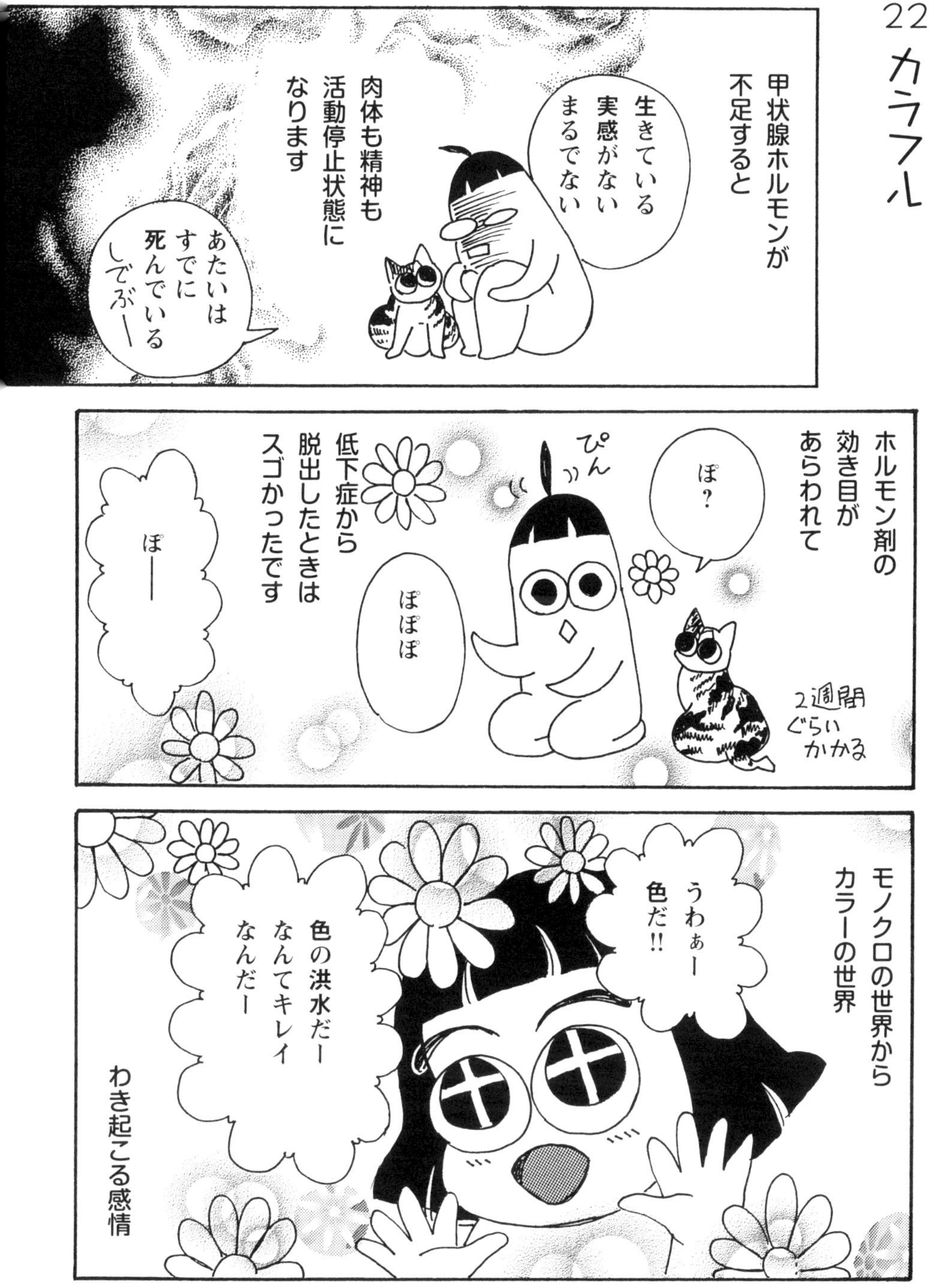
甲状腺ホルモンが不足すると
生きている実感がないまるでない
肉体も精神も活動停止状態になります
あたいはすでに死んでいるしでぶー
ホルモン剤の効き目があらわれて
ぽ?
ぴん
ぽぽぽ
低下症から脱出したときはスゴかったです
ぽーー
2週間ぐらいかかる
モノクロの世界からカラーの世界
うわぁー色だ!!
色の洪水だーなんてキレイなんだー
わき起こる感情

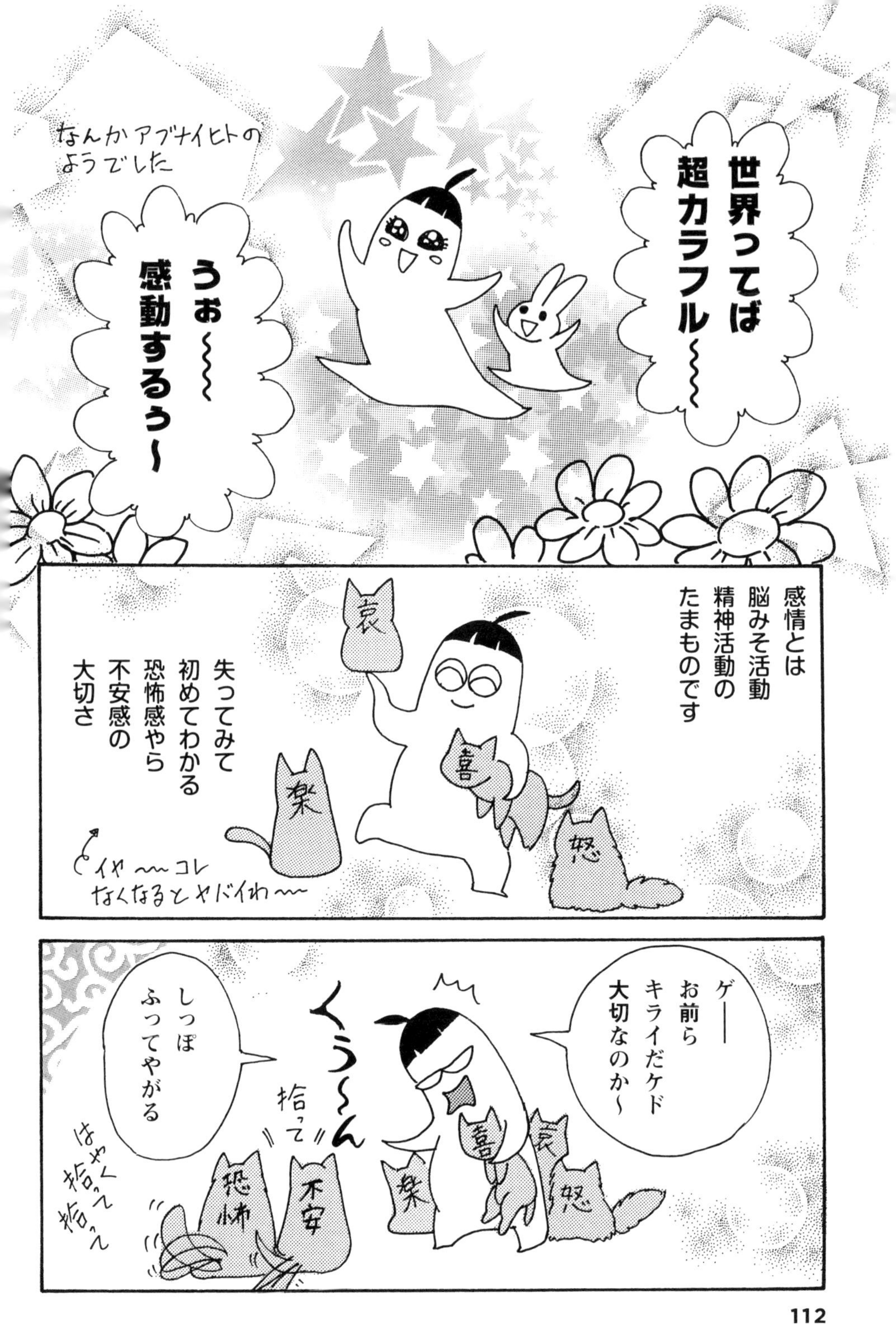

世界ってば超カラフル〜〜〜
うぉ〜〜〜感動するぅ〜
なんかアブナイヒトのようでした
感情とは脳みそ活動精神活動のたまものです
失ってみて初めてわかる恐怖感やら不安感の大切さ
哀
喜
楽
怒
イヤ〜〜コレなくなるとヤバイわ〜〜
ゲ――お前らキライだケド大切なのか〜
くう〜ん
しっぽふってやがる
拾って
はやく拾って拾って
恐怖
不安

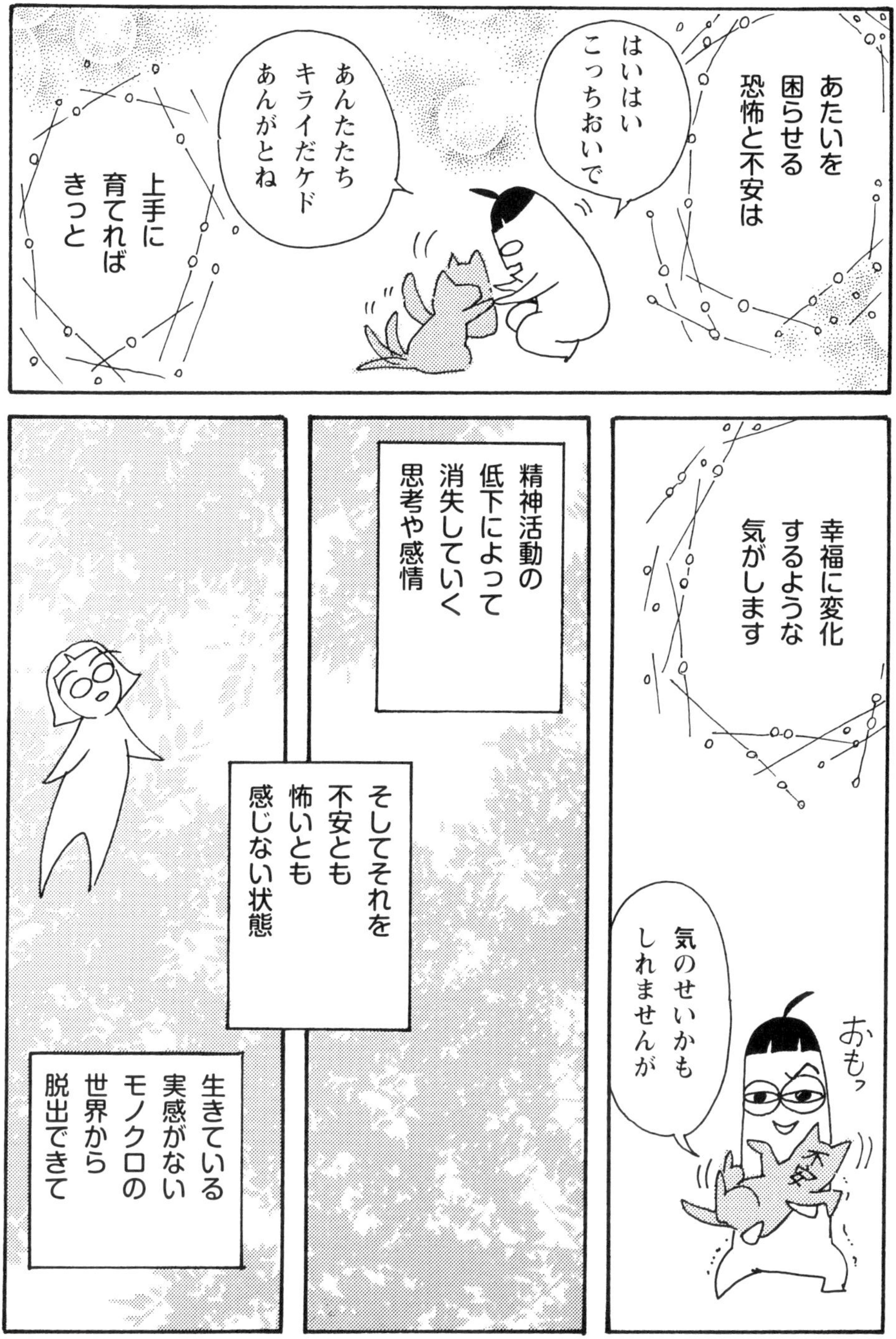

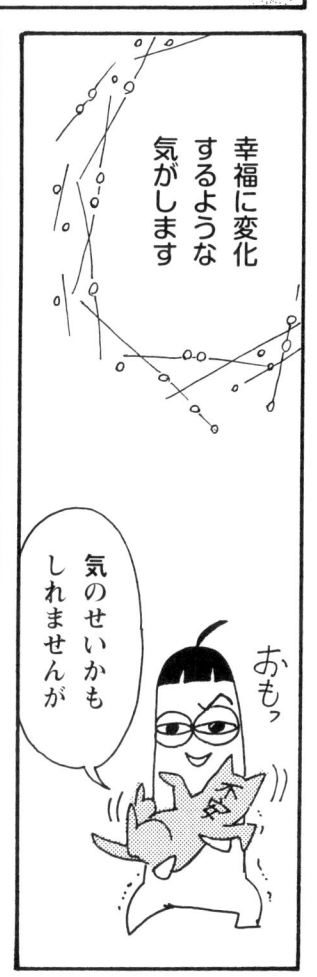

あたいを
困らせる
恐怖と不安は
はいはい
こっちおいで
あんたたち
キライだケド
あんがとね
上手に
育てれば
きっと
幸福に変化
するような
気がします
気のせいかも
しれませんが
おもっ
不安
精神活動の
低下によって
消失していく
思考や感情
そしてそれを
不安とも
怖いとも
感じない状態
生きている
実感がない
モノクロの
世界から
脱出できて

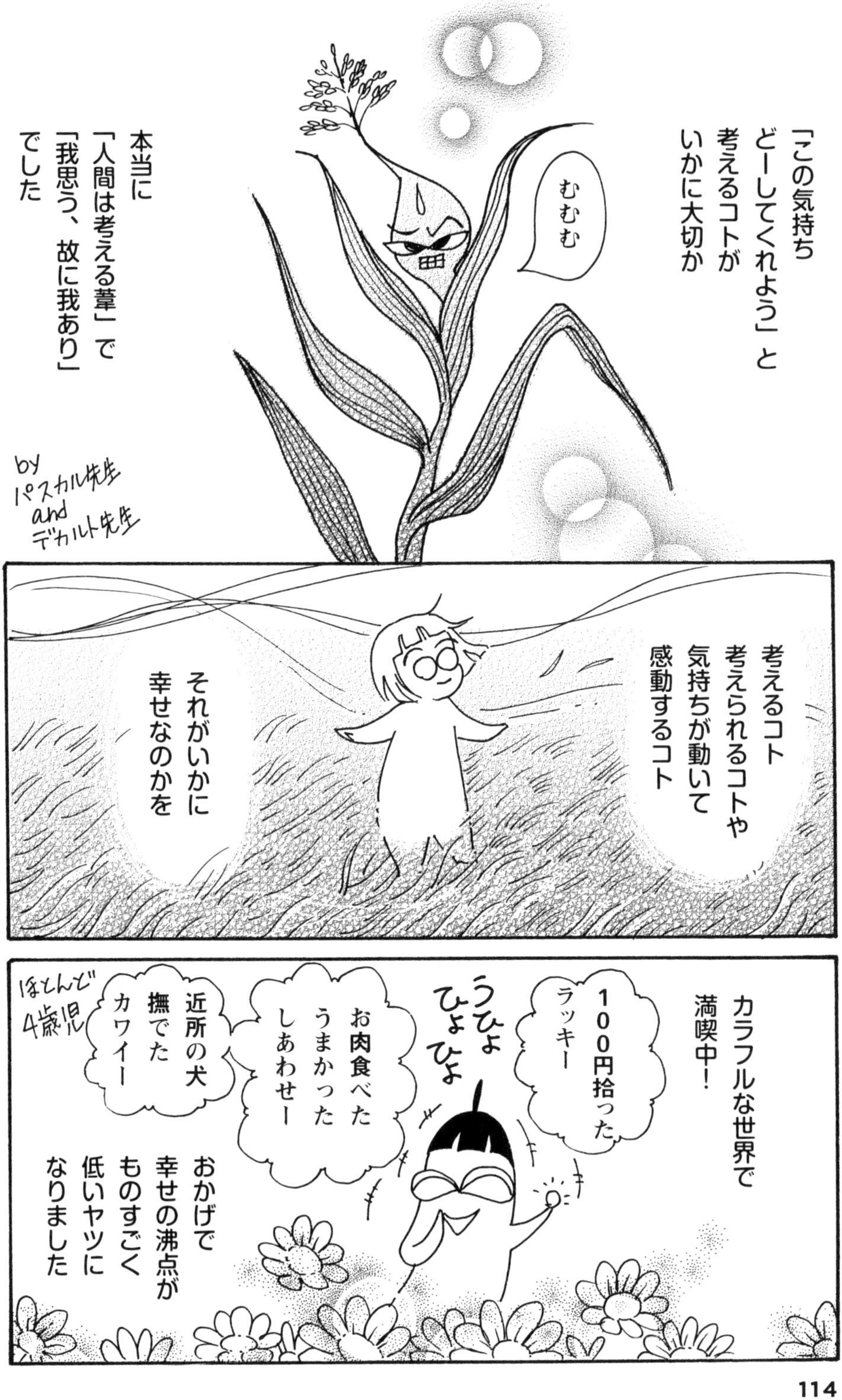

「この気持ちどーしてくれよう」と考えるコトがいかに大切か
むむむ
本当に「人間は考える葦」で「我思う、故に我あり」でした
by パスカル先生 and デカルト先生
考えるコト 考えられるコトや 気持ちが動いて 感動するコト
それがいかに幸せなのかを
カラフルな世界で満喫中！
100円拾った ラッキー
うひょ ひょ ひょ
お肉食べた うまかった しあわせー
近所の犬 撫でた カワイー
ほとんど4歳児
おかげで幸せの沸点がものすごく低いヤツになりました

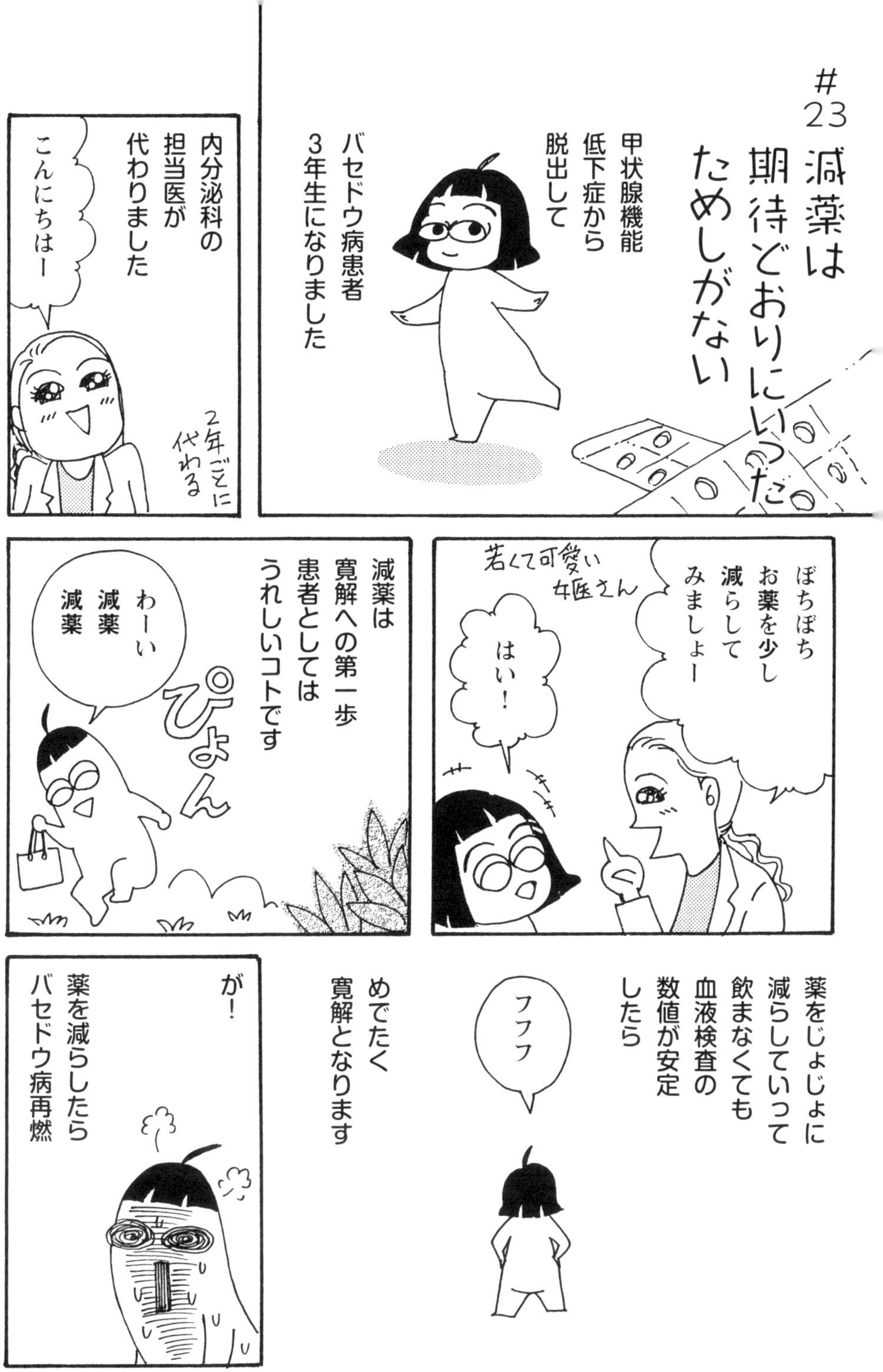

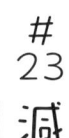

#23
減薬は期待どおりにいったためしがない
甲状腺機能低下症から脱出して
バセドウ病患者3年生になりました
内分泌科の担当医が代わりました
こんにちはー
2年ごとに代わる
ぼちぼちお薬を少し減らしてみましょー
若くて可愛い女医さん
はい！
減薬は寛解への第一歩患者としてはうれしいコトです
わーい減薬減薬
ぴょん
薬をじょじょに減らしていって飲まなくても血液検査の数値が安定したら
フフフ
めでたく寛解となります
が！
薬を減らしたらバセドウ病再燃

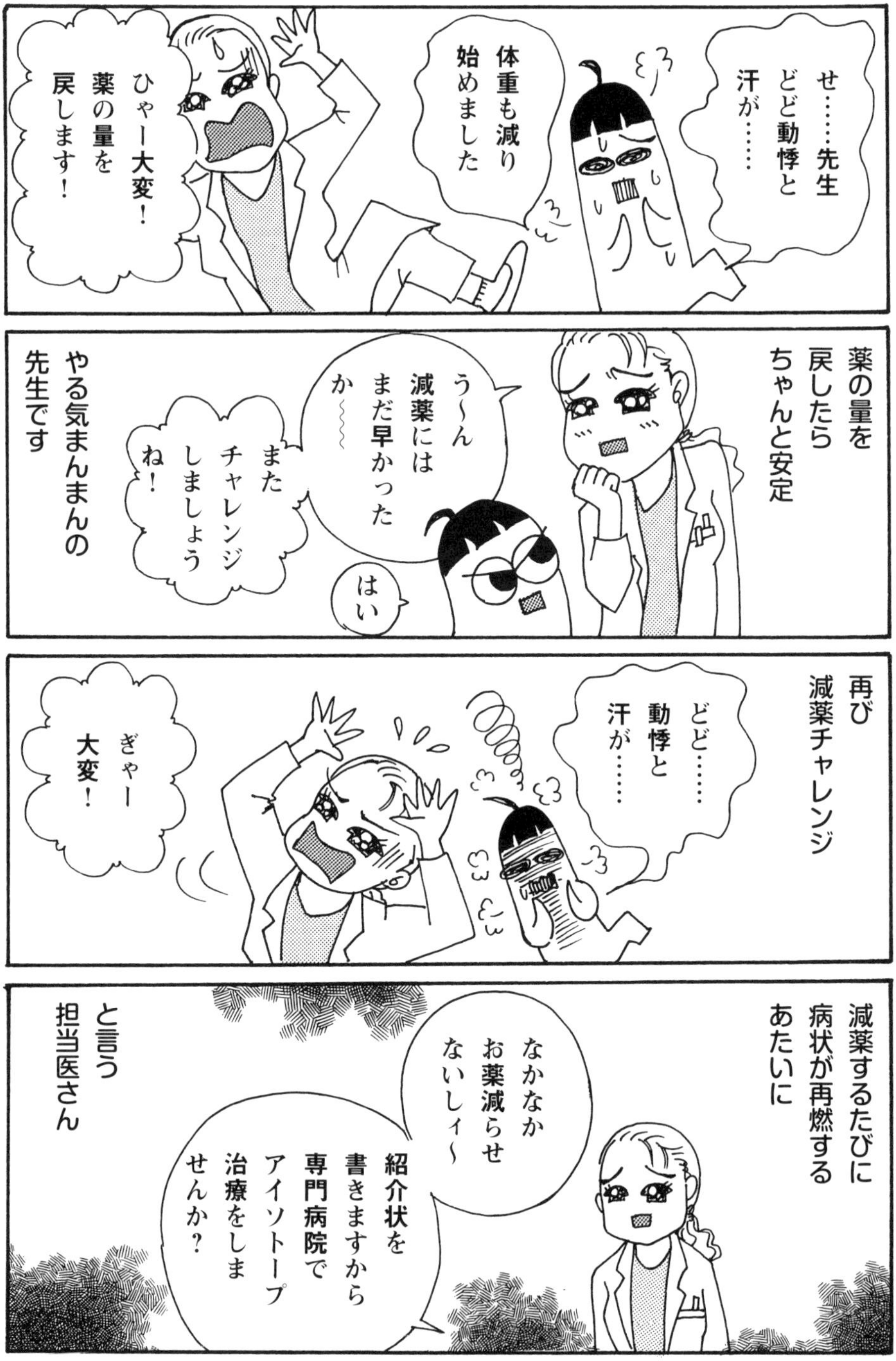
せ……先生
どど動悸と
汗が……
体重も減り
始めました
ひゃー大変！
薬の量を
戻します！
薬の量を
戻したら
ちゃんと安定
う〜ん
減薬には
まだ早かった
か〜〜〜
はい
また
チャレンジ
しましょう
ね！
やる気まんまんの
先生です
再び
減薬チャレンジ
どど……
動悸と
汗が……
ぎゃー
大変！
減薬するたびに
病状が再燃する
あたいに
なかなか
お薬減らせ
ないしィ〜
紹介状を
書きますから
専門病院で
アイソトープ
治療をしま
せんか？
と言う
担当医さん

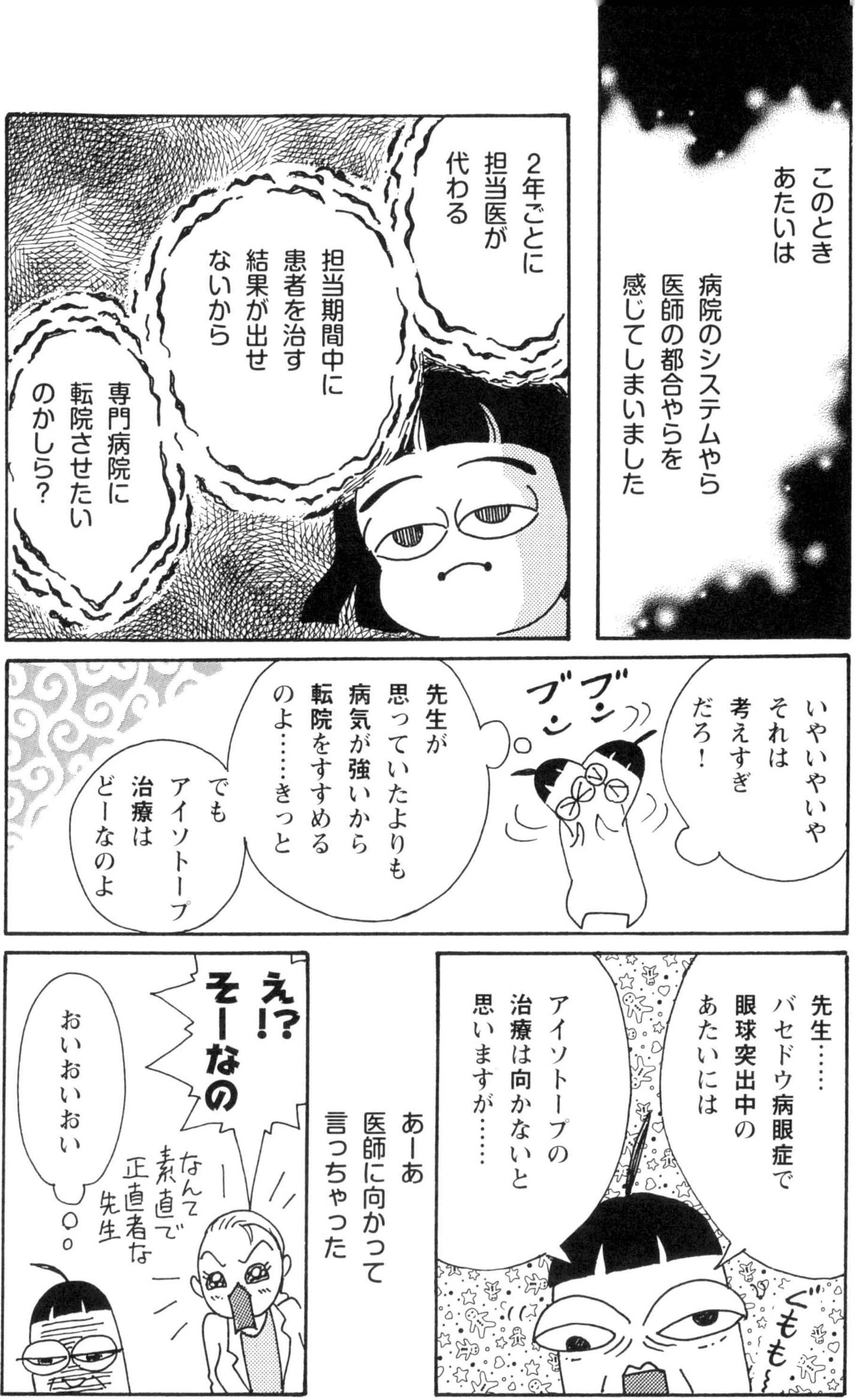

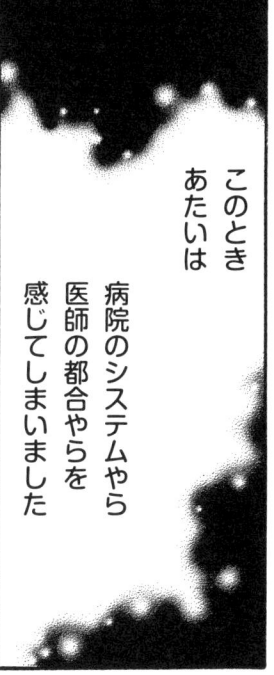

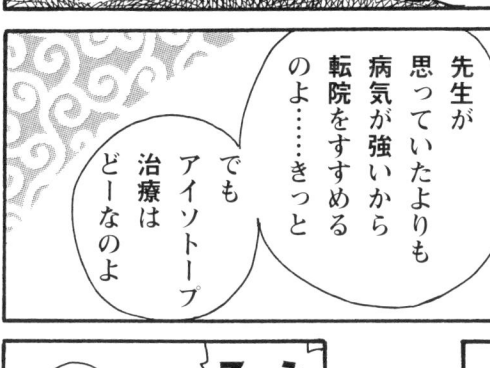

このとき
あたいは
病院のシステムやら
医師の都合やらを
感じてしまいました
2年ごとに
担当医が
代わる
担当期間中に
患者を治す
結果が出せ
ないから
専門病院に
転院させたい
のかしら?
いやいやいや
それは
考えすぎ
だろ!
ブンブン
先生が
思っていたよりも
病気が強いから
転院をすすめる
のよ……きっと
でも
アイソトープ
治療は
どーなのよ
先生……
バセドウ病眼症で
眼球突出中の
あたいには
アイソトープの
治療は向かないと
思いますが……
ぐももー
あーあ
医師に向かって
言っちゃった
え!?
そーなの
なんて
素直で
正直者な
先生
おいおいおいおい

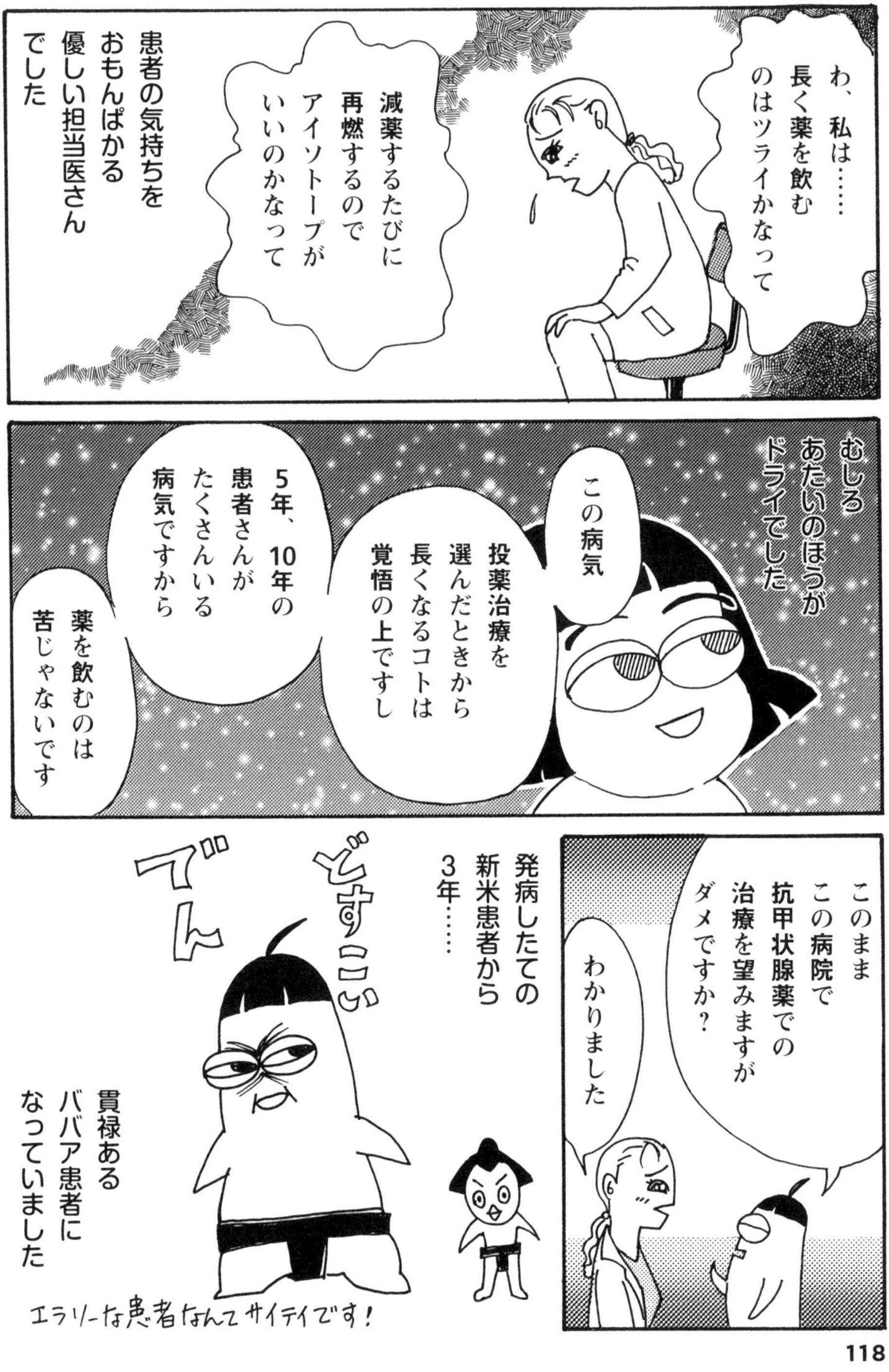
わ、私は……長く薬を飲むのはツライかなって
減薬するたびに再燃するのでアイソトープがいいのかなって
患者の気持ちをおもんぱかる優しい担当医さんでした
むしろあたいのほうがドライでした
この病気
投薬治療を選んだときから長くなるコトは覚悟の上ですし
5年、10年の患者さんがたくさんいる病気ですから
薬を飲むのは苦じゃないです
このままこの病院で抗甲状腺薬での治療を望みますがダメですか?
わかりました
発病したての新米患者から3年……
どすこい
でん
貫禄あるババア患者になっていました
エラリーな患者なんてサイテイです!

#24 自分の病気は医師でなく自分のモノ

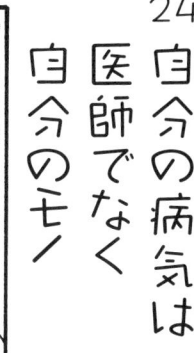

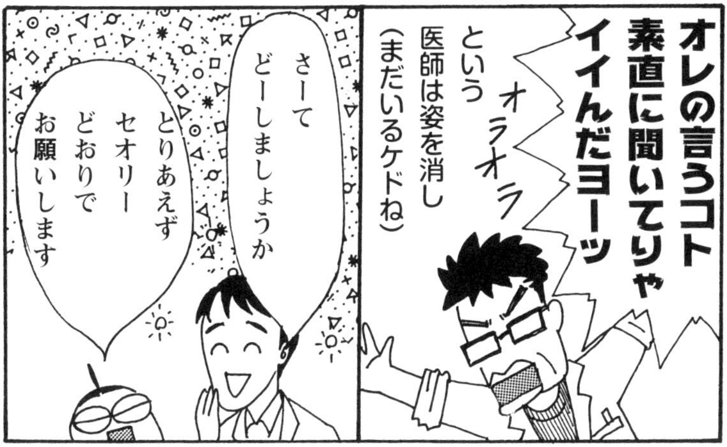
オレの言うコト素直に聞いてりゃイイんだヨーッ
オラオラ
という医師は姿を消し
(まだいるケドね)
さーて
どーしましょうか
とりあえず
セオリーどおりで
お願いします

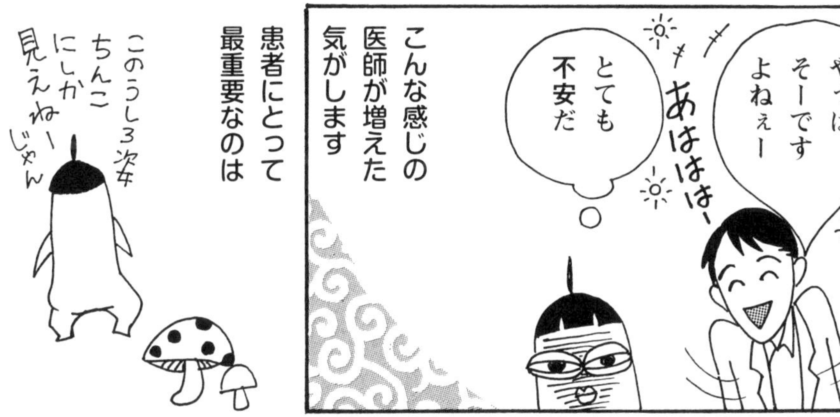

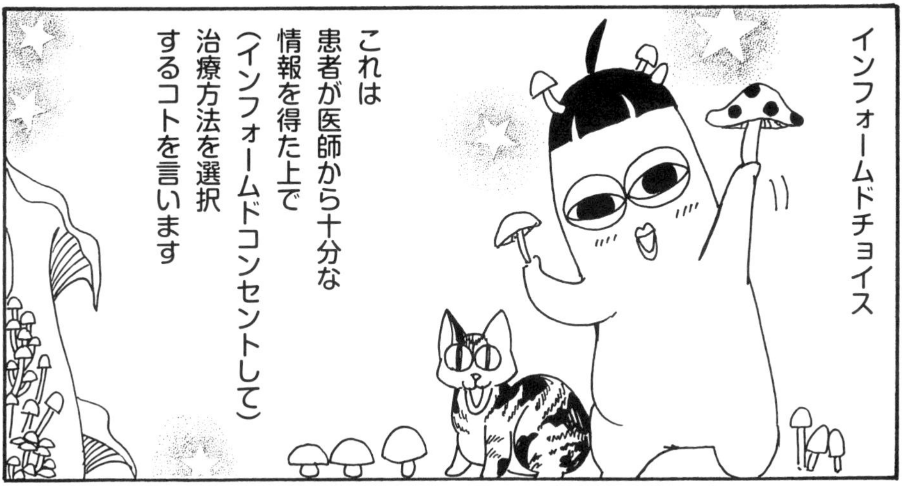
インフォームドチョイス
これは
患者が医師から十分な
情報を得た上で
(インフォームドコンセントして)
治療方法を選択
するコトを言います

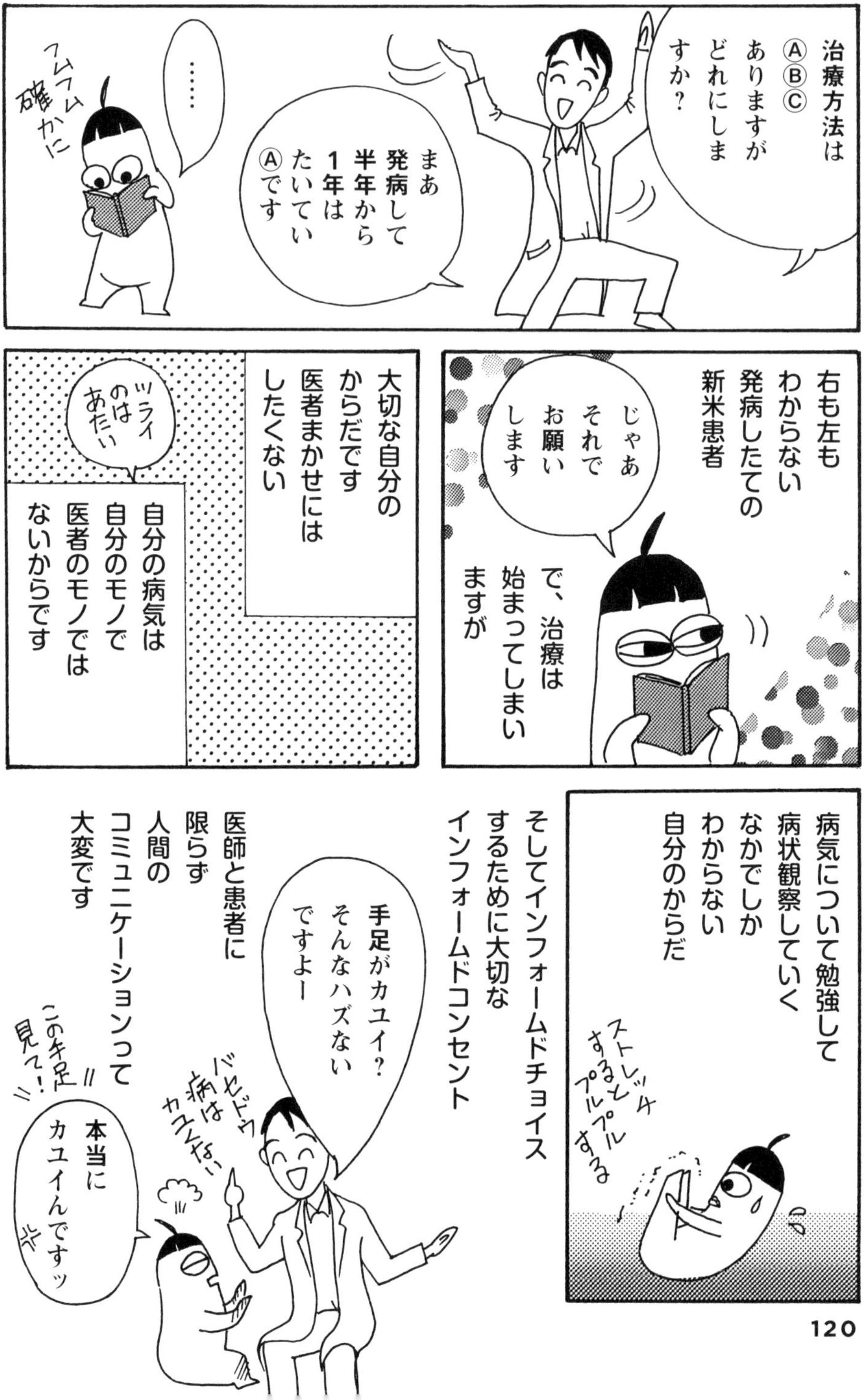

治療方法はⒶⒷⒸありますがどれにしますか？
まあ発病して半年から1年はたいていⒶです
……
フムフム確かに
右も左もわからない発病したての新米患者
じゃあそれでお願いします
で、治療は始まってしまいますが
大切な自分のからだです医者まかせにはしたくない
ツライのはあたい
自分の病気は自分のモノで医者のモノではないからです
病気について勉強して病状観察していくなかでしかわからない自分のからだ
ストレッチするとプルプルする
そしてインフォームドチョイスするために大切なインフォームドコンセント
手足がカユイ？そんなハズないですよー
バセドウ病はカユくない
医師と患者に限らず人間のコミュニケーションって大変です
この手足見て！
本当にカユイんですッ

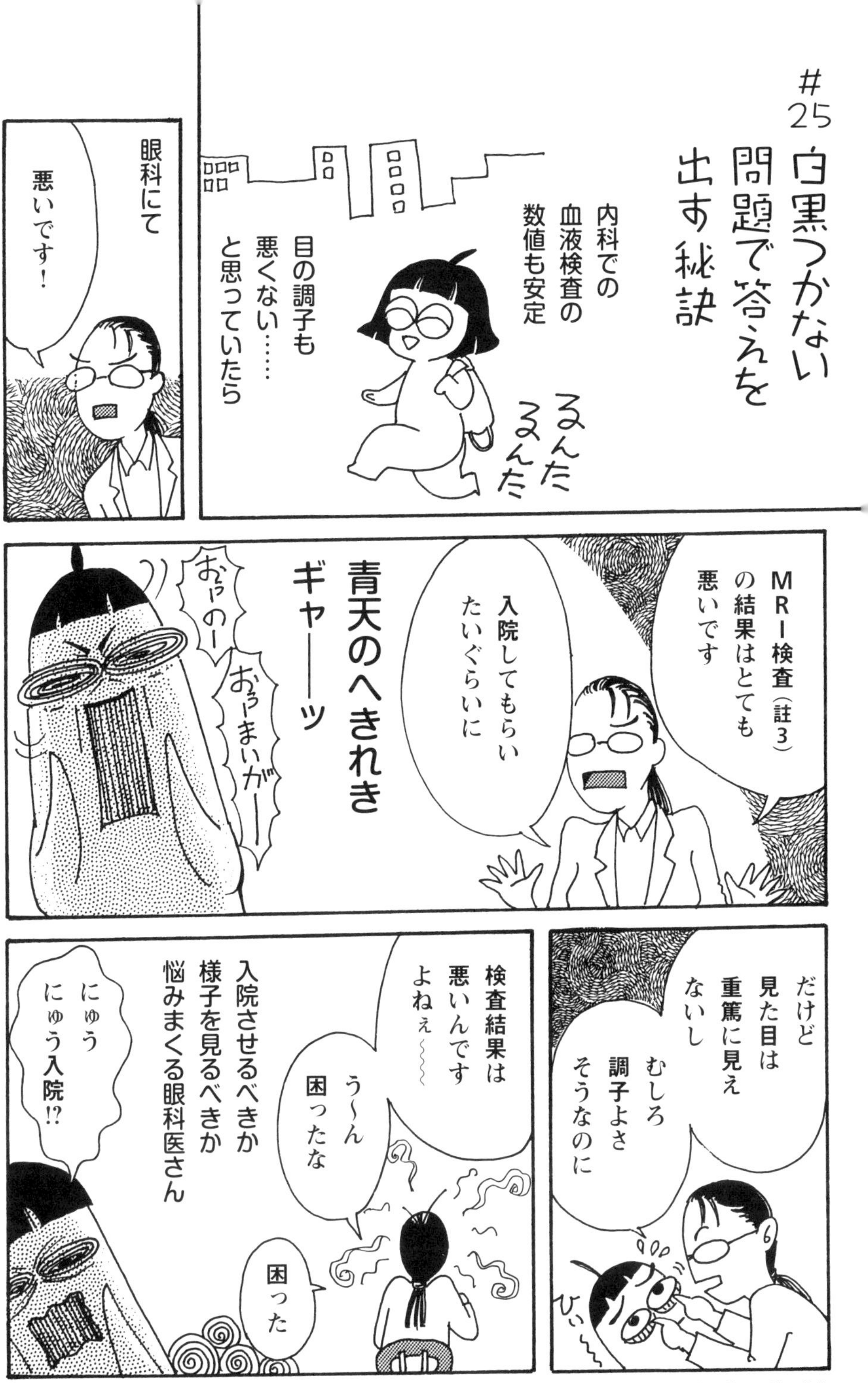
#25
白黒つかない問題で答えを出す秘訣
内科での血液検査の数値も安定
目の調子も悪くない……と思っていたら
るんたるんた
眼科にて
悪いです！
MRI検査（註3）の結果はとても悪いです
入院してもらいたいぐらいに
青天のへきれき
ギャーーーッ
おっのー
おっまいがー
だけど見た目は重篤に見えないし
むしろ調子よさそうなのに
ひぃ
検査結果は悪いんですよねぇ〜〜
う〜ん困ったな
困った
入院させるべきか様子を見るべきか悩みまくる眼科医さん
にゅうにゅう入院!?

【註3】MRI検査：MRI（Magnetic Resonance Imaging：磁気共鳴画像診断）は、磁石と電磁波を使って体の中を見る検査です。眼窩の状態を調べるときなどにも使います。X線を使わないので被爆の心配はありません。

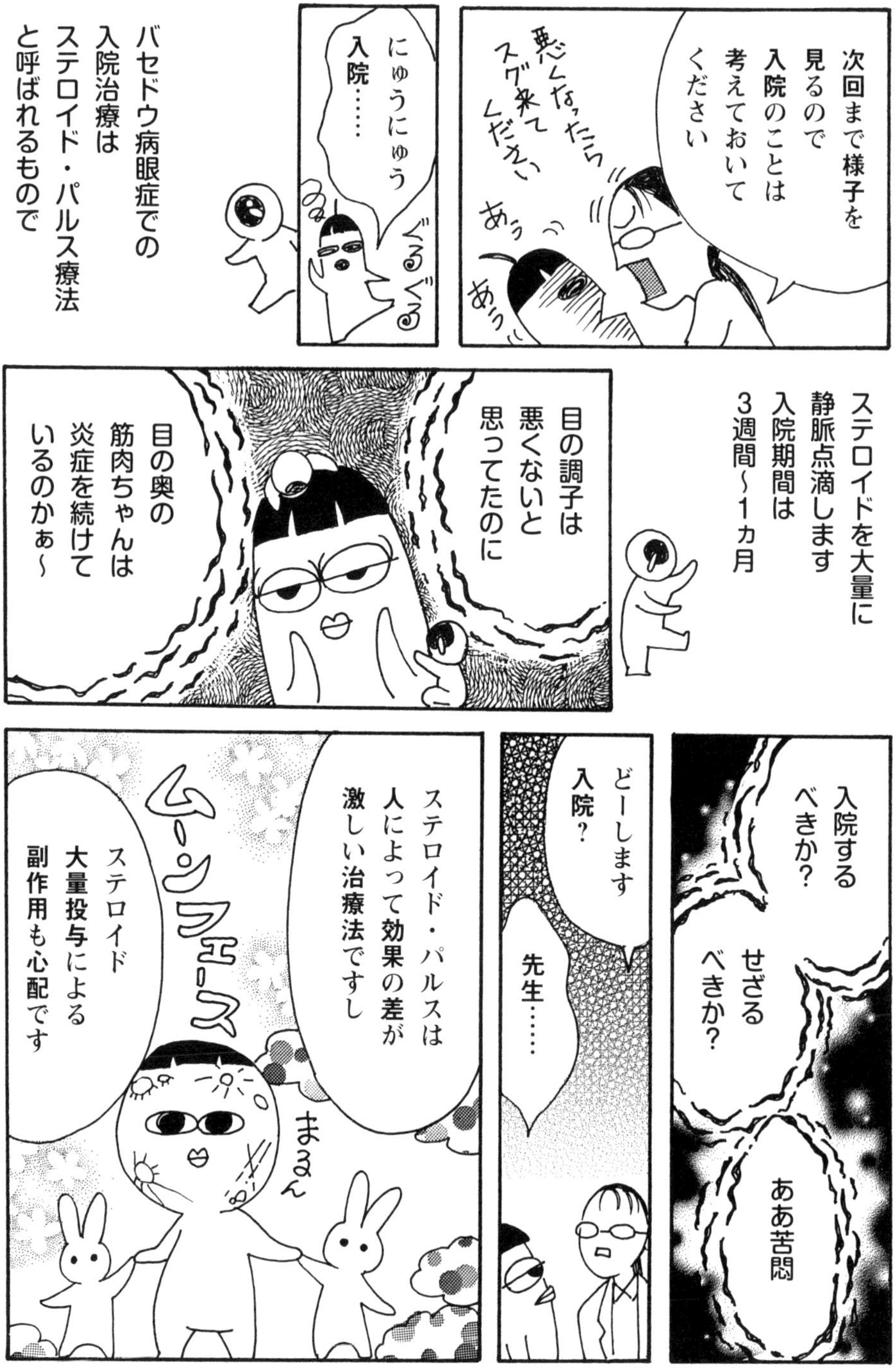
次回まで様子を見るので入院のことは考えておいてください
悪くなったらスグ来てください
あぅ
あぅ
にゅうにゅう入院……
ぐるぐる
バセドウ病眼症での入院治療はステロイド・パルス療法と呼ばれるもので
ステロイドを大量に静脈点滴します入院期間は3週間～1ヵ月
目の調子は悪くないと思ってたのに
目の奥の筋肉ちゃんは炎症を続けているのかぁ～
入院するべきか？
せざるべきか？
ああ苦悶
どーします入院？
先生……
ステロイド・パルスは人によって効果の差が激しい治療法ですし
ムーンフェース
ステロイド大量投与による副作用も心配です
まるん

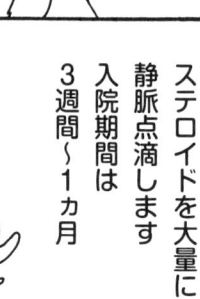

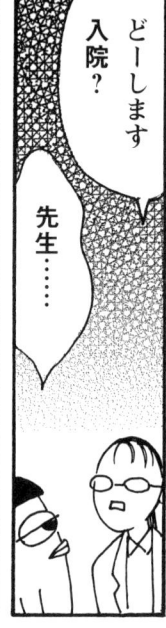

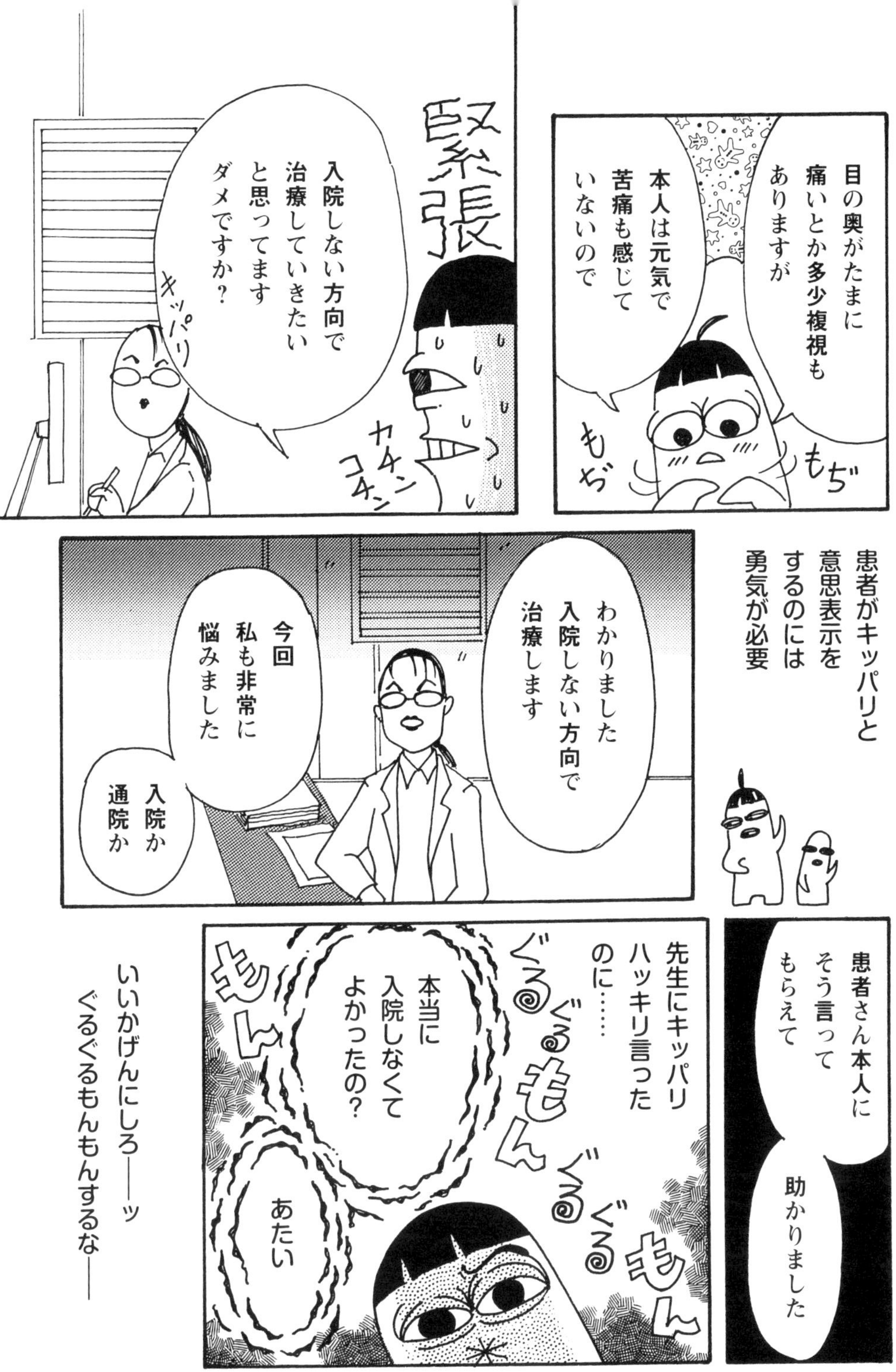
目の奥がたまに痛いとか多少複視もありますが
本人は元気で苦痛も感じていないので
もぢ
もぢ
緊張
入院しない方向で治療していきたいと思ってますダメですか?
キッパリ
カチンコチン
患者がキッパリと意思表示をするのには勇気が必要
わかりました入院しない方向で治療します
今回私も非常に悩みました
入院か通院か
患者さん本人にそう言ってもらえて
助かりました
先生にキッパリ言ったのに……
ぐるぐるもん
ぐるぐるもんもん
本当に入院しなくてよかったの?
あたい
いいかげんにしろ——ッ
ぐるぐるもんもんするな——

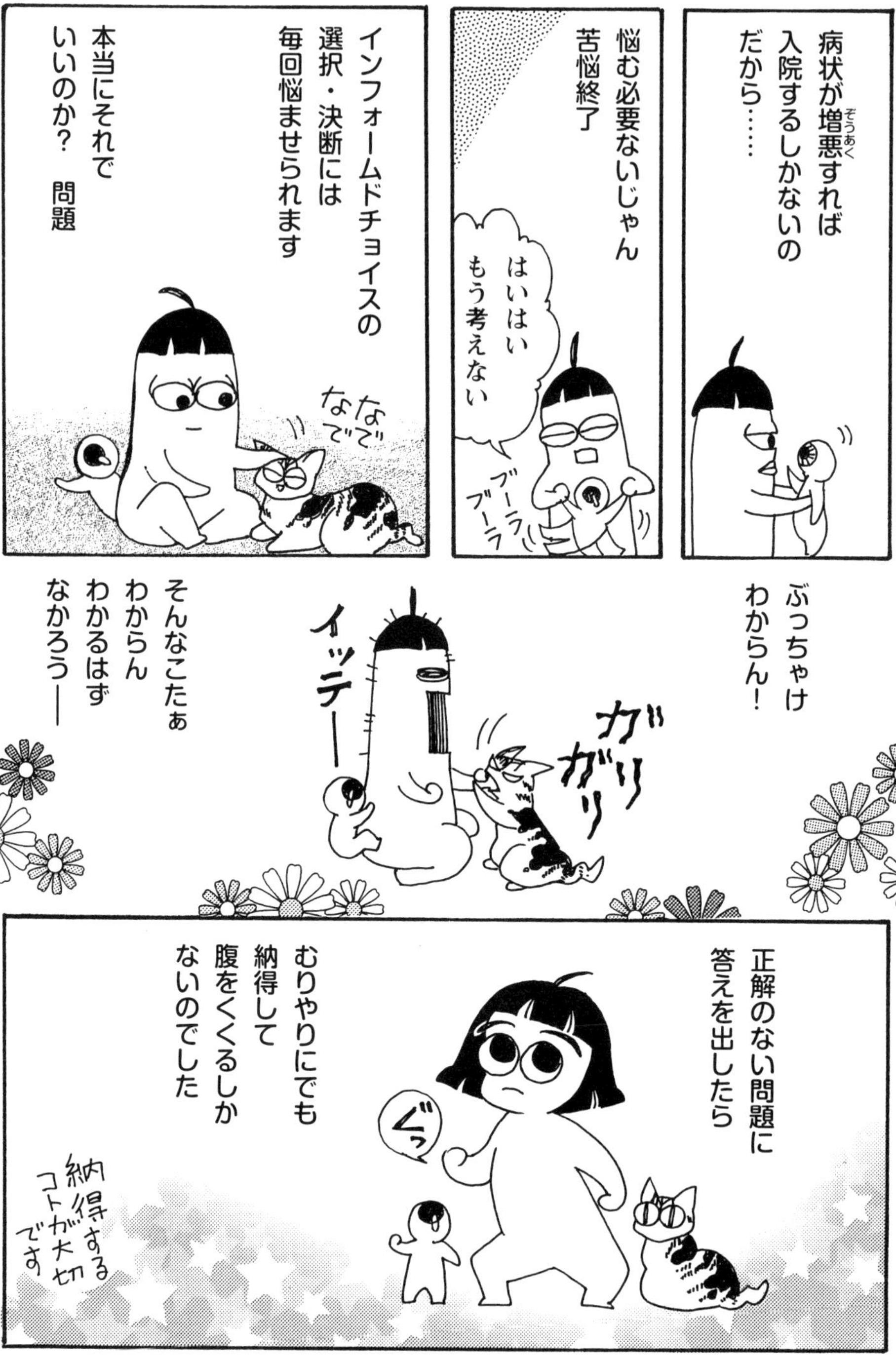

病状が増悪《ぞうあく》すれば
入院するしかないのだから……
悩む必要ないいじゃん
苦悩終了
はいはい
もう考えない
ブーラ
ブーラ
インフォームドチョイスの
選択・決断には
毎回悩ませられます
本当にそれで
いいのか？ 問題
なで
なで
ぶっちゃけ
わからん！
イッテー
ガリ
ガリ
そんなこたぁ
わからん
わかるはず
なかろうー
正解のない問題に
答えを出したら
むりやりにでも
納得して
腹をくくるしか
ないのでした
ぐっ
納得する
コトが大切
です

#26 病気道に花吹雪

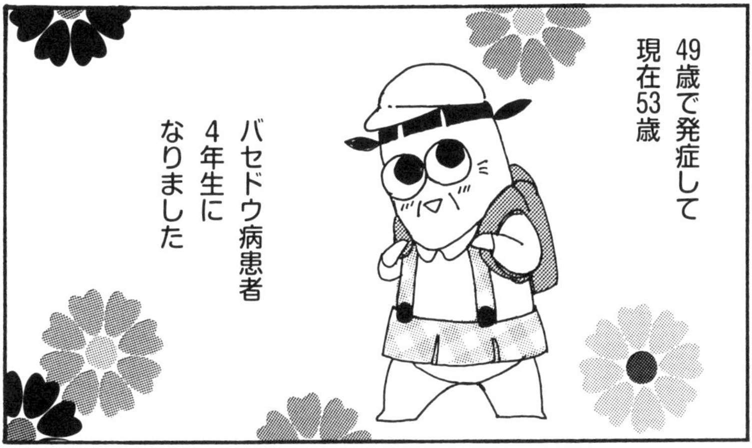
49歳で発症して
現在53歳
バセドウ病患者
4年生に
なりました

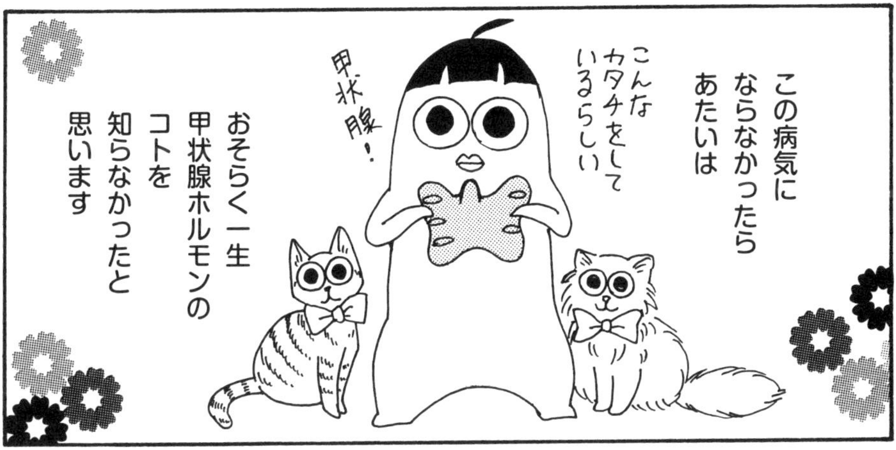
この病気に
ならなかったら
あたいは
こんな
カタチをして
いるらしい
甲状腺!
おそらく一生
甲状腺ホルモンの
コトを
知らなかったと
思います

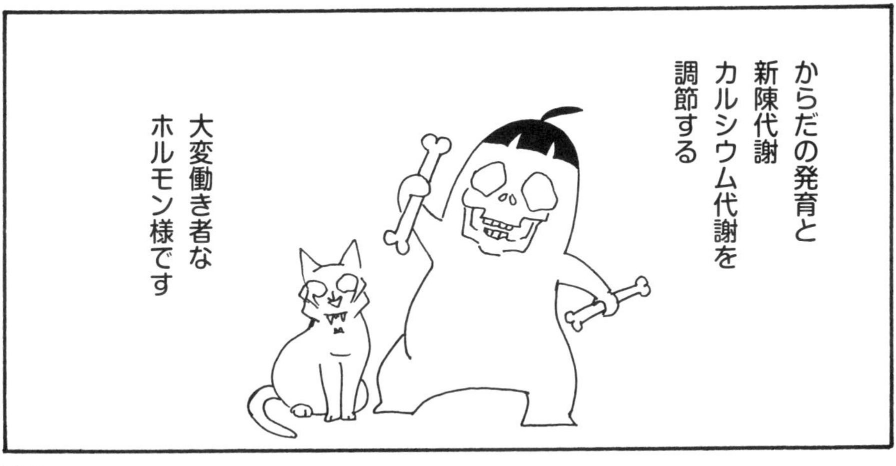
からだの発育と
新陳代謝
カルシウム代謝を
調節する
大変働き者な
ホルモン様です

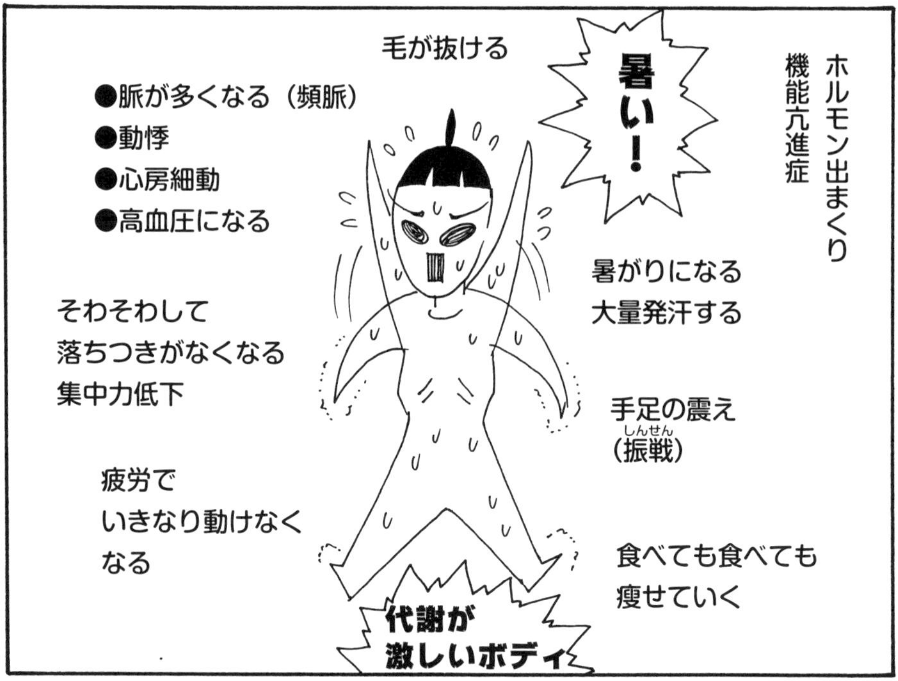
ホルモン出まくり
機能亢進症
暑い！
毛が抜ける
●脈が多くなる（頻脈）
●動悸
●心房細動
●高血圧になる
暑がりになる
大量発汗する
そわそわして
落ちつきがなくなる
集中力低下
手足の震え
（振戦《しんせん》）
疲労で
いきなり動けなく
なる
食べても食べても
痩せていく
代謝が
激しいボディ

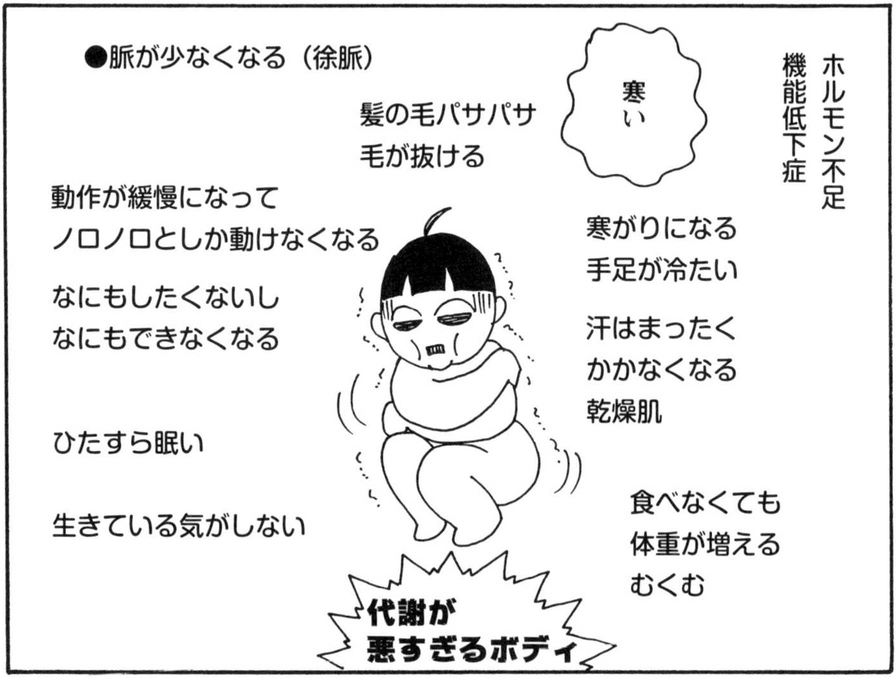
ホルモン不足
機能低下症
寒い
●脈が少なくなる（徐脈）
髪の毛パサパサ
毛が抜ける
動作が緩慢になって
ノロノロとしか動けなくなる
寒がりになる
手足が冷たい
なにもしたくないし
なにもできなくなる
汗はまったく
かかなくなる
乾燥肌
ひたすら眠い
生きている気がしない
食べなくても
体重が増える
むくむ
代謝が
悪すぎるボディ

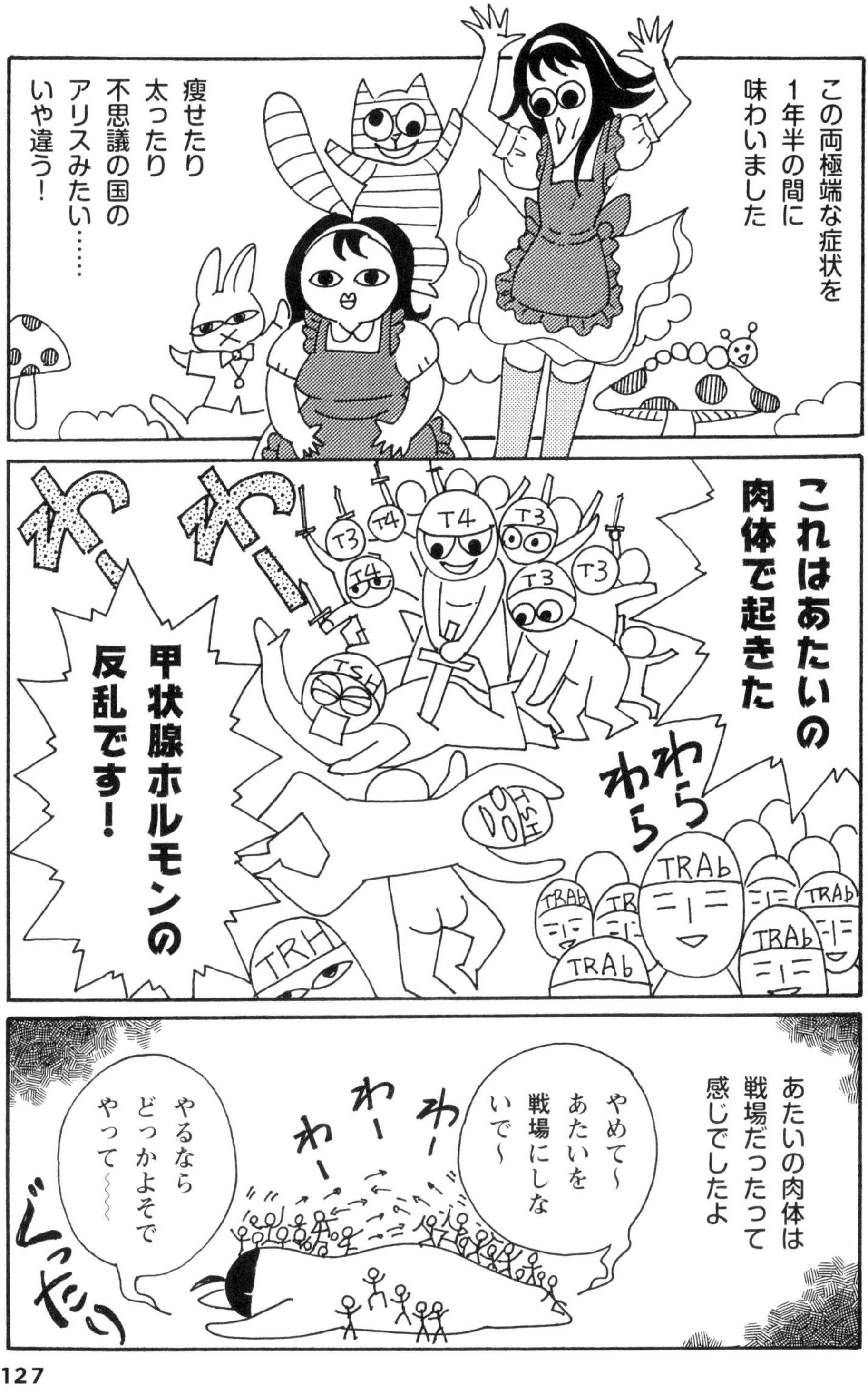
この両極端な症状を1年半の間に味わいました
痩せたり太ったり不思議の国のアリスみたい……いや違う！
これはあたいの肉体で起きた
甲状腺ホルモンの反乱です！
わらわら
T4
T3
TSH
TRAb
TRH
あたいの肉体は戦場だったって感じでしたよ
やめて～あたいを戦場にしないで～
わー
わー
やるならどっかよそでやって～～～

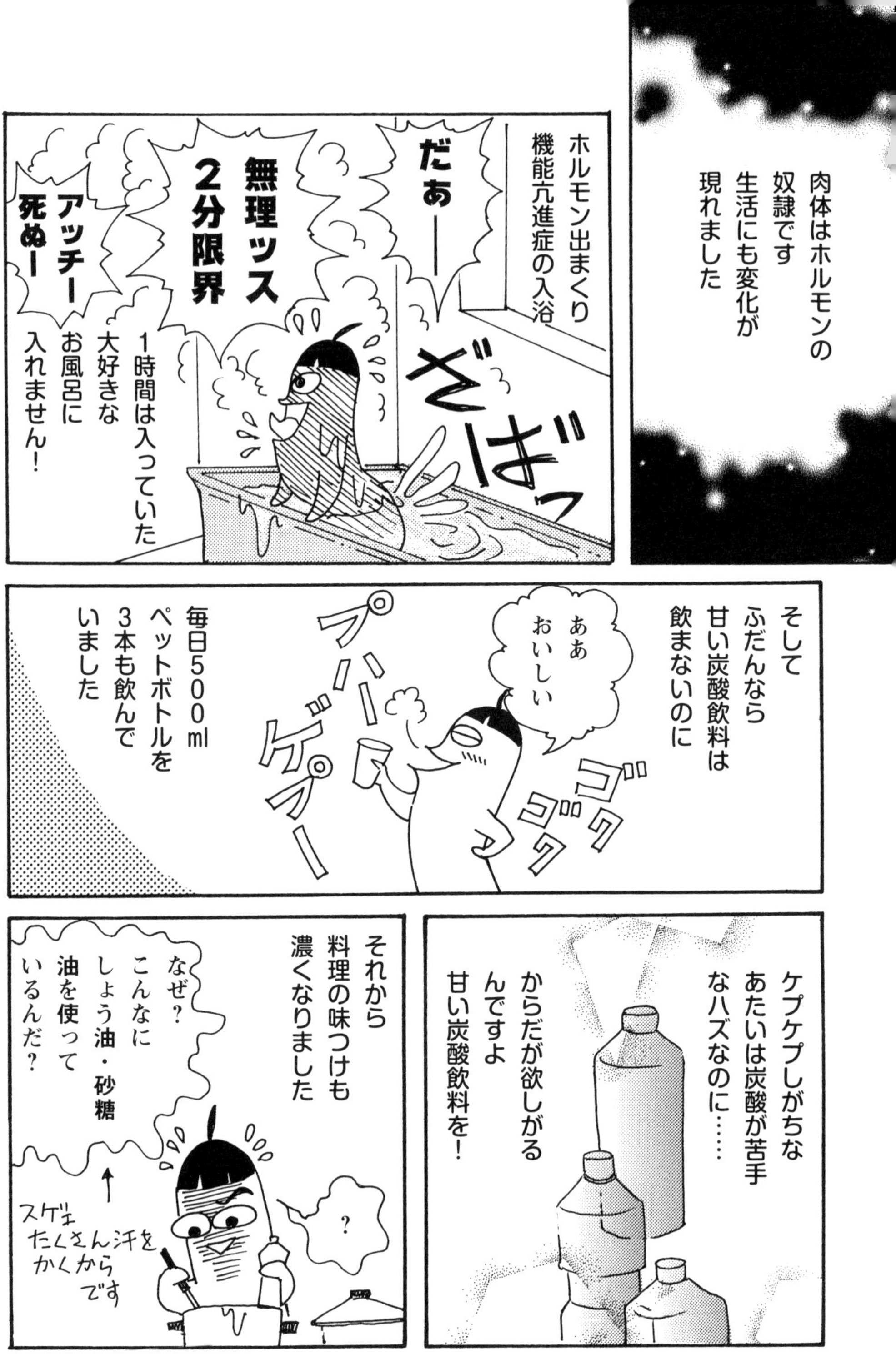
肉体はホルモンの奴隷です
生活にも変化が現れました
ホルモン出まくり機能亢進症の入浴
だぁー
無理ッス 2分限界
アッチー死ぬー
ざぶっ
1時間は入っていた大好きなお風呂に入れません!
そして ふだんなら甘い炭酸飲料は飲まないのに
ああ おいしい
ゴクゴク
プハーゲプー
毎日500ml ペットボトルを3本も飲んでいました
ケプケプしがちなあたいは炭酸が苦手なハズなのに……
からだが欲しがるんですよ 甘い炭酸飲料を!
それから料理の味つけも濃くなりました
なぜ? こんなにしょう油・砂糖 油を使っているんだ?
?
スゲェたくさん汗をかくからです

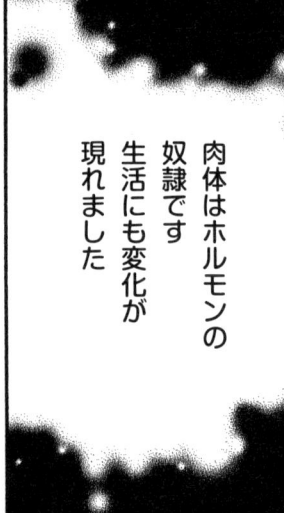

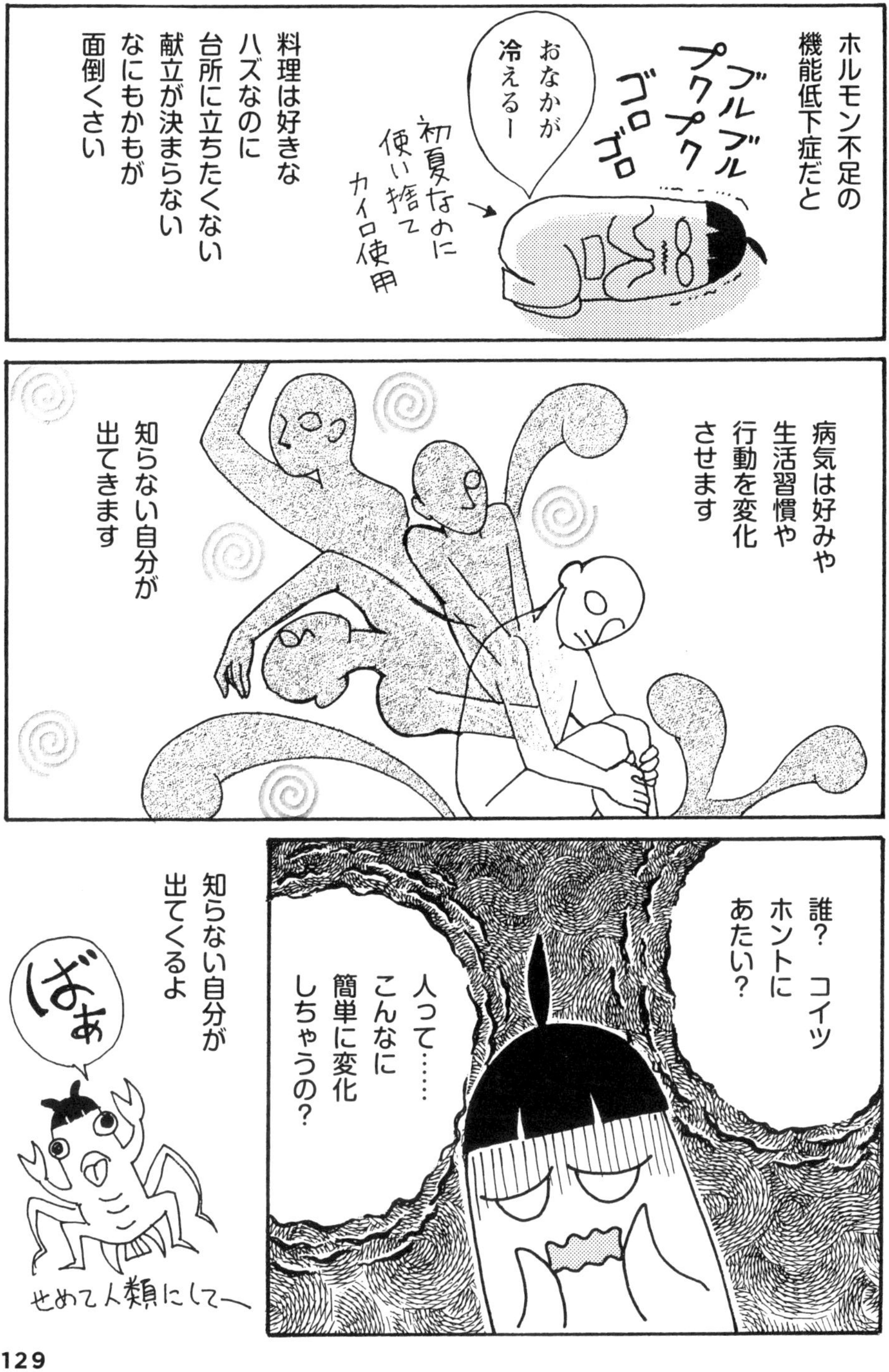

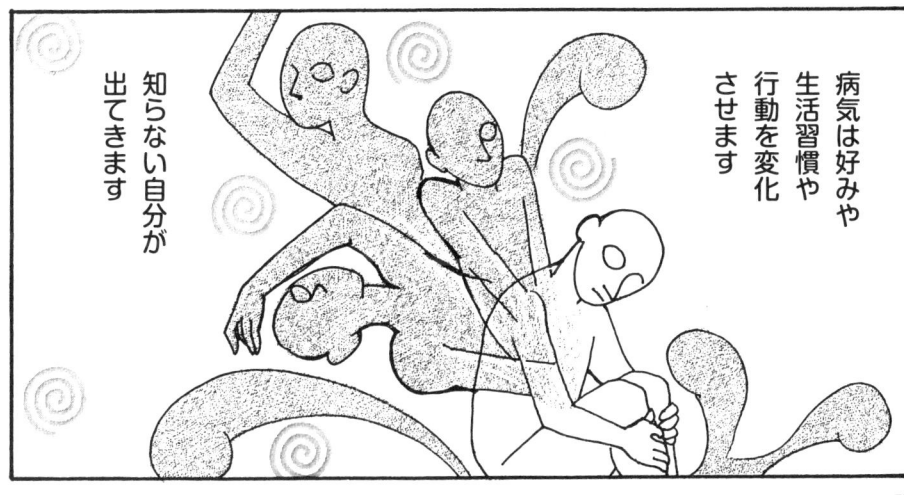

ホルモン不足の機能低下症だと
ブルブル
プクプク
ゴロゴロ
おなかが冷えるー
初夏なのに使い捨てカイロ使用
料理は好きなハズなのに台所に立ちたくない献立が決まらないなにもかもが面倒くさい
病気は好みや生活習慣や行動を変化させます
知らない自分が出てきます
誰？ コイツ ホントにあたい？
人って……こんなに簡単に変化しちゃうの？
知らない自分が出てくるよ
ばぁ
せめて人類にしてー

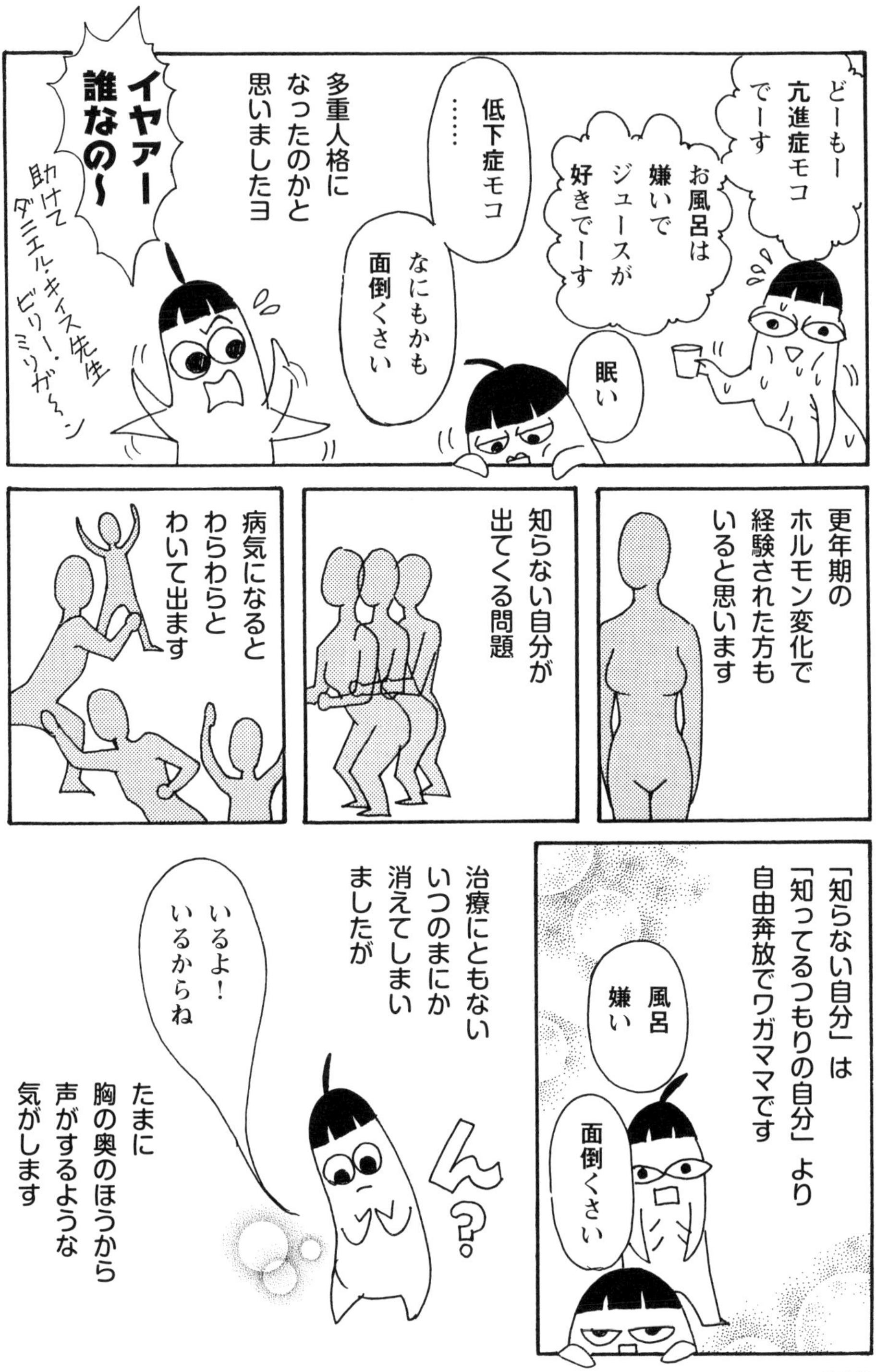

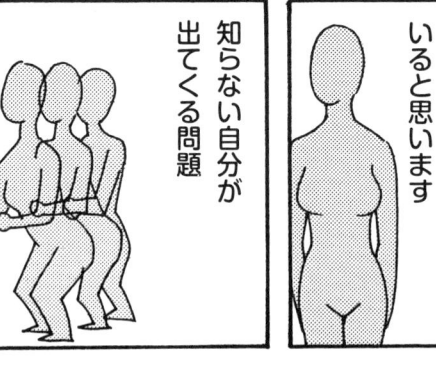

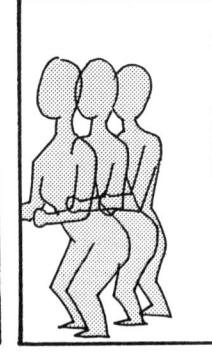

どーもー
亢進症モコ
でーす
お風呂は
嫌いで
ジュースが
好きでーす
眠い
低下症モコ
……
なにもかも
面倒くさい
多重人格に
なったのかと
思いましたヨ
イヤアー
誰なの〜
助けて
ダニエル・キイス先生
ビリー・ミリガ〜ン
更年期の
ホルモン変化で
経験された方も
いると思います
知らない自分が
出てくる問題
病気になると
わらわらと
わいて出ます
「知らない自分」は
「知ってるつもりの自分」より
自由奔放でワガママです
風呂
嫌い
面倒くさい
治療にともない
いつのまにか
消えてしまい
ましたが
ん？
いるよ！
いるからね
たまに
胸の奥のほうから
声がするような
気がします

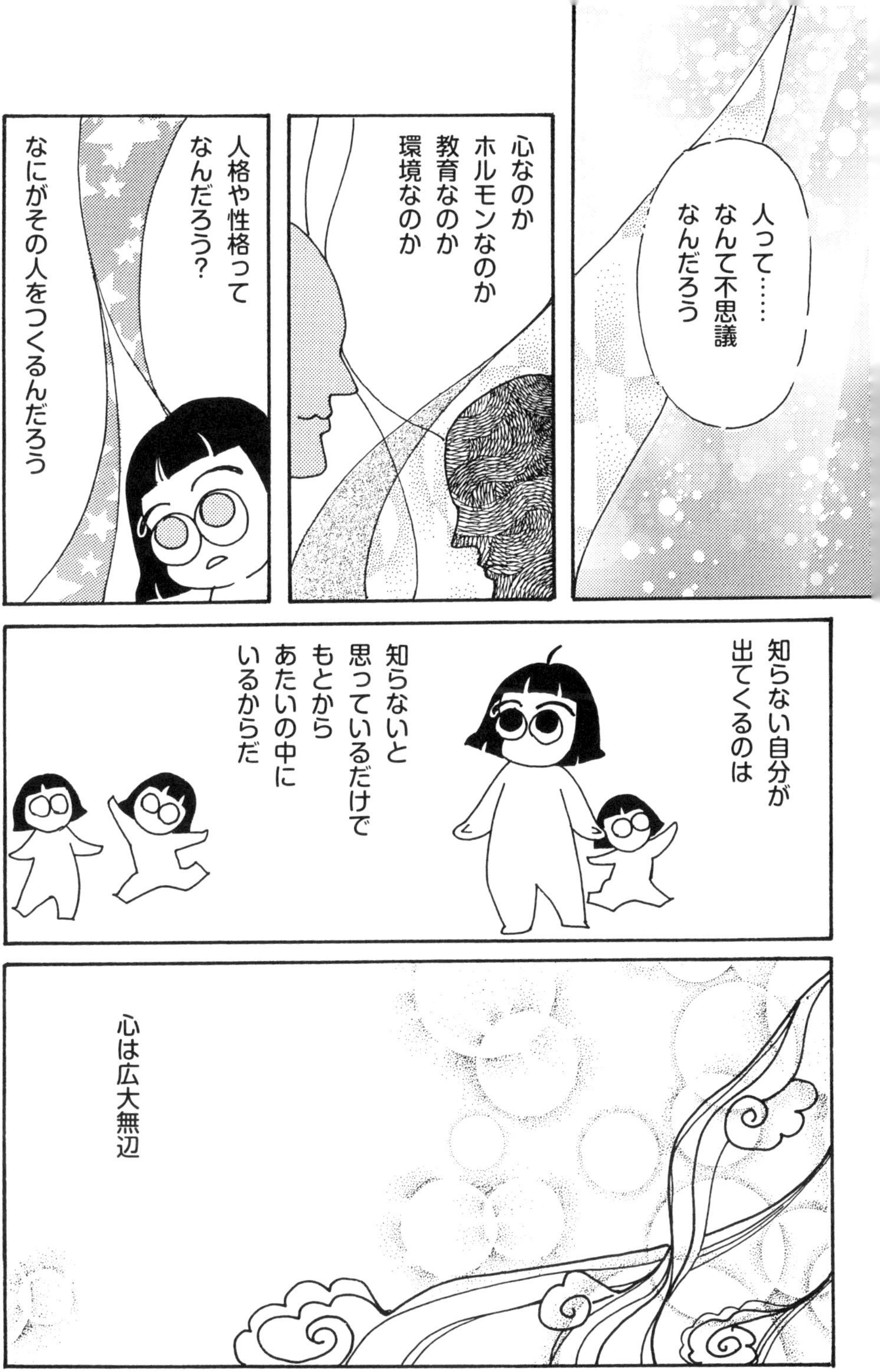
人って……
なんて不思議
なんだろう
心なのか
ホルモンなのか
教育なのか
環境なのか
人格や性格って
なんだろう?
なにがその人をつくるんだろう
知らない自分が
出てくるのは
知らないと
思っているだけで
もとから
あたいの中に
いるからだ
心は広大無辺

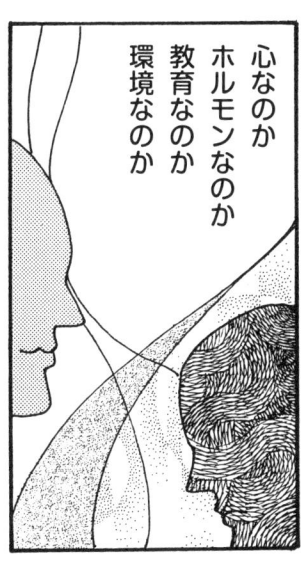

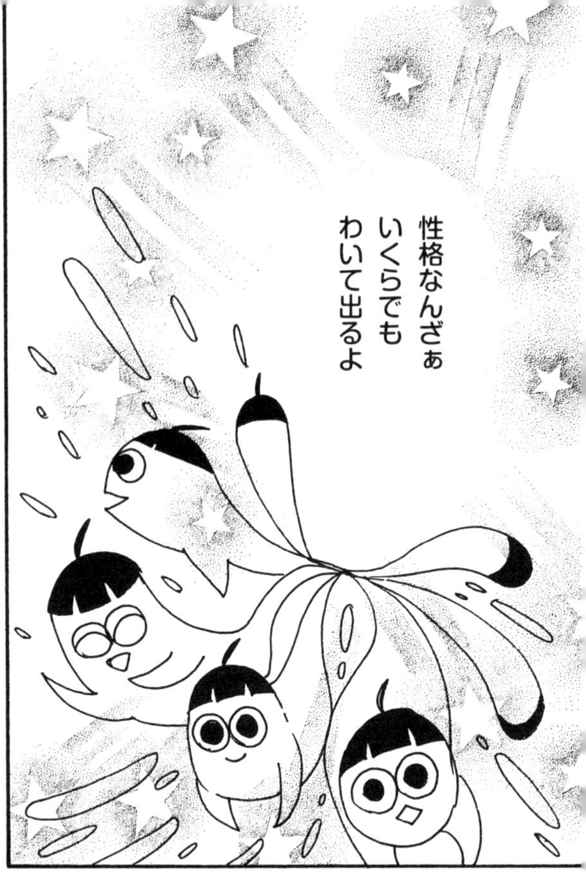
性格なんざぁ
いくらでも
わいて出るよ

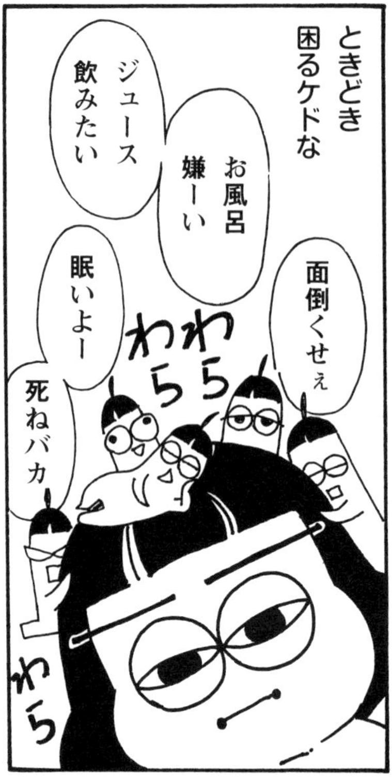
ときどき
困るケドな
ジュース
飲みたい
お風呂
嫌ーい
面倒くせぇ
眠いよー
死ねバカ
わらわら
わら

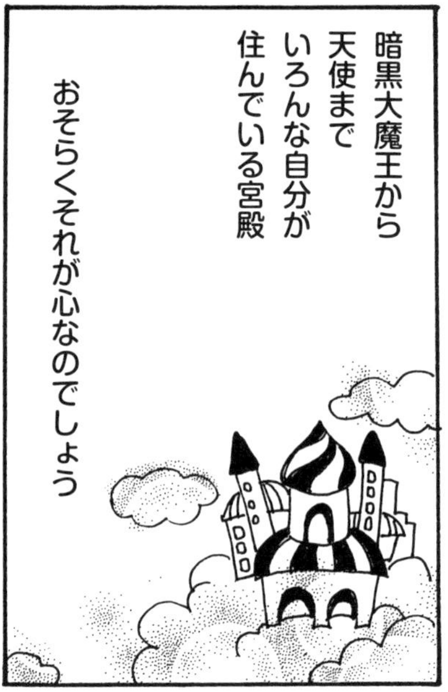
暗黒大魔王から
天使まで
いろんな自分が
住んでいる宮殿
おそらくそれが心なのでしょう

瞬間瞬間で
めまぐるしく
変化する心
ホルモンや脳内物質に
左右される心……

自己管理や
健康管理
本当の意味では
管理不能

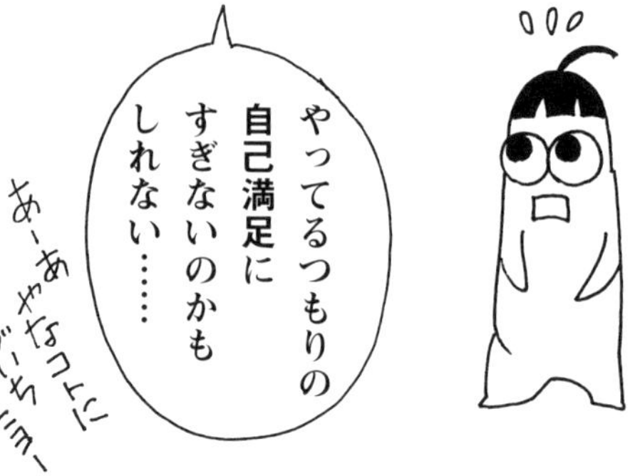
やってるつもりの
自己満足に
すぎないのかも
しれない……
あーあ
やなコトに
気づいちゃったヨー

#27 現実逃避も現実

自分の思惑を
無視して
変わってしまう

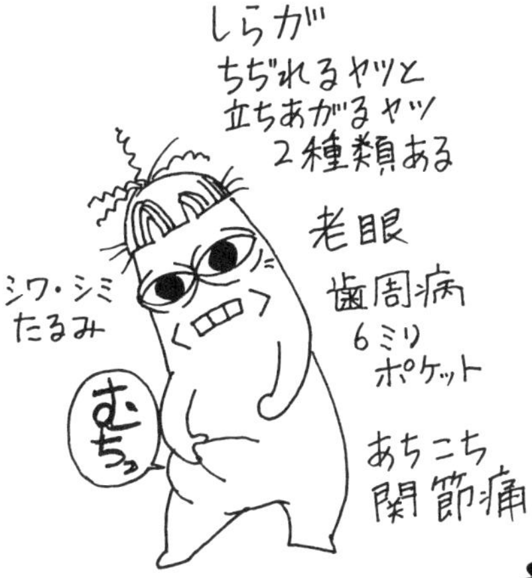
しらガ
ちぢれるヤツと
立ちあがるヤツ
2種類ある
老眼
歯周病
6ミリ
ポケット
あちこち
関節痛
シワ・シミ
たるみ
むちっ

それが
加齢と病気です

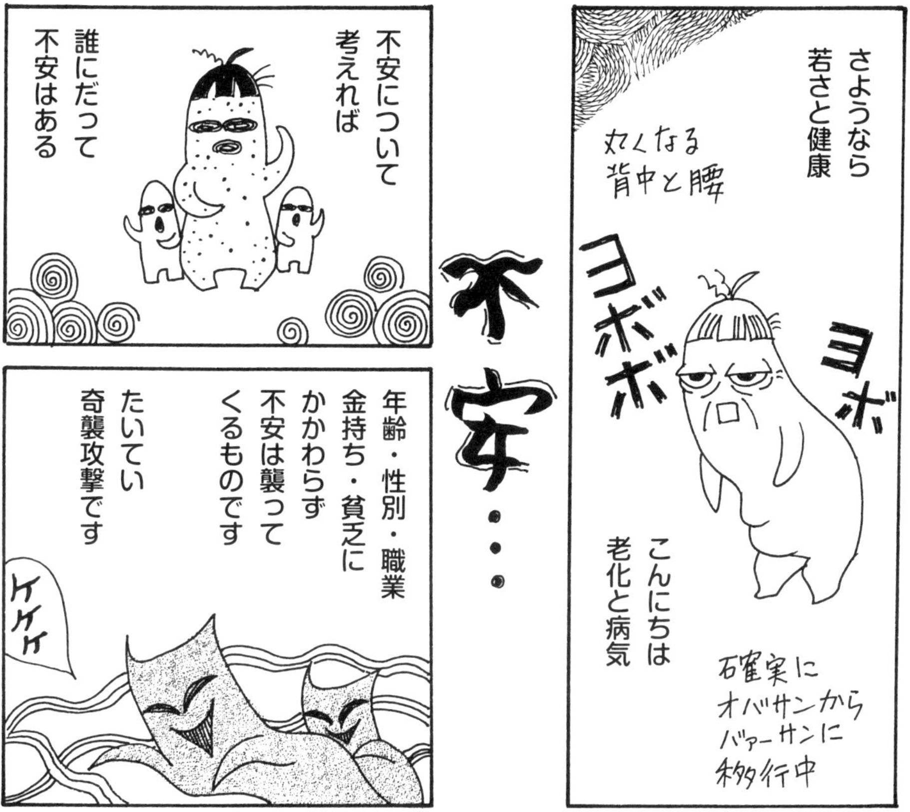
さようなら
若さと健康
丸くなる
背中と腰
ヨボボ
ヨボ
こんにちは
老化と病気
確実に
オバサンから
バァーサンに
移行中
不安…
不安について
考えれば
誰にだって
不安はある
年齢・性別・職業
金持ち・貧乏に
かかわらず
不安は襲って
くるものです
たいてい
奇襲攻撃です
ケケケ

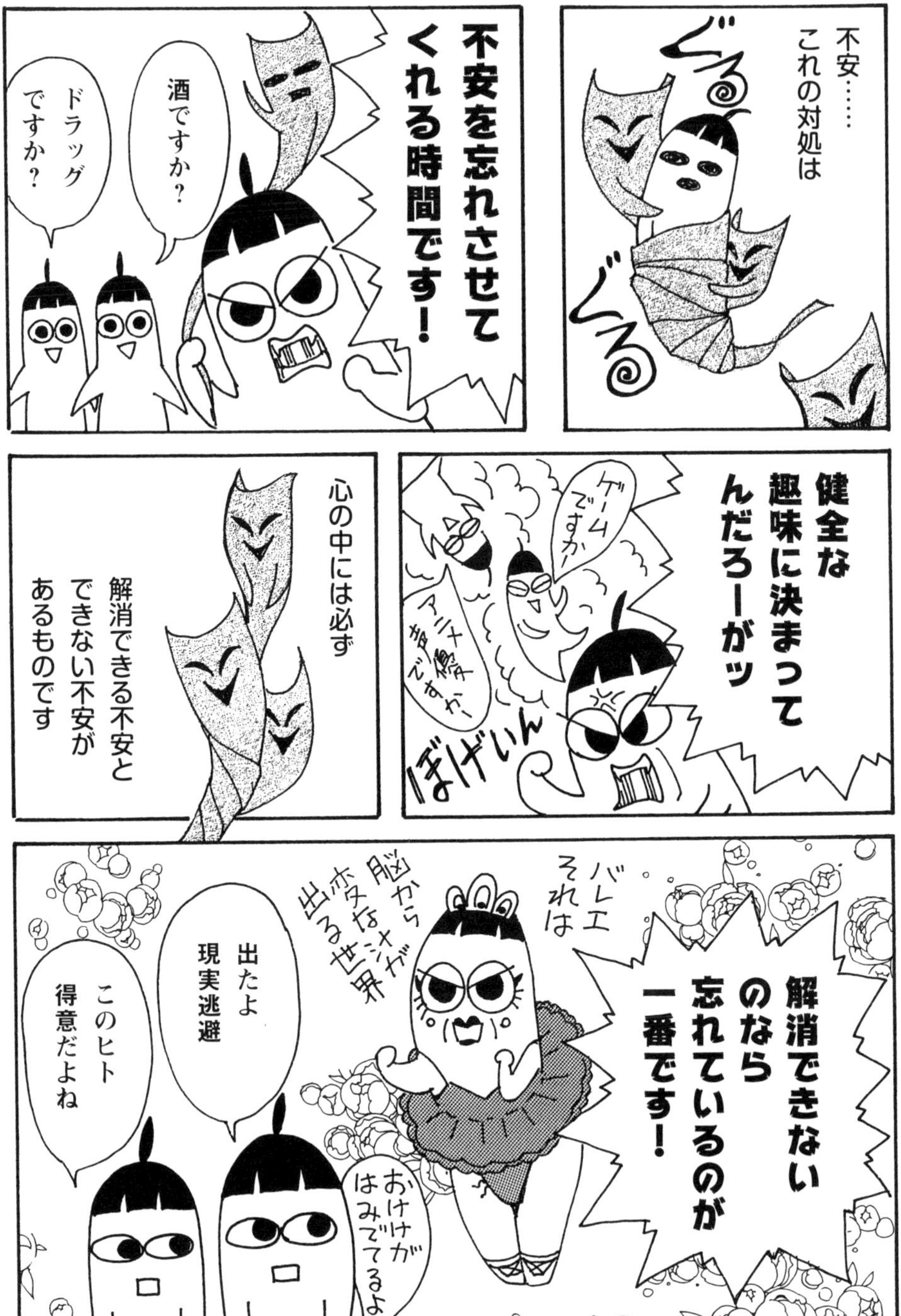
不安……
これの対処は
ぐる
ぐる
不安を忘れさせてくれる時間です！
酒ですか？
ドラッグですか？
健全な趣味に決まってんだろーがッ
ゲームですかー
アニメ鑑賞ですかー
ぼげいん
心の中には必ず
解消できる不安とできない不安があるものです
解消できないのなら忘れているのが一番です！
バレエそれは
脳から変な汁が出る世界
出たよ現実逃避
このヒト得意だよね
おけけがはみでてるよ

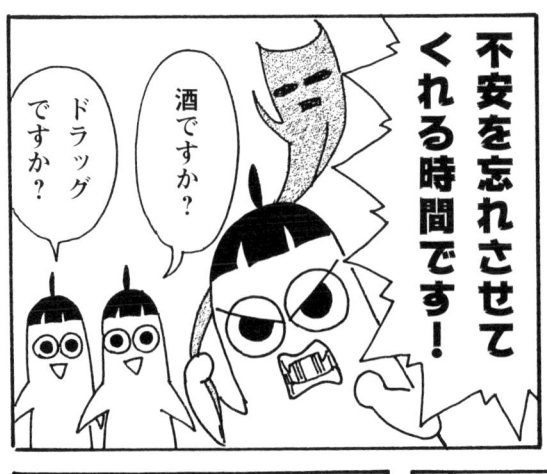

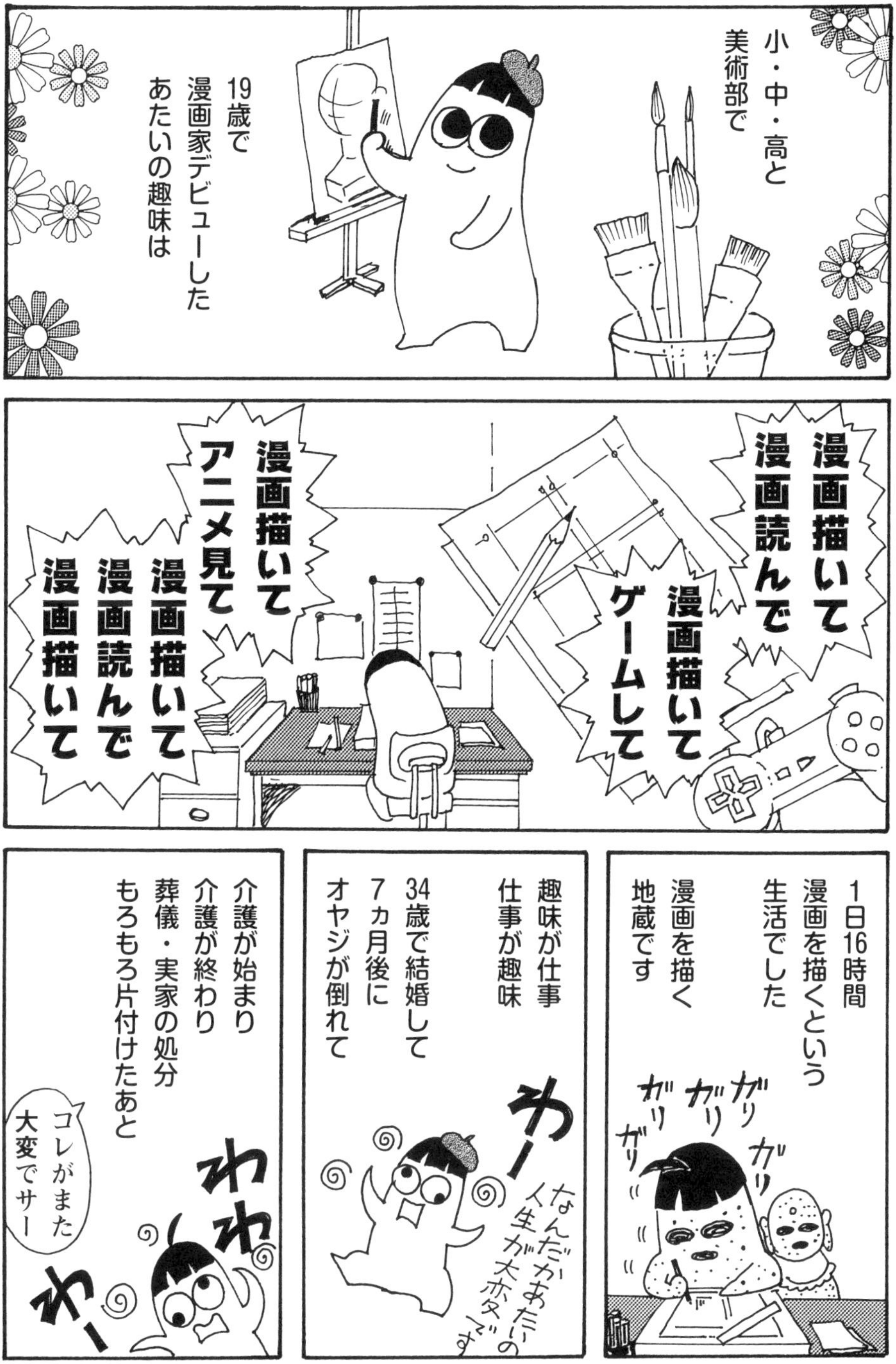
小・中・高と
美術部で
19歳で
漫画家デビューした
あたいの趣味は
漫画描いて
漫画読んで
漫画描いて
ゲームして
漫画描いて
アニメ見て
漫画描いて
漫画読んで
漫画描いて
1日16時間
漫画を描くという
生活でした
漫画を描く
地蔵です
ガリ ガリ ガリ ガリ ガリ
趣味が仕事
仕事が趣味
34歳で結婚して
7ヵ月後に
オヤジが倒れて
わー
なんだかあたいの人生が大変です
介護が始まり
介護が終わり
葬儀・実家の処分
もろもろ片付けたあと
コレがまた
大変でサー
わわ
わー

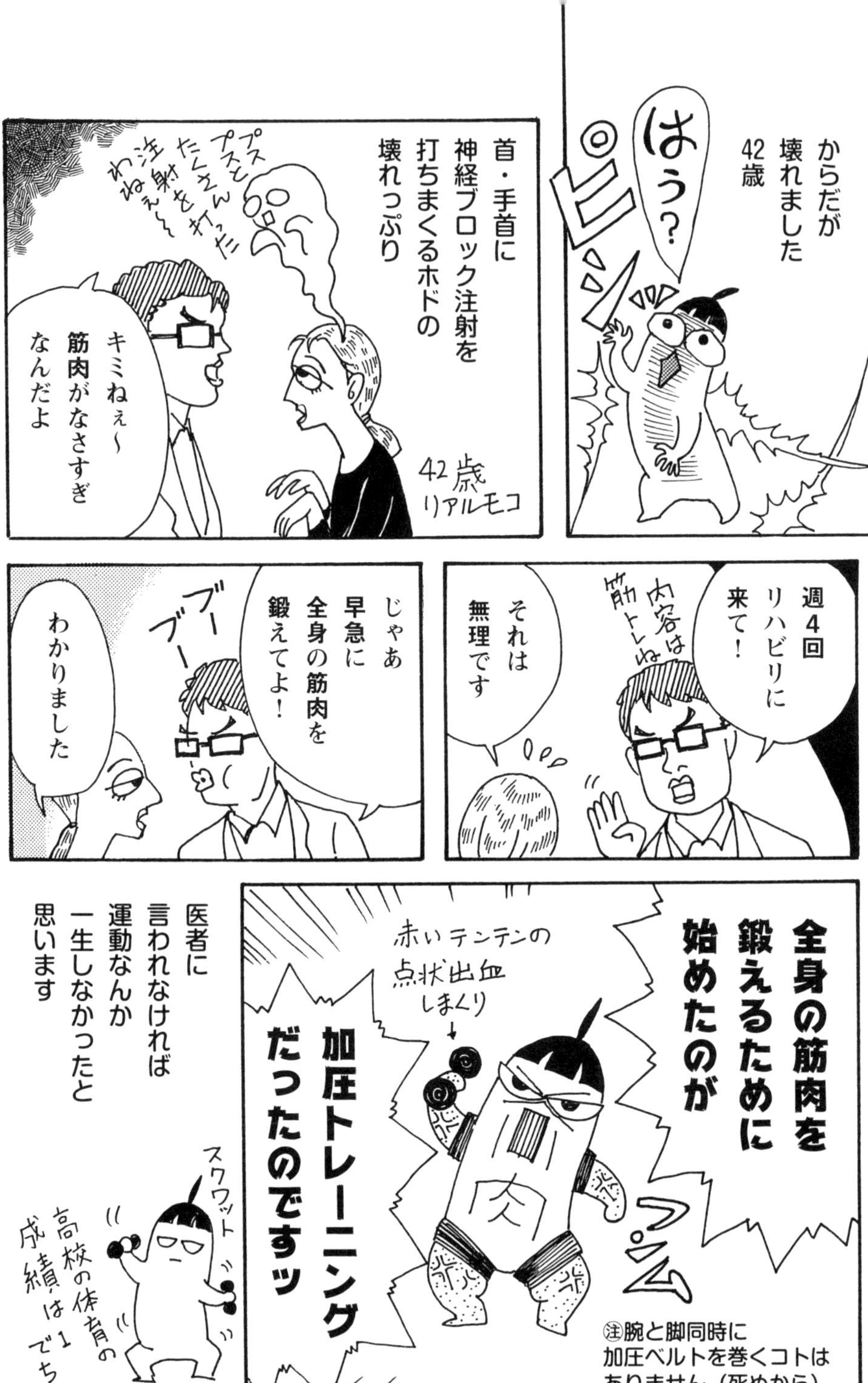
からだが壊れました 42歳
はう?
ピ
首・手首に神経ブロック注射を打ちまくるホドの壊れっぷり
ブスブスとたくさん注射を打ったわねぇ~
キミねぇ~筋肉がなさすぎなんだよ
42歳リアルモコ
週4回リハビリに来て!
内容は筋トレね
それは無理です
じゃあ早急に全身の筋肉を鍛えてよ!
ブーブー
わかりました
全身の筋肉を鍛えるために始めたのが
加圧トレーニングだったのですッ
赤いテンテンの点状出血しまくり
注 腕と脚同時に加圧ベルトを巻くコトはありません(死ぬから)
医者に言われなければ運動なんか一生しなかったと思います
スクワット
高校の体育の成績は1でちた

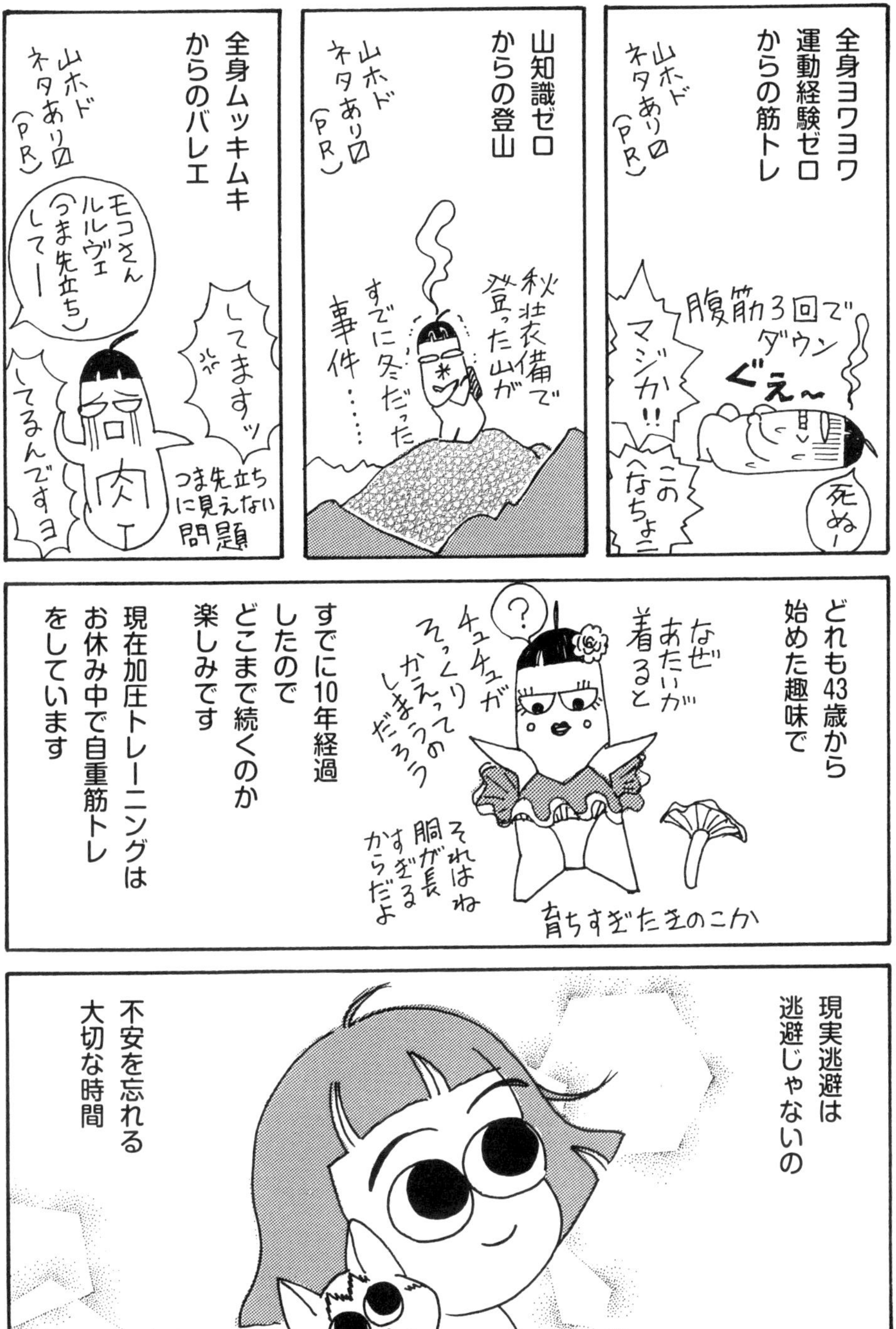
全身ヨワヨワ
運動経験ゼロ
からの筋トレ
山ホド
ネタあり♡
(PR)
腹筋3回でダウン
ぐぇ〜
マジか!!
死ぬー
このへなちょこ
山知識ゼロ
からの登山
山ホド
ネタあり♡
(PR)
秋装備で登った山がすでに冬だった事件……
全身ムッキムキ
からのバレエ
山ホド
ネタあり♡
(PR)
モコさんルルヴェ(つま先立ち)して〜
してますッ※
してるんですヨ
※つま先立ちに見えない問題
どれも43歳から始めた趣味で
?
なぜあたいが着るとチュチュがそっくりかえってしまうのだろう
それはね胴が長すぎるからだよ
育ちすぎたきのこか
すでに10年経過したのでどこまで続くのか楽しみです
現在加圧トレーニングはお休み中で自重筋トレをしています
現実逃避は逃避じゃないの
不安を忘れる大切な時間

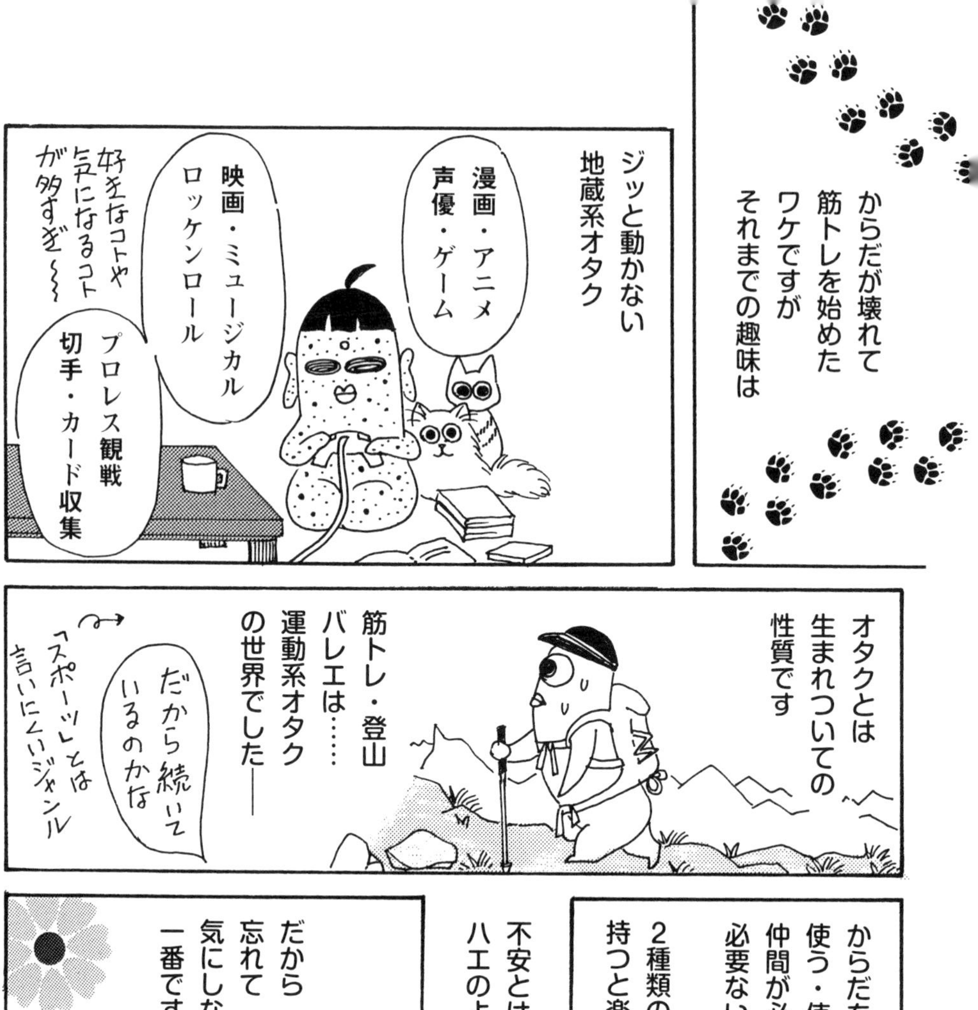

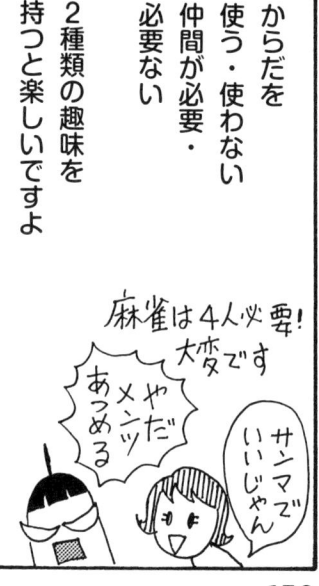

からだが壊れて
筋トレを始めた
ワケですが
それまでの趣味は
ジッと動かない
地蔵系オタク
漫画・アニメ
声優・ゲーム
映画・ミュージカル
ロックンロール
プロレス観戦
切手・カード収集
好きなコトや
気になるコト
が多すぎ〜〜
オタクとは
生まれついての
性質です
筋トレ・登山
バレエは……
運動系オタク
の世界でした——
だから続いて
いるのかな
「スポーツ」とは
言いにくいジャンル
からだを
使う・使わない
仲間が必要・
必要ない
2種類の趣味を
持つと楽しいですよ
麻雀は4人必要！
大変です
サンマで
いいじゃん
やだ
メンツ
あつめる
不安とは追い払う
ハエのようなもの
しっ
しっ
だから
忘れて
気にしないのが
一番です！
とは
言っても
気になる
よねー
不安を
ほじくるの
やめてよッ
あんたら
誰？

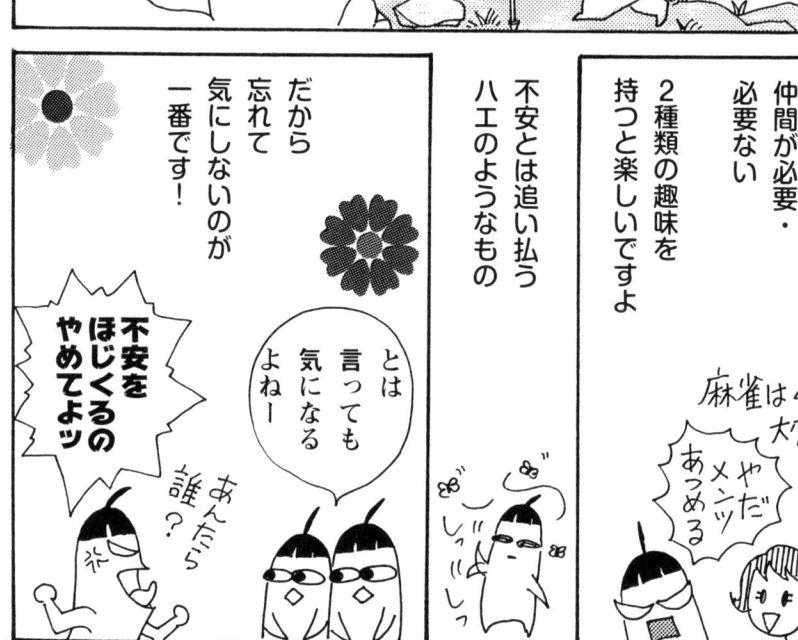

人生とは……こんな感じィ〜？

病気になるとハッキリわかる

エピローグ 人生これすべてネタ

バセドウ病患者
4年生になりました
3度目の減薬チャレンジ中～～～

まさかの事態は
誰にでも必ず起きます

そして自分の身に起きるコトは
必ずどこかで誰かにも起きています

眼球突出した
あたいは思いました

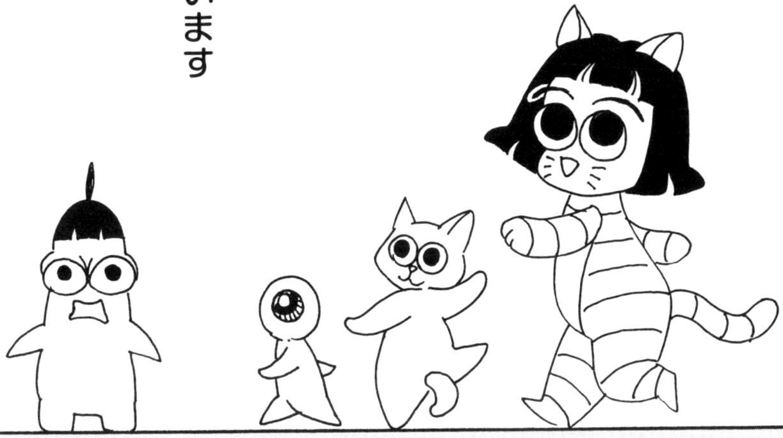

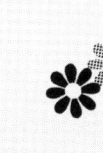

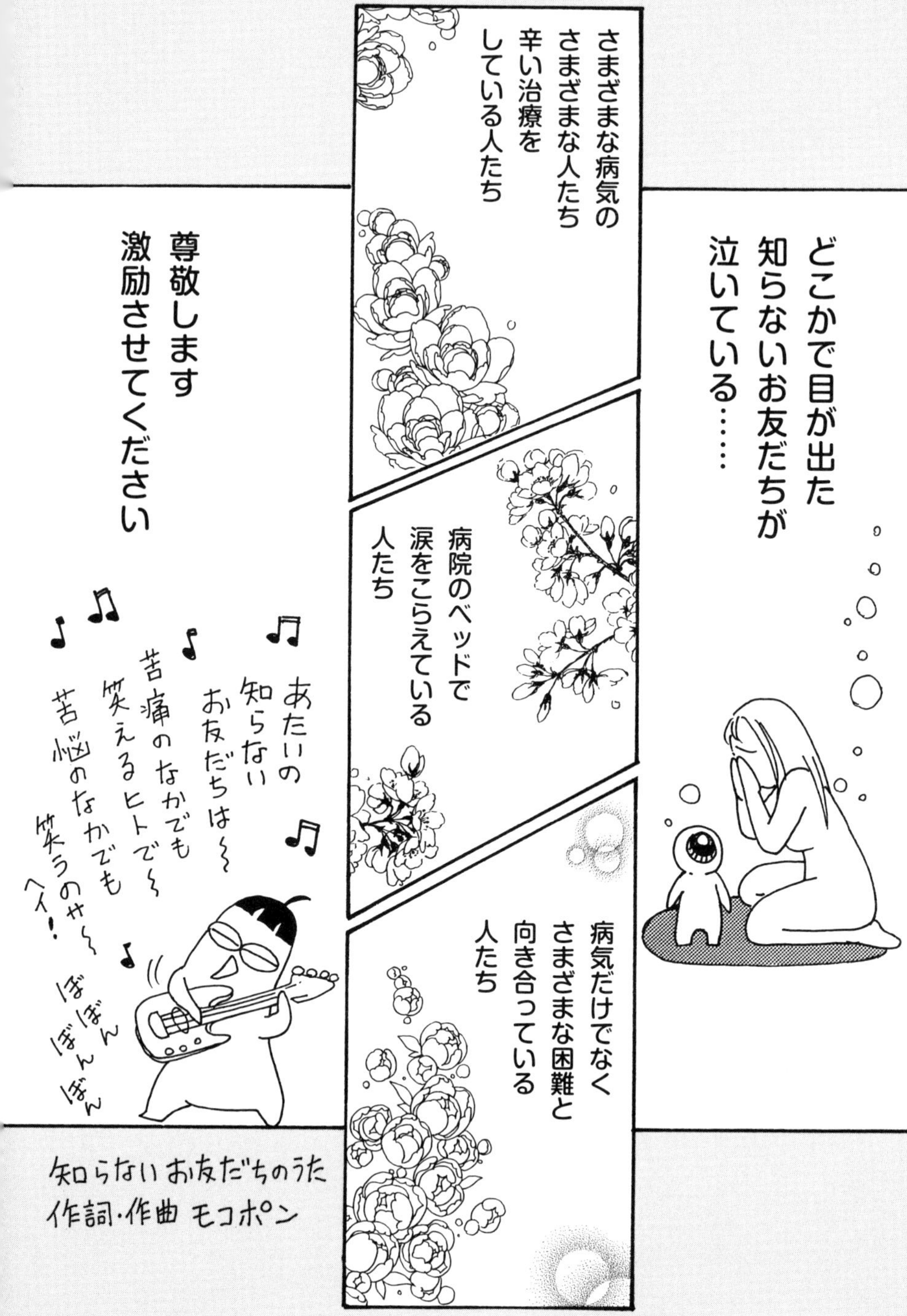
どこかで目が出た
知らないお友だちが
泣いている……
さまざまな病気の
さまざまな人たち
辛い治療を
している人たち
病院のベッドで
涙をこらえている
人たち
病気だけでなく
さまざまな困難と
向き合っている
人たち
尊敬します
激励させてください
あたいの
知らない
お友だちは〜
苦痛のなかでも
笑えるヒトで〜
苦悩のなかでも
笑うのサ〜
ヘイ!
ぼぼん
ぼんぼん
知らないお友だちのうた
作詞・作曲 モコポン

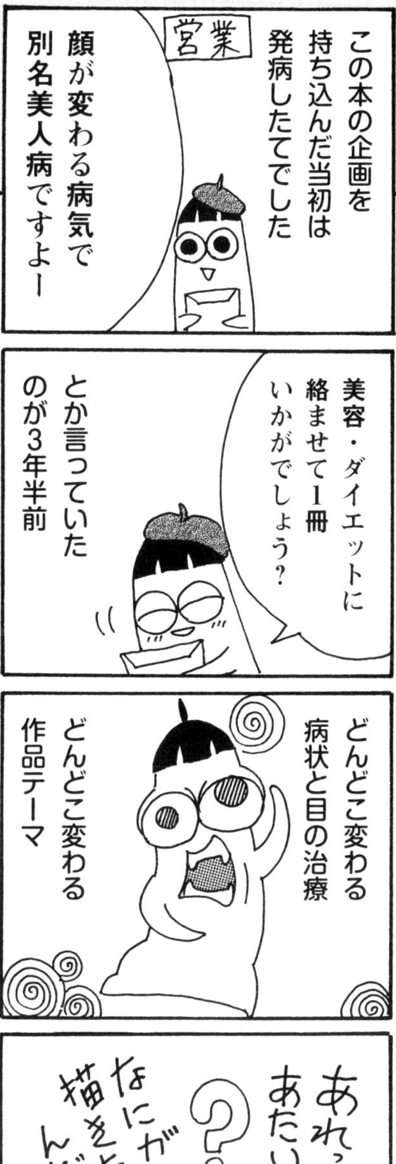
この本の企画を
持ち込んだ当初は
発病したてでした
営業
顔が変わる病気で
別名美人病ですよー
美容・ダイエットに
絡ませて1冊
いかがでしょう？
とか言っていた
のが3年半前
どんどこ変わる
病状と目の治療
どんどこ変わる
作品テーマ
あれっ？
あたい
なにが
描きたかった
んだっけ？
はて

営業に出る
3ヶ月前まで
手足の震えで
まったく
文字も絵も
かけません
でした……
正直
終わった
と思いました

漫画家の悲しい性です
すべてをネタだと捉える人生
眼球突出
おいしいネタ、いただきました
ラッキー！　と思うには

あまりに地獄すぎでした

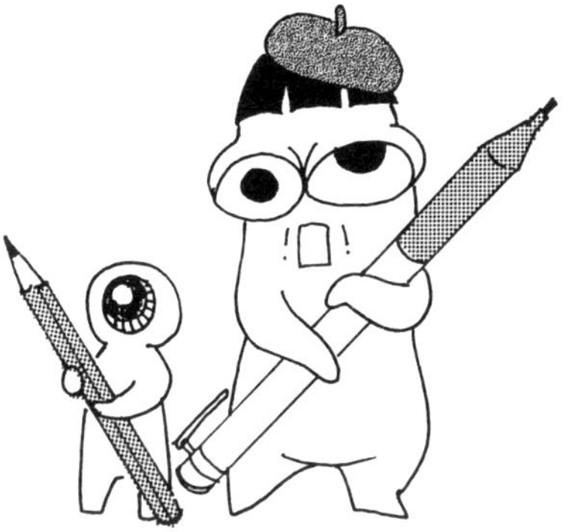

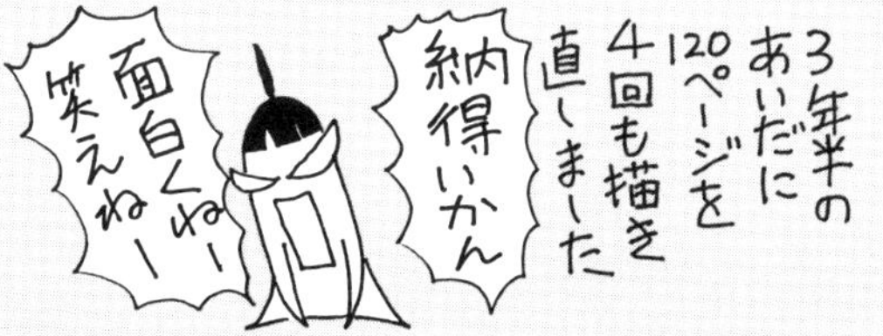
3年半の
あいだに
120ページを
4回も描き
直しました
納得いかん
面白くねー
笑えねー

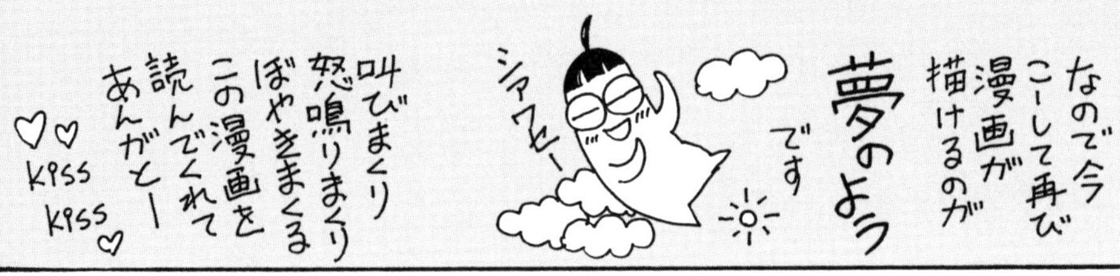
なので今
こーして再び
漫画が
描けるのが
夢のよう
です
シアワセー
叫びまくり
怒鳴りまくり
ぼやきまくる
この漫画を
読んでくれて
あんがとー
♡♡
KISS
KISS ♡

「人生これすべてネタ」として
生きてきた報いかもしれません
なのにやっぱりちゃっかり
漫画にしてしまうのです
だってどこかで知らない
お友だちが
読んで笑ってくれるかも
しれないから……

苦痛や苦悩のなかで
泣きながら笑うコトができる
ニンゲンってスゲェです
（地獄で見てきたので本当です）

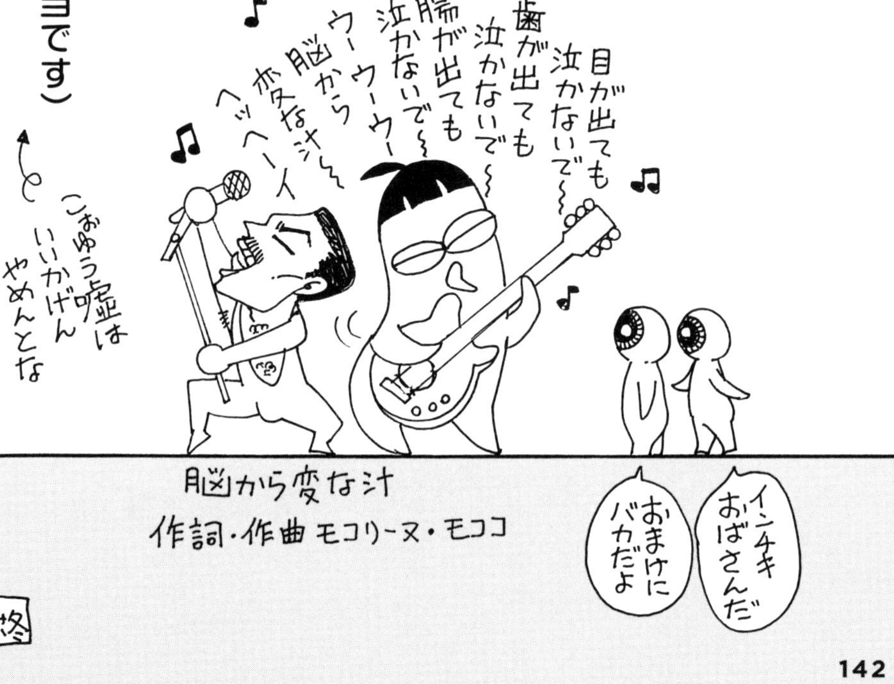
目が出ても
泣かないで～
歯が出ても
泣かないで～
腸が出ても
泣かないで～
ウーウーウー
脳から
変な汁～
ヘッヘーイ
こぉゆう嘘は
いいかげん
やめんとな
脳から変な汁
作詞・作曲 モコリーヌ・モココ
インチキ
おばさんだ
おまけに
バカだよ
終

参考資料

『甲状腺の病気―バセドウ病・橋本病・甲状腺腫瘍ほか（よくわかる最新医学）』
主婦の友社、伊藤公一（監修）
『バセドウ病・橋本病―その他の甲状腺の病気（患者のための最新医学）』
高橋書店、伊藤公一（監修）

いさやまもとこ
1964年東京都板橋区で生まれ現在も板橋在住。
83年に漫画家デビュー。趣味は多彩だが、
図鑑を眺める時間がもっとも楽しい。
いさやまもとこ on Web http://www.mocomo.com

あたい、美《び》人《じん》病《びょう》になりました!

バセドウ病《びょう》4年生《ねんせい》のぼやきまくり日記《にっき》

2018年5月29日　第1刷発行

著　者　いさやまもとこ

発行者　渡瀬昌彦
発行所　株式会社講談社
112-8001 東京都文京区音羽2-12-21
電話 編集03-5395-3522
販売03-5395-4415　業務03-5395-3615
ブックデザイン　アルビレオ
印刷所　慶昌堂印刷株式会社
製本所　株式会社国宝社

ISBN978-4-06-221037-9